中医中药中国行组委会

组织编写

走进中医

领略中医药文化的无穷魅力

U0307975

中国中医药出版社
· 北 京 ·

图书在版编目（CIP）数据

走进中医：领略中医药文化的无穷魅力：文图版 / 中医中药中国行
组委会组织编写 .—北京：中国中医药出版社，2018.12
ISBN 978 - 7 - 5132 - 5334 - 5

Ⅰ.①走… Ⅱ.①中… Ⅲ.①中国医药学—基本知识 Ⅳ.① R2

中国版本图书馆 CIP 数据核字（2018）第 268284 号

中国中医药出版社出版

北京市朝阳区北三环东路 28 号易亨大厦 16 层
邮政编码　100013
传真　010-64405750
河北新华第二印刷有限责任公司印刷
各地新华书店经销

开本 787×1092　1/16　印张 32.25　字数 434 千字
2018 年 12 月第 1 版　2018 年 12 月第 1 次印刷
书号　ISBN 978 - 7 - 5132 - 5334 - 5

定价　168.00 元
网址　www.cptcm.com

社 长 热 线　010-64405720
购 书 热 线　010-89535836
维 权 打 假　010-64405753

微信服务号　zgzyycbs
微商城网址　https://kdt.im/LIdUGr
官 方 微 博　http://e.weibo.com/cptcm
天猫旗舰店网址　https://zgzyycbs.tmall.com

如有印装质量问题请与本社出版部联系（010-64405510）

《走进中医》
专家指导委员会

（按姓氏笔画排序）

《走进中医》
编委会

执行主编　刘　震

副 主 编　孙书臣　杨艳梅

编　　委　（按姓氏笔画排序）

马　勤　王　娜　王　捷　王利广

包艳燕　朱　江　朱丽颖　乔　锦

任皎洁　华中健　农　艳　肖培新

沈承玲　张　岳　张　晨　张立军

张伏震　张林蔚　尚　洁　赵莹莹

赵雪琪　段　莹　黄春雁

数字化内容主讲老师　洪　蕾

参编单位　中国中医科学院广安门医院

重庆医科大学中医药学院

中国中医药出版社

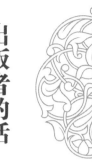

出版者的话

　　中华文明上下五千年，历经坎坷，始终绵延不绝，而其他文明古国皆已烟消云散，究其根本，皆因古老的中华文明博大精深，兼容并蓄，孕育了一代代精英，才能应对一次次劫难。在浩劫来临之际，这些民族的脊梁总是挺身而出，挽狂澜于既倒，扶大厦之将倾。

　　在这些耀眼的群星之中，就有无数中医先贤的身影，他们悬壶独行，济世救人，既无盖世武功，亦无敌国之富，但却默默守护着中华民族的健康，功成身退，青史留名。

　　东汉末年，战火连天，瘟疫横行，十室九空，一代大医张仲景哀民生之多艰，著千秋佳作《伤寒杂病论》解黎民于倒悬，使得一场巨大的天灾消弭于无形，他也被后人尊称为医圣，其著作至今仍为中医院校规范课程。类似的情形在后世不断出现，世间总有病魔肆虐，但也总有良医救世，中华民族就这样一路磕磕绊绊，有惊无险地走到了 21 世纪，成为世界上人口最多的国家。

　　当今中国，正值民族复兴的关键时期，国家对中医药的价值高度认可，对中医药文化传播高度重视，习近平总书记深刻指出："中医药是中华民族的瑰宝，一定要保护好、发掘好、发展好、传承好。"在 2016 年底，我国首部中医药法——《中华人民共和国中医药法》颁布，标志着中医药的传播与发展有法可依，有章可循，历经磨难、屡遭变故的"济世救人之学"终于进入了良性循环的轨道。

　　诚然，中医药并非尽善尽美，但随着现代医学的发展，一些问题也日渐浮出水面，比如：随着抗生素日益普及所带来的药物依赖和细菌进化问题；很多慢性病症和疑难杂症难以根治，用药即缓，停药即发；因为现代不良生活方式和习惯所造成的亚健康状态，仅凭药物难以治疗；由于现代社会的巨大压力所造成的一系列身心问题；由于人体自然衰老所造成的一系列慢性病，医疗和护理成本高昂，家庭和社会难以承担；等等。

面对这些问题，越来越多的有识之士把目光投向了中医药，期待在这个古老的智慧宝库中找到答案。而中医药也没让大家失望，一个个神奇的案例让越来越多的外国友人开始青睐中医药，以至于在中国对外交流活动中，中医药已经成为中国文化的杰出代表，得到广泛认可，为世界人民的健康做出了突出贡献。

为了进一步传播中医药文化，弘扬中医药事业，增进人类健康，我们特地汇集业内资深专家编写此书，以全国中医药行业高等教育"十三五"规划教材为蓝本，图文并茂，对中医药历史源流、基本概念、理论精义、关键技术等做精要介绍，深入浅出地阐述中医药文化的精髓，力求专业可靠、言简意赅、通俗易懂、趣味盎然。同时，利用融合出版技术，微信扫码可以了解更多中医药知识，为读者提供文字、图片等数字资源，甚至还有中医专家的讲课视频，多角度展示中医的理、法、方、术，体现中医思维与特色，从而提高国民健康意识，增强公众身体素质，减轻社会医疗负担，促进家庭和谐幸福。

赠人芝兰，手有余香，唯愿此书付梓，能传播岐黄，广植杏林，如此，方不负先贤济世救人之志！

中国中医药出版社社长、总编辑　范吉平

2018 年 12 月

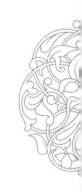

每一章都配有学习课件，手机等电子设备微信扫码即可阅览文字、图片等数字资源。

第二章阐述了中医理论重要的 8 个知识点（天人合一、阴阳五行、五脏六腑、气血津液、六淫七情、望闻问切、辨证论治、治则治法），针对此项内容，本书编委会特别录制了中医专家的讲课视频，手机等电子设备微信扫码即可观看，帮助读者更好地理解中医的理、法、方、术。

最后，推荐两个学习中医的平台（袋鼠医学、养生正道），由中国中医药出版社主办，微信扫码可以获得多项增值服务。

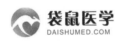

免费领取执医考试政策解析、辅导课程、模拟试卷等资料
不定期直播学术知识讲座
每天推送中医健康知识

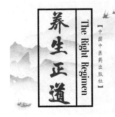

每天推送中医科普知识
传播靠谱的养生之道
定期举办会员活动

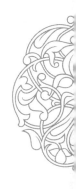

目 录

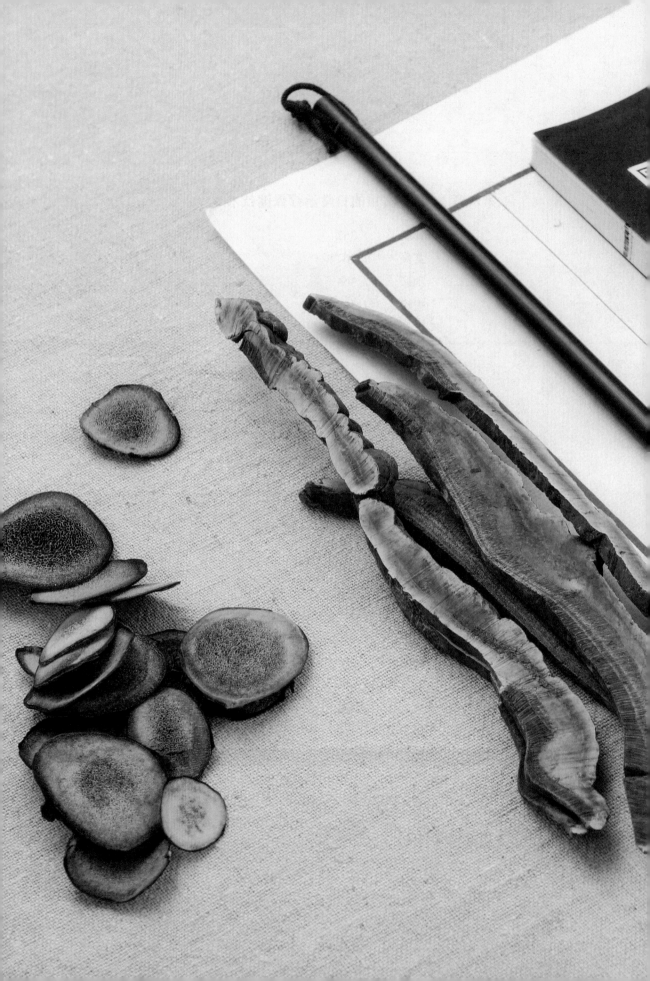

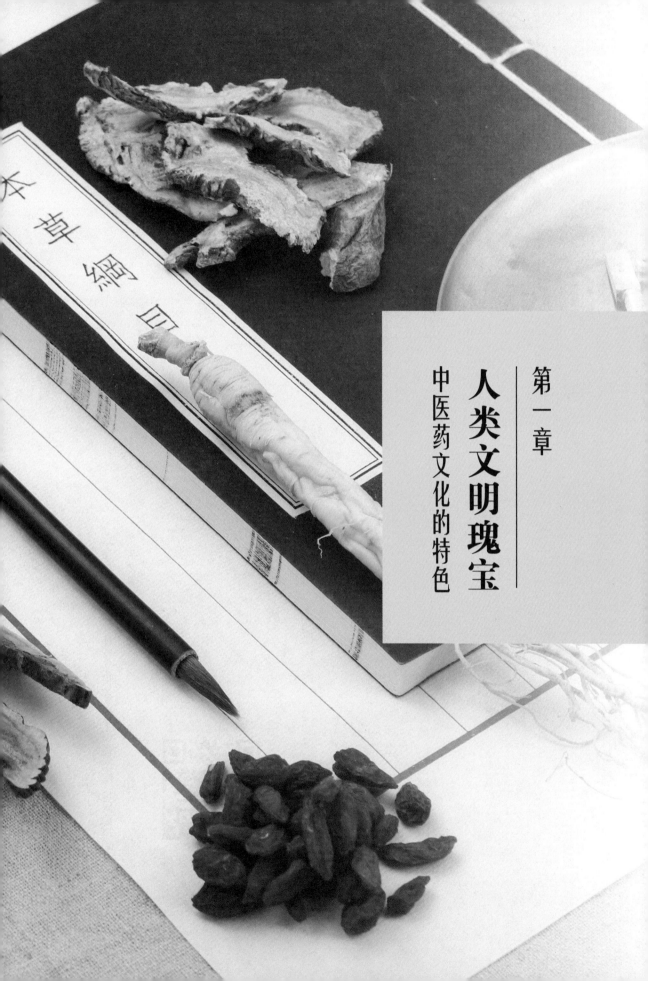

第一章

人类文明瑰宝

中医药文化的特色

本章配有学习课件，手机等电子设备微信扫码即可阅览文字、图片等数字资源。

扫一扫　看课件

人类文明丰富多彩，而源远流长的中华文明是世界文明的重要组成部分。中医药作为中华文明的瑰宝，是中华民族集体智慧的结晶，在漫长的历史中守护了中华民族的健康，为种族的繁衍昌盛做出了卓越贡献，同时也对世界文明产生了积极影响。

中医药兼收并蓄、创新迭出，形成了独特的理论体系，讲究天人合一，阴阳平衡，顺应自然，整体论治，蕴涵着中华民族深邃的哲学思想。随着世界的发展，局部、对抗的医学理念渐渐显出其局限性，人们的医疗观念也在悄然变化，中医药的价值正在被越来越多的人所认识，在未来，必将对人类健康做出巨大贡献。

博大精深、源远流长的中医药文化

一、中医药历史脉络

中医药有着悠久的历史，可以一直追溯到远古时代。当时，人们在寻找食物的过程中，发现某些动、植物能减轻或消除某些病症，这就是发现和应用中药的起源，所谓"神农尝百草"，就是当时的真实写照；在烤火时，发现用兽皮包上烧热的沙土放在身体局部取暖可消除某些病痛，就逐渐产生了熨法和灸法；在使用石器的过程中，发现人体某一部位受到刺伤后反能解除某些病痛，从而

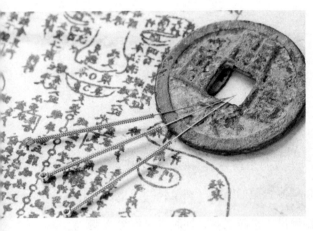

创造了砭治疗法，并在此基础上，逐渐发展为针刺疗法，进而形成了经络学说。

夏、商时期，酒和汤液的发明，提高了用药效果。传说商朝大臣伊尹曾写过一本《汤液经》，是这一时期的药膳食疗集大成之作（可惜失传），而伊尹本人也被后世推崇为药膳食疗之祖，中医"药食同源"的思想自此创立。

西周时期，开始有了食医、疾医、疡医、兽医的分工，中医学逐渐专业化。

到了春秋战国时期，被后世尊为神医的扁鹊总结前人经验，提出"望、闻、问、切"四诊合参，一举奠定了中医临床诊断和治疗的基础。

秦汉时期，在中医历史上犹如泰山北斗的典籍——《黄帝内经》问世，标志着中医从简单经验积累发展到了系统理论总结阶段，中医药理论体系框架初步形成。

东汉时期，被后世尊为医圣的张仲景在深入钻研《素问》《针经》《难经》等古典医籍的基础上，广泛采集众人的有效药方，并结合自己的临床经验，写出了彪炳千秋的著作《伤寒杂病论》，阐述了外感热病（包括瘟疫等传染病）和内伤杂病的诊治方法，建立了辨证论治体系，使中医诊治疾病有具体的路径可循。当时，瘟疫横行，十室九空，凭着这本《伤寒杂病论》，张仲景拯救了千千万万条性命，书中所述，只要用之得当，效如桴鼓，所以后世中医推崇伤寒者数目众多，此书还被列为中医学生的必修课程。

同时期的中药集大成之作《神农本草经》问世，创立了君臣佐使、七情合和、四气五味等药物配伍和药性理论，一举奠定了中药学的理论基础。本书托名神农而作，但具体作者不详，微言大义，被后世医家极力推崇，也被列为中医经典著作之一。

东汉末年，与扁鹊并称为神医的华佗创制了"麻沸散"，首创麻醉药用于外科手术。华佗精于医术，后世称呼神医往往冠以"华佗再世"之名，其所创建的健身方法——五禽戏，至今流传广泛。

西晋时期，皇甫谧将《素问》《针经》《明堂孔穴针灸治要》三书重新归类编排，撰成《针灸甲乙经》，为中国现存最早的一部针灸专书，系统论述了脏腑、经络、腧穴、针刺、灸治之密，对世界针灸医学影响巨大。

唐代，孙思邈集毕生精力，著成《备急千金要方》《千金翼方》两部巨著，对临床各科、针灸、食疗、预防、养生等均有论述，还提出伟大思想——大医精诚，体现了医者仁心、悬壶济世的高尚情操，至今仍作为中医药院校学生的誓词。

明代，李时珍耗费毕生精力，广泛总结民间经验，撰成《本草纲目》一书，在世界上首次对药用动、植、矿物进行了科学分类，大大推动了中药学的理论和实践发展，放眼世界，也是一部伟大的药物学和博物学巨著，被翻译为多国文字，广泛流传。除《神农本草经》外，这是中医史上最著名的药物著作。

明清时期，由于传染病的不断流行，人们在同传染病做斗争的过程中，形

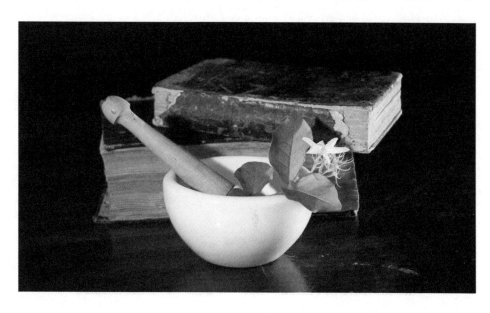

成并发展了温病学派。这一时期，中医在治疗温病（包括传染性和非传染性发热性疾病）方面的代表著作有吴又可的《温疫论》、叶天士的《温热论》、薛雪的《湿热条辨》、吴瑭的《温病条辨》及王士雄的《温热经纬》等。这些著名医家在特定的历史时期又一次驱逐瘟疫，守护了中华民族的健康，这是继东汉时期张仲景成功防治瘟疫之后，中医药的再次壮举，所以后世将温病学派与伤寒学派并列，称之为中医历史上两个最杰出的学派。

清末民初，随着西方医学的传入，一些学者开始探索中西汇通、融合发展之路，此时期比较著名的医药学家有张锡纯，其代表著作为《医学衷中参西录》，此书涉猎广博，医案翔实，具有极大参考价值，至今流传广泛，推崇备至。

◉ 二、中医药文化的特点

在漫长的发展过程中，中医药兼收并蓄，不断创新，日趋完善。其主要特点是讲究天人合一，阴阳平衡，灵活多变，防治结合。由于其简便廉验的特点，深受人民喜爱，在全球化日益加深的 21 世纪，已经走出国门，获得世界各国人们的广泛青睐，亦成为中国对外交流的重要名片。

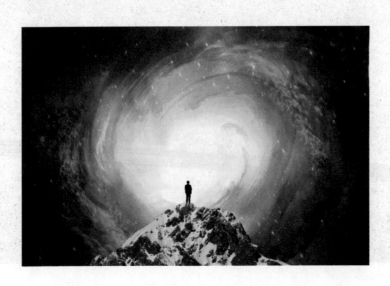

1. 天人合一，重视整体

中医认为人与自然、人与社会是相互联系、不可分割的，人体也是一个有机的整体，这就是"天人合一"的深义。因此，中医治病时特别重视自然和社会因素对健康的影响，强调生理和心理的协同关系。

2. 阴阳平衡，以和为贵

中医强调和谐、平衡，认为只有各脏腑功能和谐，情志平和，顺应环境，人体阴阳才能保持动态平衡，从而达到"阴平阳秘"的健康状态。人之所以患病，就是在内、外因素作用下，人体功能失去了动态平衡，而治病的关键就是重新恢复这种和谐、平衡的状态，只要长久保持这种状态，人体自然百病不生。

3. 灵活多变，三因制宜

中医诊疗强调"因人、因时、因地"而采取相应措施，也就是三因制宜，具体表现为灵活多变的"辨证论治"。简而言之，对同一种病，患者的不同体质、不同的治疗时间、居住的地理环境都会对治疗产生影响，所以要采取相应方法，以契合根本治疗原则。在具体治疗时，既可"同病异治"，也可"异病同治"，灵活机变，绝不能生搬硬套，墨守成规。

4. 未病先防，调治结合

中医讲究"上工治未病"，就是说高明的医生治病往往是施治于疾病萌芽之时，往往事半功倍。这种思想的核心体现在"预防为主"，重在"未病先防，既病防变，愈后防复"。生活方式、环境和健康有着密切关系。现代社会，人们生活压力大，环境污染重，情绪变化剧烈，所以出现了很多疑难杂症，通过情志、劳逸、膳食、起居方面的调理，可以培育正气，提高抗邪能力，从而保健防病。这种方式在防治疾病上的效果远远超过单一的病后治疗，患者和国家都能节省大量医药卫生成本。

5.简便廉验，应用广泛

中医诊断主要由医生通过望、闻、问、切等传统方法收集患者资料，不必依赖各种仪器设备。中医治疗手段有药物、针灸、推拿、拔罐、刮痧等，其中的非药物疗法不需要复杂器具，而且价格低廉，其所需器具（如小夹板、刮痧板、火罐等）往往可以就地取材，易于推广使用。同时，其疗效往往较好，深得人民喜爱，所以才能流传至今，风靡世界。

三、中医药对人类文明的杰出贡献

中医药文化是中华优秀传统文化的瑰宝，强调"天人合一、阴阳平衡、悬壶济世"，体现了中华文化的优秀内涵，在漫长的历史中屡次抗击病魔，保护了中华民族的健康，使中华文明绵延至今。

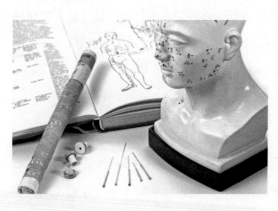

中医药思想宏观、系统、整体，高屋建瓴，深刻揭示了人类健康和疾病的规律，成为人们治病祛疾、强身健体、延年益寿的重要手段，默默维护着民众健康。从历史上看，中华民族坎坷不断，屡经天灾、战乱和瘟疫，但却能一次次转危为安，人口还能不断增加，文明得以传承，至今被称为四大文明之一，中医药为此做出了重大贡献。

中医药发祥于中华大地，不断汲取世界文明成果，丰富自己，也逐步传播到世界各地，深受世界人们喜爱。早在秦汉时期，中医药就传播到周边国家，并对这些国家的传统医药产生重大影响，至今还有大量介绍中医药的图书在多国出版，大量外籍中医药从业人员活跃在世界舞台。例如，预防天花的种痘技术，在明清时代就传遍世界；李时珍撰写的《本草纲目》被翻译成多种文字广为流传，被达尔文称为"中国古代的百科全书"。针灸的神奇疗效为世人青睐，引发全球持续的"针灸热"。屠呦呦带领团队发明的抗疟药物"青蒿素"拯救了全球特别是发展中国家数百万人的生命。

中国大力弘扬中医药文化的政策措施

一、中国发展中医药的主要政策

中国高度重视中医药事业发展。早在新中国成立初期，就把"团结中西医"作为三大卫生工作方针之一，确立了中医药应有的地位和作用，并且陆续提出了一系列具体政策，保证了中医药事业的稳健发展，其中，比较重要的政策如下：

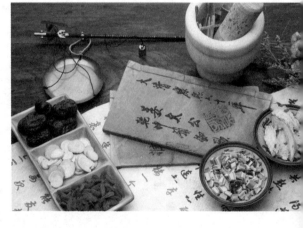

1978 年，中共中央转发卫生部《关于认真贯彻党的中医政策，解决中医队伍后继乏人问题的报告》，并在人、财、物等方面给予大力支持，有力地推动了中医药事业发展。《中华人民共和国宪法》指出：发展现代医药和我国传统医药，保护人民健康。

1986 年，国务院成立相对独立的中医药管理部门。各省、自治区、直辖市也相继成立中医药管理机构，为中医药发展提供了组织保障。第七届全国人民代表大会第四次会议将"中西医并重"列为新时期中国卫生工作五大方针之一。

2003 年,国务院颁布实施《中华人民共和国中医药条例》;2009 年,国务院颁布实施《关于扶持和促进中医药事业发展的若干意见》,逐步形成了相对完善的中医药政策体系。

中国共产党第十八次全国代表大会以来,党和政府把发展中医药摆上更加重要的位置,做出一系列重大决策部署。在全国卫生与健康大会上,习近平总书记强调,要"着力推动中医药振兴发展"。中国共产党第十八次全国代表大会和十八届五中全会提出"坚持中西医并重""扶持中医药和民族医药事业发展"。

2015 年,国务院常务会议通过《中医药法(草案)》,并提请全国人大常委会审议,为中医药事业发展提供良好的政策环境和法制保障。

2016 年,中共中央、国务院印发《"健康中国 2030"规划纲要》,作为今后 15 年推进健康中国建设的行动纲领,提出了一系列振兴中医药发展、服务健康中国建设的任务和举措。国务院印发《中医药发展战略规划纲要(2016—2030 年)》,把中医药发展上升为国家战略,对新时期推进中医药事业发展做出系统部署。

这些决策部署,描绘了全面振兴中医药、加快医药卫生体制改革、构建中国特色医药卫生体系、推进健康中国建设的宏伟蓝图,中医药事业进入新的历史发展时期。

二、中国发展中医药的基本原则和主要措施

1. 坚持以人为本,实现中医药成果人民共享

中医药有很深的群众基础,文化理念易于为人民群众所接受。中医药工作以满足人民群众健康需求为出发点和落脚点,不断扩大中医医疗服务供给,提

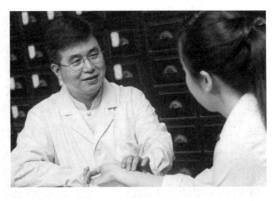

高基层中医药健康管理水平，推
进中医药与社区服务、养老、旅
游等融合发展，普及中医药健康
知识，倡导健康的生产生活方式，
增进人民群众健康福祉，保证人
民群众享有安全、有效、方便的
中医药服务。

2. 坚持中西医并重，把中医药与西医药摆在同等重要的位置

坚持中医药与西医药在思想认识、法律地位、学术发展和实践应用上的平
等地位，健全管理体制，加大财政投入，制定体现中医药自身特点的政策和法
规体系，促进中、西医药协调发展，共同为维护和增进人民群众健康服务。

3. 坚持中医与西医相互取长补短，发挥各自优势

坚持中西医相互学习，组织西医学习中医，在中医药高等院校开设现代医
学课程，加强高层次中西医结合人才培养。中医医院在完善基本功能基础上，
突出特色专科专病建设，推动综合医院、基层医疗卫生机构设置中医药科室，
实施基本公共卫生服务中医药项目，促进中医药在基本医疗卫生服务中发挥重
要作用。建立健全中医药参与突发公共事件医疗救治和重大传染病防治的机制，
发挥中医药独特优势。

4. 坚持继承与创新的辩证统一，保持特色优势，积极利用现代科技

建立名老中医药专家学术思想和临床诊疗经验传承制度，系统挖掘整理中医
古典医籍与民间医药知识和技术。建设符合中医药特点的科技创新体系，开展中

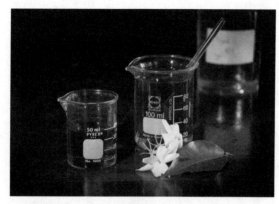

萃取草药

医药基础理论、诊疗技术、疗效评价等系统研究，组织重大疑难疾病、重大传染病防治的联合攻关和对常见病、多发病、慢性病的中医药防治研究，推动中药新药和中医诊疗仪器、设备研制开发。

5. 坚持统筹兼顾，推进中医药全面协调可持续发展

把中医药医疗、保健、科研、教育、产业、文化作为一个有机整体，统筹规划、协调发展。实施基层服务能力提升工程，健全中医医疗服务体系。实施"治未病"健康工程，发展中医药健康服务。开展国家中医临床研究基地建设，构建中医药防治重大疾病协同创新体系。实施中医药传承与创新人才工程，提升中医药人才队伍素质。推动中药全产业链绿色发展，大力发展非药物疗法。推动中医药产业升级，培育战略性新兴产业。开展"中医中药中国行"活动，弘扬中医药核心价值理念。

6. 坚持政府扶持，各方参与，共同促进中医药事业发展

把中医药作为经济社会发展的重要内容，纳入相关规划，给予资金支持。强化中医药监督管理，实施中医执业医师、医疗机构和中成药准入制度，健全中医药服务和质量安全标准体系。制定优惠政策，充分发挥市场在资源配置中的决定性作用，积极营造平等参与、公平竞争的市场环境，不断激发中医药发展的潜力和活力。鼓励社会捐资支持中医药事业，推动社会力量开办中医药服务机构。

薪火相传、继往开来的中医药文化精髓

❀ 一、中医药服务和教育体系基本建立

1. 建立完善的中医医疗服务体系

经过长期建设，现在中国已基本建立起覆盖城乡的中医医疗服务体系。在城市，形成以中医（民族医、中西医结合）医院、中医类门诊部和诊所以及综合医院中医类临床科室、社区卫生服务机构为主的城市中医医疗服务网络。在农村，形成由县级中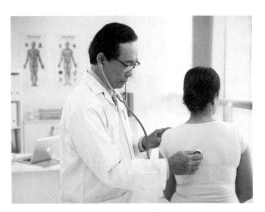医医院、综合医院（专科医院、妇幼保健院）中医临床科室、乡镇卫生院中医科和村卫生室为主的农村中医医疗服务网络，提供基本中医医疗预防保健服务。

2. 中医药参与重大疫情防治和突发公共事件救治

中医药除在常见病、多发病、疑难杂症的防治中贡献力量外，在重大疫情防治和突发公共事件医疗救治中也发挥了重要作用。中医、中西医结合治疗传染性非典型肺炎，疗效得到世界卫生组织肯定。中医治疗甲型 H_1N_1 流感，取得良好效果，成果引起国际社会关注。

3. 中医预防保健服务体系快速发展

政府大力推进中医预防保健服务体系建设，在二级以上中医医院设立"治未病"科室，在基层医疗卫生机构、妇幼保健机构、疗养院等开展"治未病"

服务，社会中医养生保健机构发展迅速；推进中医药健康服务发展，开展中医药健康旅游、医养结合。中医药健康管理项目作为单独一类列入国家基本公共卫生服务项目，中医药在公共卫生服务中的潜力和优势正逐步释放，推动卫生发展模式从重疾病治疗向全面健康管理转变。

4. 中医药在医药卫生体制改革中发挥重要作用

在深化医药卫生体制改革中，充分发挥中医药临床疗效确切、预防保健作用独特、治疗方式灵活、费用相对低廉的特色优势，放大了医改的惠民效果，丰富了中国特色基本医疗卫生制度的内涵。中医药以较低的投入，提供了与资源份额相比较高的服务份额。

5. 建立独具特色的中医药人才培养体系

把人才培养作为中医药事业发展的根本，大力发展中医药教育，基本形成院校教育、毕业后教育、继续教育有机衔接，师承教育贯穿始终的中医药人才培养体系，初步建立社区、农村基层中医药实用型人才培养机制，实现从中高职、本科、硕士到博士的中医学、中药学、中西医结合、民族医药等多层次、多学科、多元化教育全覆盖。

二、快速发展的中医药科研、生产、文化建设

1. 中医药科学研究取得积极进展

目前，国家已经组织开展了 16 个国家级中医临床研究基地建设及中医药防治传染病和慢性非传染性疾病临床科研体系建设，建立了涵盖中医药各学科领域的重点研究室和科研实验室，建设了一批国家工程（技术）研究中心、工程实验室，形成了以独立中医药科研机构、中医药大学、省级以上中医医院为研

究主体，综合性大学、综合医院、中药企业等参与的中医药科技创新体系。

2. 多项杰出科研成果涌现

近年来，有 45 项中医药科研成果获得国家科技奖励，其中科技进步一等奖 5 项。屠呦呦因发现"青蒿素——一种用于治疗疟疾的药物"，荣获 2011 年美国拉斯克临床医学奖和 2015 年诺贝尔生理学或医学奖。

因将传统中药的砷剂与西药结合治疗急性早幼粒细胞白血病，使得疗效明显提高，王振义、陈竺获得第七届圣捷尔吉癌症研究创新成就奖。

3. 中医药信息体系初步建立

中药资源普查试点工作也在稳步开展，并初步建成由 1 个中心平台、28 个省级中心、65 个监测站组成的中药资源动态监测信息和技术服务体系，以及 16 个中药材种子种苗繁育基地和 2 个种质资源库。组织开展民族医药文献整理与适宜技术筛选推广工作，涉及 150 部重要民族医药文献、140 项适宜技术。这些科研成果的转化应用，为提高临床疗效、保障中药质量、促进中药产业健康发展提供了支撑。

4. 中药产业快速发展

国家颁布实施了一系列加强野生中药资源保护的法律法规，建立了一批国家级或地方性的自然保护区，开展珍稀濒危中药资源保护研究，部分紧缺或濒危资源已实现人工生产或野生抚育。基本建立了以中医药理论为指导、突出中医药特色、强调临床实践基础、鼓励创新的中药注册管理制度。

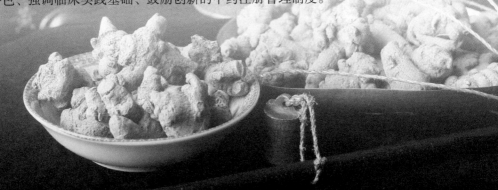

目前，国产中药民族药约有 6 万个药品批准文号。全国有 2088 家通过药品生产质量管理规范（GMP）认证的制药企业生产中成药。2015 年中药工业总产值 7866 亿元，占医药产业规模的 28.55%，成为新的经济增长点；中药材种植成为农村产业结构调整、生态环境改善、农民增收的重要举措；中药产品贸易额保持较快增长，2015 年中药出口额达 37.2 亿美元，显示出巨大的海外市场发展潜力。中药产业逐渐成为国民经济与社会发展中具有独特优势和广阔市场前景的战略性产业。

5. 中医药文化建设步伐稳健

中国政府重视和保护中医药的文化价值，积极推进中医药传统文化传承体系建设，已有 130 个中医药类项目列入国家级非物质文化遗产代表性项目名录，"中医针灸"列入联合国教科文组织人类非物质文化遗产代表作名录，《黄帝内经》和《本草纲目》入选世界记忆名录。加强中医药健康知识的宣传普及，持续开展"中医中药中国行"大型科普活动，利用各种媒介和中医药文化宣传教育基地，向公众讲授中医药养生保健、防病治病的基本知识和技能，全社会利用中医药进行自我保健的意识和能力不断增强，促进了公众健康素养提高。

6. 中医药标准化工作取得积极进展

国家制定实施了《中医药标准化中长期发展规划纲要（2011—2020 年）》，中医药标准体系初步形成，标准数量达 649 项，年平均增长率 29%。

风靡世界、普济天下的中医药文化魅力

由于中国政府长期、坚定地推动中医药全球发展，至今中医药已传播到 183

个国家和地区。据世界卫生组织统计，目前103个会员国认可使用针灸，其中29个设立了传统医学的法律法规，18个将针灸纳入医疗保险体系。中药逐步进入国际医药体系，已在俄罗斯、古巴、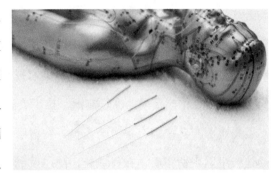

越南、新加坡和阿联酋等国以药品形式注册。有30多个国家和地区开办了数百所中医药院校，培养本土化中医药人才。总部设在中国的世界针灸学会联合会有53个国家和地区的194个会员团体，世界中医药学会联合会有67个国家和地区的251个会员团体。中医药已成为中国与东盟、欧盟、非洲、中东欧等地区和组织卫生经贸合作的重要内容，成为中国与世界各国开展人文交流、促进东西方文明交流互鉴的重要内容，成为中国与各国共同维护世界和平、增进人类福祉、建设人类命运共同体的重要载体。

中国政府一贯致力于推动国际传统医药发展，与世界卫生组织保持密切合作，为全球传统医学发展做出贡献。中国总结和贡献发展中医药的实践经验，为世界卫生组织于2008年在中国北京成功举办首届传统医学大会并形成《北京宣言》发挥了重要作用。在中国政府的倡议下，第62届、67届世界卫生大会两次通过《传统医学决议》，并敦促成员国实施《世卫组织传统医学战略（2014—2023年）》。目前，中国政府与相关国家和国际组织签订中医药合作协议86个，中国政府已经支持在海外建立了10个中医药中心。

促进国际中医药规范管理，对促进中医药在全球范围内的规范发展，保障安全、有效、合理应用有巨大意义，为此，中国大力推动在国际标准化组织（ISO）成立中医药技术委员会（ISO/TC249），秘书处设在中国上海，目前已发布一批中医药国际标准。在中国的推动下，世界卫生组织将以中医药为主体的传统医学纳入新版国际疾病分类（ICD-11）。积极推动传统药监督管理国际交流与合作，保障传统药安全有效。

秉承悬壶济世、救死扶伤的中医药传统精神，中国政府长期、积极开展中医药对外援助，尤其是坚持向发展中国家提供力所能及的援助，承担相应国际义务。目前，中国已向亚洲、非洲、拉丁美洲的70多个国家派遣了医疗队，基本上每个医疗队中都有中医药人员，约占医务人员总数的10%。在非洲国家启动建设中国中医中心，在科威特、阿尔及利亚、突尼斯、摩洛哥、马耳他、纳

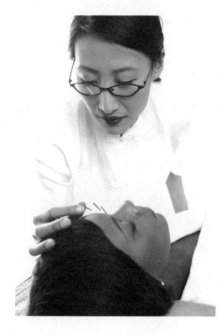

米比亚等国家还设有专门的中医医疗队（点）。截至目前，中国政府在海外支持建立了10个中医药中心。近年来，中国加强在发展中国家特别是非洲国家开展艾滋病、疟疾等疾病防治，先后派出中医技术人员400余名，分赴坦桑尼亚、科摩罗、印度尼西亚等40多个国家。援外医疗队采用中药、针灸、推拿以及中西医结合方法治疗了不少疑难重症，挽救了许多垂危病人的生命，得到受援国政府和人民的充分肯定。

国家大力支持民族医药事业的发展

民族医药是我国各少数民族传统医药的统称，是中华民族传统医药的重要组成部分，具有鲜明的民族文化特色，为各族人民的生存繁衍做出了重要贡献，为中华文明的延续立下了汗马功劳。

中国一共有56个民族，在长期的生产生活实践中，在与疾病的不断斗争中，

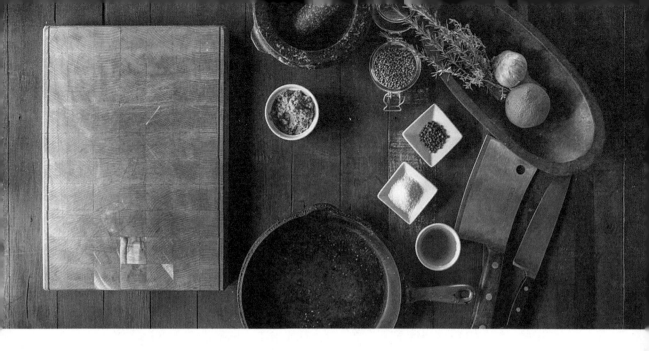

每个民族都积累了一定的医药知识，其中，以汉族创造的中医为代表，其余55个少数民族创造的民族医药作为重要组成部分，共同组成了博大精深的中国传统医药。

因为生存环境、发展历史、民族文化等方面的差异，各少数民族所形成的医药体系也不尽相同。其中，主要的有藏医药、蒙医药、维吾尔医药、傣医药、壮医药、苗医药、瑶医药、彝医药、侗医药、土家族医药、回医药、朝鲜族医药等。这些民族医药，大都形成了一定的理论体系，积累了一定的临床经验，在历史上留下了一定影响。

其中，有一些民族医药很早就完成了重要经典的集结和传播，如藏医的《四部医典》、蒙医的《蒙药正典》，分别成书于公元8世纪和19世纪，在藏医和蒙医的发展历史中具有里程碑式的意义，这也是藏医和蒙医在民族医药里知名度相对较高、产业化相对较大的原因之一。

正所谓"盛世修典"，很多有识之士已经看到，在古老的民族医药资料里蕴藏着巨大的财富，随着国家对各种流散的民族医药资料进一步挖掘、整理，必然会涌现出一大批优秀成果，促进民族医药的飞速发展，为国家做出巨大贡献。

由于各少数民族居住环境工业开发度普遍较低，生态保护较好，加上长期医疗实践，筛选出了很多珍贵药材，发明了一些独特的治疗技术，对现代社会存在的部分疑难杂症有较好的疗效，在国内、国外都造成了巨大的影响。这些珍贵的药材和独特的医疗技术，既是中国传统医药的"优秀代表"，也为国家带来了巨大的经济利益，还解决了偏远地区很多人口的就业问题，为促进民族融合，缩小地区差距，打造和谐社会做出了巨大贡献，已经被纳入国家重要发展规划。

国家中长期科学和技术发展规划纲要（2006—2020 年）在"人口与健康"部分明确将"中医药传承与创新发展"列为优先主题，并规定："重点开展中医基础理论创新及中医经验传承与挖掘，研究中医药诊疗、评价技术与标准，发展现代中药研究开发和生产制造技术，有效保护和合理利用中药资源，加强中医药知识产权保护研究和国际合作平台建设。""十一五"期间，科技部首次将"民族医药发展关键技术示范研究"项目列入国家科技支撑计划。可见，作为中国传统医药重要组成部分的民族医药，也是"传承与创新发展"的重要主题。

中国一向重视民族医药工作的开展。中华人民共和国成立以来，就对民族医药事业的发展给予了巨大支持，出台了一系列有力政策，建立了多处科研单位，成立了大量基层民族医疗机构，搜集整理了卷帙浩繁的民族医疗资料，培养了大批优秀的民族医疗技术骨干。所以，在 21 世纪初，中国的民族医疗事业迎来了一个蓬勃发展的时期，在各方面都取得了很多优异成绩，在国际市场上形成了一定影响。

但是也要看到，民族医药事业仍有很多不足之处，比如管理不够规范、优秀从业人员数量不足、缺乏创新、珍稀医药资源过度开发、产业结构不合理、市场意识和产权保护意识淡薄等，如何尽快克服这些缺点，让民族医药事业走向更加辉煌的未来，仍是当前亟须解决的问题。

展望未来，随着世界经济水平的提高和工业化普及越来越广，各种疑难杂症也在呈现上升趋势，人们也越来越重视身体健康，而"回归自然"和"绿色疗法"也越来越被世界人民所看重。这为中国传统医药的复兴带来了千载难逢的良机，民族医药应该借此东风，把握潮流，加速发展，为中华民族的复兴，为人类健康事业的发展，做出应有的贡献。

说明：本章政策法规等相关内容引自《中国的中医药》白皮书

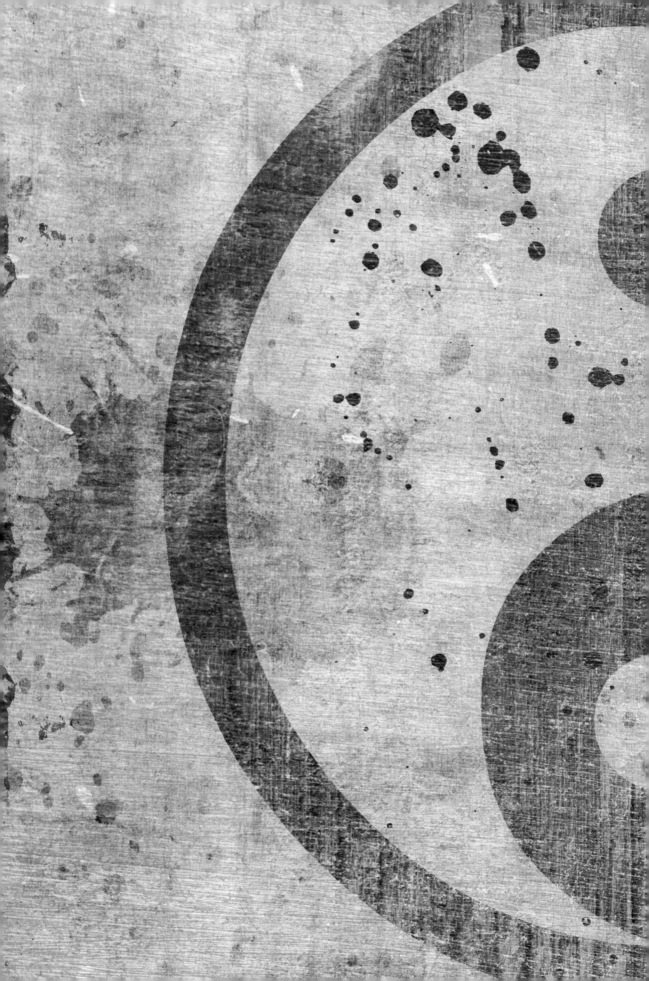

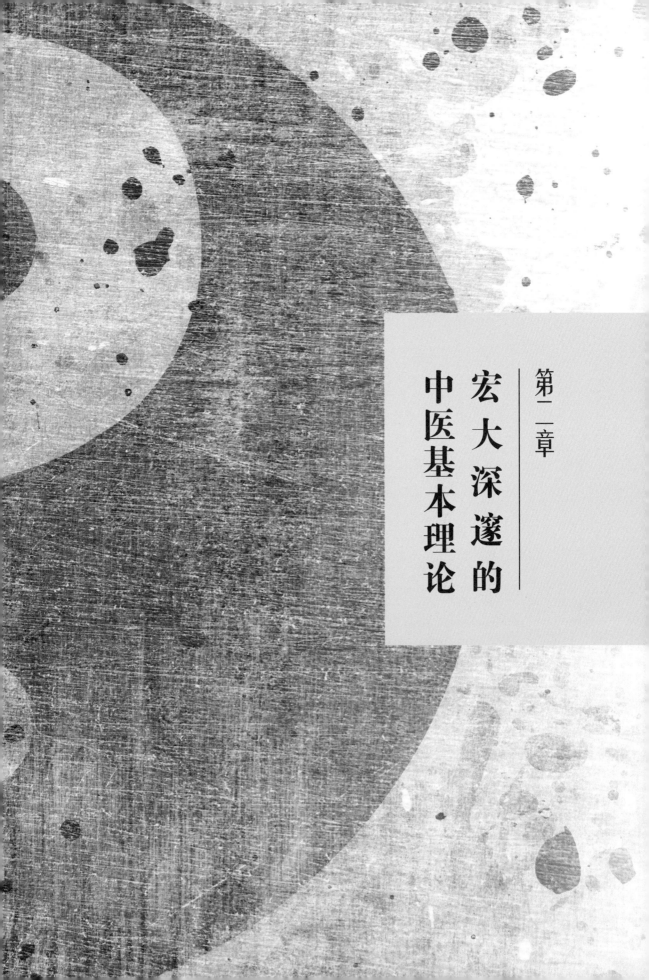

第二章

宏大深邃的中医基本理论

本章配有学习课件，手机等电子设备微信扫码即可阅览文字、图片等数字资源。

扫一扫　看课件

天人合一

扫一扫　看视频

　　所谓"天人合一"，是说宇宙自然是一个大天地，人是一个小天地。人和自然在本质上是相通的，一切人事均应顺乎自然规律，达到人与自然和谐，这是中医整体观念的体现。中国传统哲学十分强调自然界是一个普遍联系的整体，先贤们提出天人相应、天人感应等思想，认为天地万物不是孤立存在的，它们之间都是相互影响，相互作用，相互联系，相互依存着的。这一观念贯穿于中医学对人体结构、生理、病理、诊法、辨证、治疗及养生等各个方面的理性认识之中。

　　在中华民族的文明发展中，先人们发现，人类应当"应天时，顺地理"，具体来说，就是顺应日月星辰、四季更替、白天黑夜、山川地理而调整自己的生活方式，使身心与天地运行的规律和谐统一，从而实现健康长寿、无病无灾、幸福圆满的人生理想。

于是，天人合一思想水到渠成般成为中医防治疾病的核心思想。

1. 上下五千年，天人本合一

"天人合一"是中国人最基本的思维方式，具体表现在天与人的关系上。最早由庄子阐述，后被董仲舒发展为哲学思想体系，构建了中华传统文化的主体。

"天"字，百姓日用而不知，它是个在日常生活中出现概率极高的词，但人们对它的定义却不甚了解。天，不仅是大自然、天空的意思，还包含着季节、气候、日、幻想中神仙居住的地方（天宫）、古代用来记日或者年的字（天干）、自然的或者突出的聪明智慧（天性、天才）等。所以，天人合一，不仅是人与大自然的和谐统一，还包括人与时间、季节、信仰等的和谐统一。这也是中华文明上下五千年来，中华民族对大自然运行规律的潜心探索。正因如此，天人合一思想也无时无刻不在影响着中华民族的"灵魂"。

例如，《论语》中，儒家圣人孔子多次提到人与天的关系。如"五十而知天命"，"天生德于予"。又曰："知我者，其天乎……获罪于天，无所祷也。"道家先贤庄子亦说："有人，天也；有天，亦天也。"天人本是合一的。但由于人制定了各种典章制度、道德规范，使人丧失了原来的自然本性，变得与自然不协调。人类只有打碎这些加于人身的藩篱，将人性解放出来，重新复归于自然，才能达到一种"万物与我为一"的精神境界。

社会发展到现在，自然科学、物理学、生物学、环境学等多种学科的出现，使人类越发认识到，只有与大自然和谐共存，与大自然的旋律交融相和，才能拥有美好的环境、健康的身心。

2. 天人合一，催生五行

在天人合一整体观的影响下，中医发展出了完美的"五行"学说。

五行系指古人把宇宙万物划分为五种性质的事物，即分成木、火、土、金、水五大类，并称为"五行"。这里不但将宇宙万物进行了分类，而且对每类的性质与特征都做了界定。后人根据对五行的认识，又创造了五行相生相克理论，这个理论主要体现在"五行生克"定律上面。

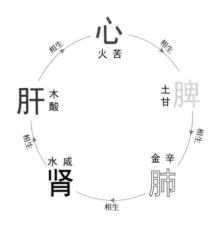

五行相生：木→火→土→金→水。

五行相克：金→木→土→水→火。

相生，是指两类属性不同的事物之间存在相互帮助、相互促进的关系。具体是：木生火，火生土，土生金，金生水，水生木。相克，则与相生相反，是指两类不同属性事物间相互克制的关系。具体是：木克土，土克水，水克火，火克金，金克木。

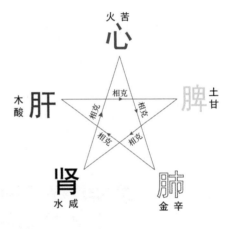

由此衍化，人体的五脏与大自然的五行、五岳、五向、五色等，与自身的五官、五声等，与情志的五神、五志等有了相生相克的密切联系。

3. 浑然人体，环环相扣

中医学认为，人体是一个以心为主宰，五脏为中心，通过经络"内属于腑脏，外络于肢节"联系的有机整体。

中医在分析疾病的病因病机时，亦立足于整体，着眼于局部病变的整体病理反应，认为任何一个局部的病变，都可以影响整体，因此以"有诸内必形诸外"为理论依据，通过察脉、验舌，以及观察体表的变化，测知内脏及全身功能活动。通过观察分析五官、形体、色脉等外在的病理表现，判断内在脏腑的病理变化。

所以临床医疗用药之中，对于局部的病变，中医不是头痛医头、脚痛医脚，而是主张通过整体加以调治。如用清肝的方法，治疗肝火上炎的红眼病；用清心泻火的方法，治疗口舌糜烂、口腔溃疡；用清胃的方法，治疗实火牙痛；用宣肺的方法，治疗感冒鼻塞，以及"上病下取，左病右取"等，都体现了人体的整体观。

4. 人与自然，息息相关

人是自然进化的产物，生活在自然环境之中。人的生命依靠天地之气和水谷精微之气，并伴随着四时寒热温凉、生长化收藏的规律及地理环境的变迁而存在，因而人体与自然界息息相通。自然界的种种变化都可能对人体产生直接或间接影响。

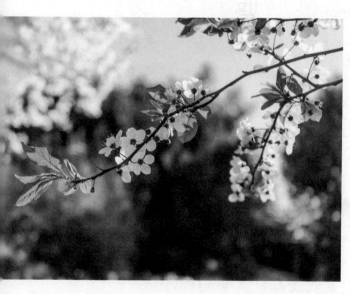

例如，一年有春夏秋冬四季变化，一日有昼夜晨昏之不同，人之生理也因之发生相应的变化。受季节气候变化的影响，各季节有不同的多发病或流行病。一日之中疾病的变化常有"旦慧、昼安、夕加、夜甚"的规律。

（1）四时更迭，人亦随之

自然界四时气候变化对生物和人体的影响是最大的，而且是多方面的。《素问·四季调神论》对"四季如何运用天人合一调养身心"进行了细说。

春三月，此谓发陈，天地俱生，万物以荣，夜卧早起，广步于庭，被发缓形，以使志生……此春气之应，养生之道也。

夏三月，此谓蕃秀，天地气交，万物华实，夜卧早起，无厌于日，使志无怒，使华英成秀，使气得泄，若所爱在外，此夏气之应，养长之道也。

秋三月，此谓平容，天气以急，地气以明，早卧早起，与鸡俱兴，使志安宁，以缓秋刑，收敛神气，使秋气平，无外其志，使肺气清，此秋气之应，养收之道也。

冬三月，此谓闭藏，水冰地坼，无扰乎阳，早卧晚起，必待日光，使志若伏若匿，若有私意，若已有得，去寒就温，无泄皮肤，使气亟夺，此冬气之应，养藏之道也。

具体而言，四时对人的影响主要表现在如下几个方面。

①四时与情志：人的情志变化是与四时变化密切相关的，所以《素问》有"四气调神"之论。《黄帝内经直解》指出："四气调神者，随着春夏秋冬四时之气，调肝心脾肺肾五脏之神志也。"这就明确告诉人们，调摄精神，要遵照自然界生长收藏的变化规律，才能达到阴阳的相对平衡。

②四时与气血：《灵枢·五癃津液别》说："天暑腠理开故汗出……无寒则腠理闭，气湿不行，水下留于膀胱，则为溺与气。"这说明，春夏阳气发泄，气血易趋向于表，故皮肤松弛，疏泄多汗等；秋冬阳气收藏，气血易趋向于里，表现为皮肤致密，少汗多溺等。

③四时与脏腑经络：自然界四时阴阳与人体五脏在生理和病理上有密切关系。故《内经》有"肝旺于春""心旺于夏""脾旺于长夏""肺旺于秋""肾旺于冬"之治。《素问·四时刺逆从论》又指出："春气在经脉，夏气在孙络，长

夏在肌肉，秋气在皮肤，冬气在骨髓中。"说明经气运行随季节而发生变化。所以，要根据四时变化，五行生克制化之规律，保养五脏，进行针灸保健治疗。

④四时与发病：四时气候有异，每一季节各有不同特点，因此除了一般疾病外，还有些季节性多发病。例如，春季多温病，秋季多疟疾等。《素问·金匮真言论》说："故春善病鼽衄，仲夏善病胸胁，长夏善病洞泄寒中，秋善病风疟，冬善病痹厥。"此外，某些慢性宿疾，往往于季节变化和节气交换时发作或增剧。例如，心肌梗死、冠心病、气管炎、肺气肿等常在秋末冬初和气候突变时发作，精神分裂症易在春秋季发作，青光眼好发于冬季等。掌握和了解四季与疾病的关系以及疾病的流行情况，对防病保健是有一定价值的。

（2）昼夜朝暮，生气起伏

一天之内随昼夜阴阳消长进退，人体的新陈代谢也发生相应的改变。《灵枢·顺气一日分为四时》说："以一日分为四时，朝则为春，日中为夏，日入为秋，夜半为冬。"虽然昼夜寒温变化的幅度并没有四季那样明显，但对人体仍有一定的影响。所以《素问·生气通天论》说："故阳气者，一日而主外，平旦人气生，日中而阳气隆，日西而阳气已虚，气门乃闭。"说明人体阳气白天多趋向于表，夜晚多趋向于里。由于人体阳气有昼夜的周期变化，所以对人体病理变化亦有直接影响。正如《灵枢·顺气一日分为四时》说："夫百病者，多以旦慧、昼安、夕加、夜甚……朝则人气始生，病气衰，故旦慧；日中人气长，长

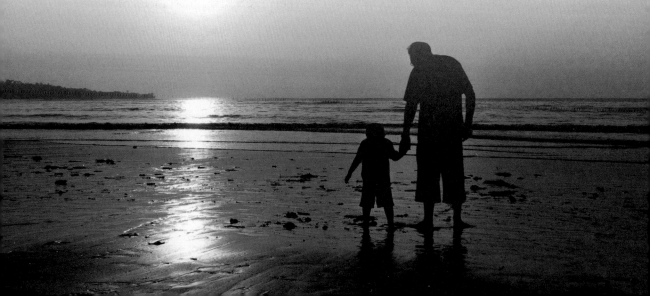

则胜邪，故安；夕则人气始衰，邪气始生，故加；夜半人气入脏，邪气独居于身，故甚也。"现代科学实践证明，正常小鼠血清溶菌酶含量和白细胞的总数，表现为白天逐渐升高、夜晚降低的昼夜节律性变化，这正是中医"生气通天论"的内容之一。根据此理论，人们可以利用阳气的日节律，安排工作、学习，发挥人类的智慧和潜能，以求达到最佳的效果。同时，还可以指导人类的日常生活安排，提高人体适应自然环境的能力，使之为人类养生服务。

（3）星移斗转，气血盈亏

人体的生物节律不仅受太阳的影响，而且还受月亮盈亏的影响。《素问·八正神明论》说："月始生，则血气始精，卫气始行；月郭满，则血气实，肌肉坚；月郭空，则肌肉减，经络虚，卫气去，形独居。"这说明人体生理的气血盛衰与月亮盈亏直接相关，故《素问·八正神明论》又指出"月生无泻，月满无补，月郭空无治"的原则。这是因为人体大部分由液体组成，月球吸引力就像引起海洋潮汐那样对人体中的体液发生作用，这就叫生物潮。它随着月相的盈亏，对人体产生不同的影响。满月时，人头部气血最充实，内分泌最旺盛，容易激动。现代医学研究证实，妇女的月经周期变化、体温、激素、性器官状态、免疫功能和心理状态等都以一月为周期。正如《妇人良方》中指出："经血盈亏，应时而下，常以三旬一见，以象月则盈亏也。"婴儿的出生也受月相影响，月圆出生率最高，新月前后最低。月相变化为何对人体产生影响呢？美国精神病学家利伯解释为：人体的每个细胞就像微型的太阳系，具有微弱的电磁场，月亮产生的强大电磁力能影响人的荷尔蒙、体液和兴奋神经的电解质的复杂平衡，这就引起了人的情绪和生理相应变化。

（4）一方水土，一方人家

人生活在不同地理环境之中，长期受特定环境的影响，逐渐表现出某些适应性变化。不同的地理环境，既可导致人群体质的差异，也可形成不同性质的致病因素，因而会导致地域性的多发病与常见病。例如，南方多湿热，人体膝

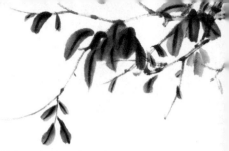

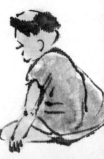

理多疏松；北方多燥寒，人体腠理多致密。若一旦易地而居，需要一个适应过程。这种"天人相应"观点，强调临床诊治要结合机体的内外因素进行全面考虑，才能准确地把握疾病。

需要说明的是，人受自然环境的影响不完全是消极的、被动的，人可以积极、主动地适应自然、改造自然，从而提高健康水平，减少疾病的发生。

（5）顺应自然，可保天年

天地、四时、万物对人的生命活动都要产生影响，使人体产生生理或病理的反应。在这个自然界的大系统中要想求得自身平衡，首先是顺应自然规律，利用各种条件为自身服务。顺应自然包括两方面的内容，一是遵循自然界正常的变化规律，二是慎防异常自然变化的影响。

顺应四时气候变化规律，是养生保健的重要环节。故《灵枢·本神》指出："智者之养生也，必顺四时而适寒暑，和喜怒而安居处，节阴阳而调刚柔，如是僻邪不至，长生久视。"《吕氏春秋·尽数》亦指出："天生阴阳寒暑燥湿，四时之化，万物之变，莫不为利，莫不为害。圣人察阴阳之宜，辨万物之利，以便生，故精神安乎形，而寿长焉。"这就是说，顺应自然规律并非被动适应，而是采取积极主动的态度，首先要掌握自然变化的规律，以期防御外邪的侵袭。因此，中医养生学的"天人相应"观体现了以人为中心的环境观念和生态观念的思想。它一方面强调适应自然，另一方面则强调人的主观能动作用。

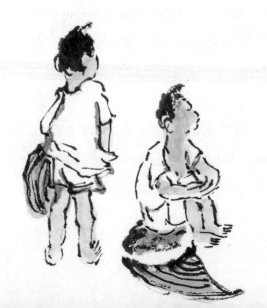

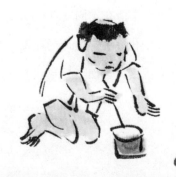

　　古代哲学家最早揭示人类"卓越不凡"的是老子。他在《道德经》中说："故道大，天大，地大，人亦大。域中有四大，而人居其一焉。"荀子更进一步指出："水火有气而无生，草木有生而无知，禽兽有知而无义，人有生有知亦且有义，故最为天下贵也。"(《荀子·王制》)"有义"，指思想行为符合一定的标准，这是人类所特有的，所以人"最为天下贵"。《素问·宝命全形论》亦说："天覆地载，万物悉备，莫贵于人。"《灵枢·玉版》则指出："人者，天地之镇也。"意即万物之中，只有人类最为宝贵，只有人类能够征服自然。

　　正是这种思想文化环境为养生实践提供了认识方法和思想基础。例如，道教经典《太平经》反复论及重命养身、乐生恶死的主张，指出"人居天地之间，人人得壹生，不得重生也"，所以要珍惜生命。"人最善者，莫若常欲乐生"，为此又提出了"自爱自好"的养生说，"人欲去凶而远害，得长寿者，本当保知自爱自好自亲，以此自养，乃可无凶害也"。只有通过自我养护和锻炼，才能长寿。应该承认，这是一种积极的养生观念。它与那种将生死寿夭归结为"天命"的观点比较起来，充满了可贵的奋斗精神，为中国养生学的发生、发展提供了良好的基础。

　　道家很多经典著作中，都提出修身养性、延年益寿为第一要旨的思想。正是在这一思想的基础上，提出了中国古代养生史上一个响亮的口号——"我命在我不在天"(《抱朴子内篇·黄白》)，强调生命之存亡、年寿之长短，不是决定于天命，而是取决于自身。这一口号包含着一种积极主动的人生态度，在养生史上产生过巨大的影响和深远的意义。后世的养生家在这种充分发挥人的主观能动性，以主动进取的精神去探索和追求人类的健康长寿，争取把握自身生命自由的思想影响下，多方采撷，创造了许多养生方术，尽管有时走入歧途，但为探索延年益寿积累了一定经验。以人为核心的生态观念，有一个鲜明的思想特征。事实上，人不仅可以认识自然，更可以利用、改造、保护自然，建立起更加有利于健康长寿的自然环境，造福于人类。

5. 人在社会，身不由己

人与人之间组成了社会。人生活在社会之中，故社会环境、生活习性、文化背景的不同，都会造成人们身心功能上的诸多差异。人的语言、文字和思维能力，每时每刻会产生各种心理活动，人自身的心理状态也随时影响着人体。历史上，社会动乱常造成一些瘟疫流行，导致大量人群患病或死亡。而经济发展，社会安定，疾病就会相应减少。社会的进步，无疑给人类健康带来更多的益处，但随着社会环境的改变，人们的人生、价值取向和生活方式也会改变，一些新的身心疾病就会产生，如焦虑、头痛、眩晕、失眠、心悸等病证。所以社会的变迁可造成人群体质和发病的差异，这就是中医学诊治疾病非常重视社会环境的原因所在。

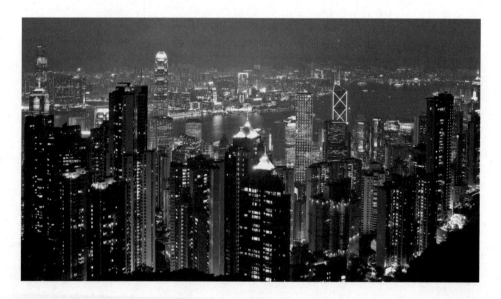

《黄帝内经》主张"上知天文，下知地理，中知人事，可以长久"，这里明确把天文、地理、人事作为一个整体看待。人不仅是自然的一部分，而且是社会的一部分，不仅有自然属性，更重要的还有社会属性。人体和自然环境是辩证的统一，人体和社会环境也是辩证的统一。所谓社会环境，包括社会政治、社会生产力、生产关系、经济条件、劳动条件、卫生条件、生活方式以及文化教育、家庭结交等各种社会联系。社会环境一方面供给人们所需要的物质生活资料，满足人们的生理需要，另一方面又形成和制约着人的心理活动，影响着人们生理和心理上的动态平衡。一旦人体——社会稳态失调，就可以导致疾病。因此，医学和疾病与社会状况有密切关系。

社会的各种因素都可以通过情绪的中介和机体功能的失调引起疾病。随着医学模式的演变，社会医学、心身医学都取得了长足的进步，越来越显示出重视社会因素和心理保健对人类健康的重要性。当代社会的人口结构正在发生着重大变化，健康的标准有了新的改变，疾病谱也发生了变化。目前危害人类生命的是心血管病、脑血管病、癌症和意外死亡（车祸、自杀等），这四项的死亡人数占全年死亡人数的80％以上。据国内外大量的资料分析说明，这些病的致病与死亡原因多与社会因素、心理因素密切相关，这充分说明人类的疾病和健康是随着社会的发展变化而出现相应的变化。因为人是生活在社会中，社会的整体道德观念和个人的经济状况、生活水平、生活方式、饮食起居、政治地位、人际关系等，都会对人的精神状态和身体素质产生直接影响。就人类寿命而言，历史发展的总趋势是随着科学的发展和社会的进步而增长。可见，防病保健并非单纯医学本身的问题，而是需要用社会学的基本理论和研究方法结合医学全面认识疾病，防治疾病，才能从根本上提高人类的健康水平。

阴阳五行

扫一扫　看视频

一、天地分阴阳

1. 一阴一阳之谓道

阴阳学说，是研究阴阳的内涵及其运动变化规律，并用以阐释宇宙间事物

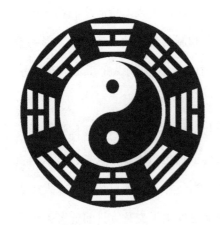

的发生、发展和变化的古代哲学理论。中医学在形成和发展进程中，受到了阴阳五行理论的深刻影响，并将其作为中医学理论体系的基本架构。阴阳、五行学说融合贯穿于中医学的各个方面，是中医学理论体系的重要组成部分，对构建中医理论和指导临床实践具有重要的影响。

阴阳学说认为，世界是物质性的整体，世界本身是阴阳二气对立统一的结果。阴阳二气的相互作用，促进了事物的发生、发展和变化。如《素问·阴阳应象大论》说："阴阳者，天地之道也，万物之纲纪，变化之父母，生杀之本始，神明之府也。"

阴阳是对自然界相互关联的某些事物或现象对立双方属性的概括，所谓"阴阳者，一分为二也"（《类经·阴阳类》）。

阴阳最初的含义是指日光的向背，向阳为阳，背阳为阴。如《说文解字》说："阴，暗也。水之南，山之北也。""阳，高、明也。"后来，随着观察面的扩展，阴阳的含义逐渐得到引申。如向阳则温暖、明亮，背阳则寒冷、晦暗，于是古人就以光明、黑暗，温暖、寒冷分阴阳。如此不断引申的结果，就把自然界所有的事物和现象都划分为阴与阳两个方面。阴阳从特指日光的向背变为一个概括自然界具有对立属性的事物和现象双方的抽象概念。

宇宙间凡是相互关联又相互对立的事物或现象，或同一事物内部相互对立的两个方面，都可以用阴阳来概括分析其各自的属性。相互对立的事物或现象，如天与地、日与月、水与火等；同一事物或现象内部对立着的两个方面，如寒与热、升与降、明与暗等。一般来说，凡是运动的、外向的、上升的、温热的、明亮的、兴奋的都属于阳；相对静止的、内守的、下降的、寒冷的、晦暗的、抑制的都属于阴。如以天地而言，则"天为阳，地为阴"，由于水与火具备了寒热、动静、明暗的特性，故称为阴阳属性的标志性事物。《素问·阴阳应象大论》说："水火者，阴阳之征兆也。"以水火而言，则"水为阴，火为阳"，由于水性寒而润下故属阴，火性热而炎上故属阳。

中医将阴和阳的相对属性引入医学领域后，将人体中具有中空、外向、推动、温煦、兴奋、升举等特性的事物及现象统属于阳，而将具有实体、内守、宁静、凉润、抑制、沉降等特性的事物和现象统属于阴。如脏为阴而腑为阳，精为阴而气为阳，营气为阴而卫气为阳等。

事物的阴阳属性，是根据事物或现象不同的运动趋势、不同的功能属性、不同的空间和时间等，通过相互比较而归纳出来的。因此，事物的阴阳属性，既有绝对性的一面，又有相对性的一面。若该事物的总体属性未变，或比较的对象或层次未变，它的阴阳属性是固定不变的。如上述的水与火，水属阴，火属阳，其阴阳属性一般是固定不变的，不可反称。水不论多热，对于火来说，仍属阴；火不论多弱，对于水来说，仍属阳。其他如天与地、日与月、上与下、升与降、动与静、寒与热、明与暗、温煦与凉润、兴奋与抑制、推动与宁静等，其阴阳属性具有不可变性和不可反称性，所以说事物的阴阳属性在某种意义上是绝对的。

若事物的总体属性发生了改变，或比较的层次或对象变了，则其阴阳属性也随之改变，故事物的阴阳属性在某种意义上说又是相对的。事物阴阳属性的相对性，主要表现在以下三个方面：

（1）阴阳互化，生生不已

事物的阴阳属性在一定条件下，可以发生相互转化，阴可以转化为阳，阳也可以转化为阴。如属阴的寒证在一定条件下可以转化为属阳的热证，属阳的热证在一定条件下也可以转化为属阴的寒证。病变的寒热性质变了，其证候的阴阳属性也随之改变。

（2）阴阳之中，复有阴阳

阴阳中的任何一方又可以再分阴阳，即所谓阴中有阳，阳中有阴。例如：

昼为阳，夜为阴。白天的上午与下午相对而言，则上午为阳中之阳，下午为阳中之阴；夜晚的前半夜与后半夜相对而言，则前半夜为阴中之阴，后半夜为阴中之阳。由此可见，自然界中相互关联又相互对立的事物可以概括为阴阳两类，一事物内部又可分为阴和阳两个方面，而每一事物内部的阴或阳的任何一方，还可以再分阴阳。事物这种既相互对立而又相互联系的现象，在自然界是无穷无尽的。

（3）阴阳无定，随遇而定

若比较的对象发生改变，那么事物的阴阳属性也可以随之改变。如一年四季中的春天，与冬天比较，其气温而属阳；若与夏天比较，则其气凉而属阴。

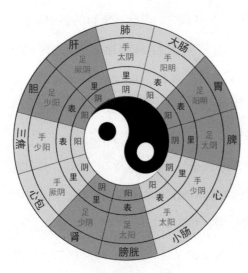

阴阳表里对应关系图

事物的阴阳属性，既有以阴阳两分法表示的，也有以阴阳三分法表示的。上述的昼夜时段分属于阳中之阴、阳中之阳、阴中之阴、阴中之阳，即属阴阳的两分法。《周易·系辞上》所谓"易有太极，是生两仪，两仪生四象，四象生八卦"，以阴阳两分法说明八卦的生成及其阴阳属性。以阴阳三分法表示事物的阴阳属性，是将一阴分为三阴，即太阴、少阴、厥阴，一阳分为三阳，即阳明、太阳、少阳，主要用以阐释自然界气候变化的规律、经脉及脏腑的阴阳属性和伤寒病的六经辨证体系。

2. 阴平阳秘是根本

阴阳学说的基本内容，包括阴阳对立制约、阴阳互根互用、阴阳消长平衡、阴阳相互转化等几个方面。这些关系并不是孤立的，而是彼此互相联系的，维持着阴阳的动态平衡。如果这种平衡遭到破坏，又失去了自我调和的能力，在自然界就会出现反常现象，在人体则会由生理状态进入疾病状态，甚至死亡。

如果阴阳之间的对立制约关系失调，动态平衡遭到破坏，则标志着疾病的产生。阴阳双方中的一方过于亢盛，则过度制约另一方而致其不足，即《素问·阴阳应象大论》所谓"阴胜则阳病，阳胜则阴病"，可称为"制约太过"。阴阳双方中的一方过于虚弱，无力抑制另一方而致其相对偏盛，即通常所说的"阳虚则阴盛""阴虚则阳亢"，或"阳虚则寒""阴虚则热"，可称为"制约不及"。

如果由于某些原因，阴和阳之间的互根关系遭到破坏，就会导致"独阴不生，独阳不生"（《春秋繁露·顺命》），甚则"阴阳离决，精气乃绝"（《素问·生气通天论》）而死亡。如果人体阴阳之间的互资互用关系失常，就会出现"阳损及阴"或"阴损及阳"的病理变化。

若阴阳的消长变化超越了正常的限度，在自然界表征异常的气候变化，在人体则表征疾病的发生。前述的"阳胜则阴病""阴胜则阳病"及"阳虚阴盛""阴虚阳亢"，皆属阴阳对立制约关系失常而出现的超过正常限度的此长彼消或此消彼长，而"精气两虚""气血两虚"，则属阴阳互根互用关系失常而出现的异常的阴阳皆消。

阴阳转化是阴阳运动的又一基本形式。阴阳双方的消长运动发展到一定阶段，事物内部阴与阳的比例出现了颠倒，则该事物的属性即发生转化，所以说转化是消长的结果。阴阳相互转化，一般都产生于事物发展变化的"物极"阶段，即所谓"物极必反"。因此，在事物的发展过程中，如果说阴阳消长是一个量变的过程，阴阳转化则是在量变基础上的质变。在疾病的发展过程中，阴阳的转化常表现为在一定条件下寒证与热证的相互转化。如邪热壅肺的患者，表现为高热、面红、咳喘、气粗、烦渴、脉数有力等，属于具有一派实热性表现的阳证。邪热极盛，耗伤正气，可致正不敌邪，突然出现面色苍白、四肢厥冷、精神萎靡、脉微欲绝等，转化为具有一派虚寒性表现的阴证。

阴阳的对立制约、互根互用、消长平衡和相互转化，是从不同角度来说明阴阳之间的相互关系及其运动规律的，表达了阴阳之间的对立统一关系。阴阳之间的这些关系及其运动规律并不是孤立的，而是彼此互相联系的。阴阳的对立互根是阴阳最普遍的规律，说明了事物之间既相反又相成的关系。事物之间的阴阳两个方面通过对立制约取得了平衡协调，通过互根互用而互相促进，不可分离。阴阳的消长和转化是阴阳运动的形式。阴阳消长是在阴阳对立制约、互根互用基础上表现出的量变过程，阴阳转化则是在量变基础上的质变，是阴阳消长的结果。阴阳的动态平衡由阴阳之间的对立制约、互根互用及其消长转化来维系。

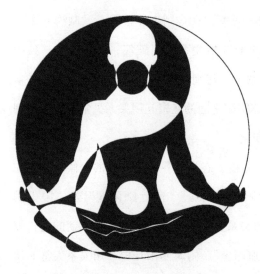

在临床上，通过分析望、闻、问、切四诊所收集的各种资料，包括即时的症状和体征，从而判断阴阳失调的具体情况，就可指导对疾病的诊疗。正如《素问·阴阳应象大论》所说："善诊者，察色按脉，先别阴阳。"

养生最根本的原则就是要"法于阴阳"，即遵循自然界阴阳的变化规律来调理人体之阴阳，使人体中阴阳与四时阴阳的变化相适应，以保持人与自然界的协调统一。正如《素问·四气调神大论》所说："春夏养阳，秋冬养阴。"

由于阴阳失调是疾病的基本病机，而偏盛偏衰和互损又是其基本表现形式，因而在把握阴阳失调状况的基础上，用药物、针灸等方法调整其偏盛偏衰和互损，恢复阴阳的协调平衡，是治疗疾病的基本原则之一。故《素问·至真要大论》说："谨察阴阳所在而调之，以平为期。"

可见，养生和防治疾病的关键都是调整阴阳，使之保持或恢复相对平衡，从而达到"阴平阳秘"的健康状态。

❀ 二、万物归五行

1.五行之初衍万物

五行，即木、火、土、金、水五种物质及其运动变化。"五"，指由宇宙本原之气分化的构成宇宙万物的木、火、土、金、水五种基本物质；"行"，指这五种物质的运动变化。但从方法论的角度来看，五行已超越了其物质性的概念，衍化为归纳宇宙万物并阐释其相互关系的五种基本属性。

五行最初的含义与"五材"有关，是指木、火、土、金、水五种基本物质或基本元素。《左传·襄公二十七年》说："天生五材，民并用之，废一不可。"五行一词，最早见于《尚书》。《尚书·洪范》对五行的特性从哲学高度做了抽象概括："水曰润下，火曰炎上，木曰曲直，金曰从革，土爰稼穑。"此时的五行，已从木、火、土、金、水五种具体物质中抽象出来，上升为哲学的理性概念。古人运用抽象出来的五行特性，采用取象比类和推演络绎的方法，将自然界中的各种事物和现象归为五类，并以五行"相生""相克"的关系来解释各种事物和现象发生、发展、变化的规律。

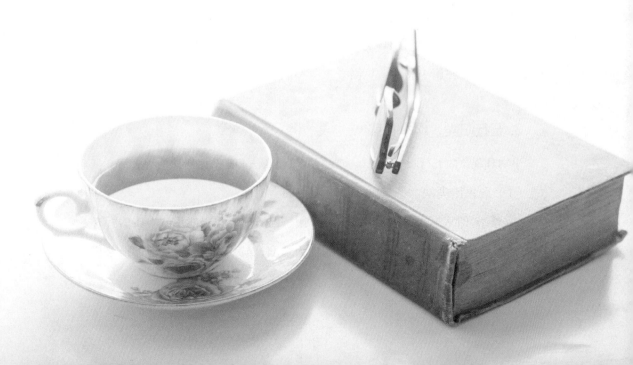

2.五行之义源自然

一般认为，《尚书·洪范》所说的"水曰润下，火曰炎上，木曰曲直，金曰从革，土爱稼穑"是对五行特性的经典性概括。

"木曰曲直"："曲"，屈也；"直"，伸也。曲直，是指树木的枝条具有生长、柔和、能屈又能伸的特性，引申为凡具有生长、升发、条达、舒畅等性质或作用的事物和现象，归属于木。

"火曰炎上"："炎"，是焚烧、炎热、光明之义；"上"，是上升。炎上，是指火具有炎热、上升、光明的特性。引申为凡具有温热、上升、光明等性质或作用的事物和现象，归属于火。

"土爱稼穑"："爱"，通"曰"；"稼"，即种植谷物；"穑"，即收获谷物。稼穑，泛指人类种植和收获谷物的农事活动。引申为凡具有生化、承载、受纳性质或作用的事物和现象，归属于土。故有"土载四行""万物土中生""万物土中灭"和"土为万物之母"说。

"金曰从革"："从"，顺也；"革"，即变革。从革，是指金有刚柔相济之性。金之质地虽刚硬，可作兵器以杀戮，但有随人意而更改的柔和之性。引申为凡具有沉降、肃杀、收敛等性质或作用的事物和现象，归属于金。

"水曰润下"："润"，即滋润、濡润；"下"，即向下、下行。润下，是指水具有滋润、下行的特性。引申为凡具有滋润、下行、寒凉、闭藏等性质或作用的事物和现象，归属于水。

3.五行归类，纲举目张

事物和现象的五行归类方法，主要有取象比类法和推演络绎法两种。

（1）取象比类法

"取象"，即从事物的形象（形态、作用、性质）中找出能反映本质的特有征象；"比类"，即以五行各自的抽象属性为基准，与某种事物所特有的征象相比较，以确定其五行归属。如事物或现象的某一特征与木的特性相类似，则将其归属于木；与水的特性相类似，则将其归属于水。例如以方位配五行：日出东方，与木之升发特性相似，故东方归属于木；南方炎热，与火之特性相类似，故南方归属于火；日落于西方，与金之沉降相类似，故西方归属于金；北方寒冷，与水之特性相类似，故北方归属于水；中原地带土地肥沃，万物繁茂，与土之特性相类似，故中央归属于土。

（2）推演络绎法

此法指根据已知的某些事物的五行归属，推演归纳其他相关的事物，从而确定这些事物的五行归属。例如：已知肝属木，由于肝合胆、主筋、其华在爪、开窍于目，因此可推演络绎胆、筋、爪、目皆属于木；心属火，则小肠、脉、面、舌与心相关，故亦属于火。

中医学以五行为中心，以空间结构的五方、时间结构的五季、人体结构的五脏为基本框架，将自然界的各种事物和现象及人体的生理病理现象，按其属性进行归纳，从而将人体的生命活动与自然界的事物或现象联系起来，形成了联系人体内外环境的五行结构系统，用以说明人体及人与自然环境的统一。

4. 五行之间，生克制化

五行之间主要有四种关系：五行相生与相克、五行制化、五行相乘与相侮、五行的母子相及。其中，最重要的是相生相克关系。

（1）生克制化

五行相生，是指木生火，火生土，土生金，金生水，水生木。

五行相克，是指木克土，土克水，水克火，火克金，金克木。

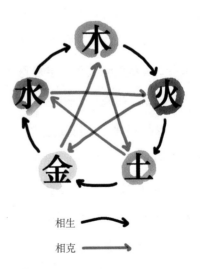

相生 →
相克 →

五行制化，源于《素问·六微旨大论》"亢则害，承乃制，制则生化"之论，属五行相生与相克相结合的自我调节。五行相生和相克是不可分割的两个方面：没有生，就没有事物的发生和成长；没有克，就不能维持事物间的正常协调关系。因此，必须生中有克，克中有生，相反相成，才能维持事物间的平衡协调，促进稳定有序的变化与发展。

五行制化的规律：五行中一行亢盛时，必然随之有制约，以防止亢而为害。即在相生中有克制，在克制中求发展。具体地说，即木生火，火生土，而木又克土；火生土，土生金，而火又克金；土生金，金生水，而土又克水；金生水，水生木，而金又克木；水生木，木生火，而水又克火。如此循环往复。

（2）相乘相侮

五行相乘，是指五行中一行对其所胜行的过度制约或克制，又称"倍克"。五行相乘的次序与相克相同，即木乘土，土乘水，水乘火，火乘金，金乘木。导致五行相乘的原因有"太过"和"不及"两种情况。如：正常情况下，木能克土，土为木之所胜。若木气过于亢盛，对土克制太过，可致土的不足。这种由于木的亢盛而引起的相乘，称为"木旺乘土"。若土气不足，即使木处于正常水平，土仍难以承受木的克制，因而造成木乘虚侵袭，使土更加虚弱。这种由于土的不足而引起的相乘，称为"土虚木乘"。

相乘与相克虽然在次序上相同，但本质上是有区别的。相克是正常情况下五行之间的制约关系，相乘则是五行之间的异常制约现象。在人体，相克表示生理现象，相乘表示病理变化。

五行相侮，是指五行中一行对其所不胜行的反向制约和克制，又称"反克"。五行相侮的次序：木侮金，金侮火，火侮水，水侮土，土侮木。导致五行相侮的原因，亦有"太过"和"不及"两种情况。例如，木气过于亢盛，其所不胜行金，不仅不能克木，反而受到木的欺侮，出现"木反侮金"的逆向克制现象，这种现象称为"木亢侮金"。但当木过度虚弱时，则不仅金来乘木，而且土也会因木的衰弱而"反克"之。这种现象，称为"木虚土侮"。

（3）母子相及

五行的母子相及包括母病及子和子病及母两种情况，皆属于五行之间相生关系异常的变化。

母病及子的一般规律：母行虚弱，引起子行亦不足，终致母子两行皆不足。例如：水生木，水为母，木为子。若水不足，不能生木，导致木亦虚弱，终致水竭木枯，母子俱衰。

子病及母的一般规律有3种：一是子行亢盛，引起母行亦亢盛，结果是子母两行皆亢盛，一般称为"子病犯母"；二是子行虚弱，上累母行，引起母行亦不足，终致子母俱不足；三是子行亢盛，损伤母行，以致子盛母衰，一般称为"子盗母气"。

5. 五行治病，有规可循

中医学以五行为中心，以五方、五季、五脏为基本框架，将自然界的各种事物和现象及人体的生理病理现象，按其属性进行归纳，从而指导疾病的诊断和防治。就五脏而言，肝属木，心属火，脾属土，肺属金，肾属水。五脏病变之间的联系可以用五行生克制化的关系体现出来。

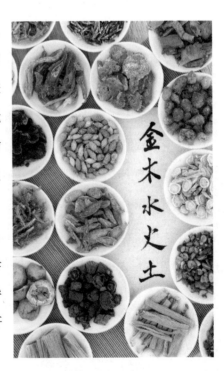

例如：肾属水，肝属木，水能生木，故肾为母脏，肝为子脏。肾病及肝，即母病及子。如肾精不足不能资助肝血，将导致肝肾精血亏虚证；肾阴不足不能涵养肝木，将导致肝阳上亢证。

又如：面见青色，喜食酸味，脉见弦象，可以诊断为肝病；面见赤色，口味苦，脉象洪，是心火亢盛之病。若脾虚患者，而面见青色，为木来乘土，是肝气犯脾；心脏病患者，而面见黑色，为水来乘火，多见于肾水上凌于心等。

五行学说以五行相生相克规律来确定治则和治法。

（1）相生四法

临床上运用五行相生规律来治疗疾病，其基本治疗原则是补母和泻子，"虚则补其母，实则泻其子"（《难经·六十九难》）。

补母，指一脏之虚证，不仅须补益本脏以使之恢复，同时还要依据五行相生的次序，补益其"母脏"，通过"相生"作用而促其恢复。补母适用于母子关系的虚证。如肝血不足，除须用补肝血的药物外，还可以用补肾益精的方法，通过"水生木"的作用促使肝血的恢复。

泻子，指一脏之实证，不仅须泻除本脏亢盛之气，同时还可依据五行相生的次序，泻其"子脏"，通过"气舍于其所生"的机理，以泻除其"母脏"的亢盛之气。泻子适用于母子关系的实证。如肝火炽盛，除须用清泻肝火的药物外，还可用清泻心火的方法，通过"心受气于肝""肝气舍于心"的机理，以消除亢盛的肝火。

依据五行相生规律确定的治法，常用的有4种。

①滋水涵木法：是滋肾阴以养肝阴的治法，又称滋肾养肝法、滋补肝肾法。适用于肾阴亏损而肝阴不足，或肝阳上亢之证。

②益火补土法：是温肾阳以补脾阳的治法，又称温肾健脾法、温补脾肾法。适用于肾阳衰微而致脾阳不振之证。按五行生克次序来说，心属火，脾属土，火不生土应当是心火不生脾土，而益火补土应当是温心阳以暖脾土。但自命门学说兴起以来，多认为命门之火具有温煦脾土的作用。因此，目前临床上多将"益火补土"法用于肾阳（命门之火）衰微而致脾失健运之证，而少指心火与脾阳的关系。

③培土生金法：是健脾生气以补益肺气的治法。主要用于脾气虚衰，生气

无源，以致肺气虚弱之证。若肺气虚衰，兼见脾运不健者，亦可应用。

④金水相生法：是滋养肺肾之阴的治法，亦称滋养肺肾法。主要用于肺阴亏虚，不能滋养肾阴，或肾阴亏虚，不能滋养肺阴的肺肾阴虚证。

（2）相克四法

临床上运用五行相克规律来治疗疾病，其基本治疗原则是抑强扶弱。

抑强，适用于相克太过引起的相乘和相侮。如"木旺乘土"，治疗应以疏肝平肝为主，"土壅木郁"，治疗应以运脾祛邪除湿为主。抑其强者，则其弱者功能自然易于恢复。

扶弱，适用于相克不及引起的相乘和相侮。如"土虚木乘"，治疗应以健脾益气为主；"土虚水侮"，治疗应以健脾为主。扶助弱者，加强其力量，可以恢复脏腑的正常功能。

依据五行相克规律确定的治法，常用的有 4 种。

①抑木扶土法：是疏肝健脾或平肝和胃以治疗肝脾不和或肝气犯胃病证的治法，又称疏肝健脾法、调理肝脾法（或平肝和胃法）。适用于木旺乘土或土虚木乘之证。

②培土制水法：是健脾利水以治疗水湿停聚病证的治法。适用于脾虚不运，水湿泛滥而致水肿胀满之证。

③佐金平木法：是滋肺阴清肝火以治疗肝火犯肺病证的治法，也可称为滋肺清肝法。适用于肺阴不足，右降不及的肝火犯肺证。

④泻南补北法：是泻心火、补肾水以治疗心肾不交病证的治法，又称为泻火补水法、滋阴降火法。适用于肾阴不足，心火偏旺，水火不济，心肾不交之证。若由于心火独亢于上，不能下交于肾，则应以泻心火为主；若因肾水不足，不能上奉于心，则应以滋肾水为主。

五脏六腑

扫一扫　看视频

脏腑是人体内脏的总称。中医学依据脏腑的生理功能和形态结构特点，将脏腑分为五脏、六腑、奇恒之腑三类。五脏，即心、肺、脾、肝、肾；六腑，即胆、胃、小肠、大肠、膀胱、三焦；奇恒之腑，即脑、髓、骨、脉、胆、女子胞。下面主要讲述五脏六腑。

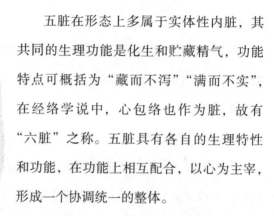

五脏在形态上多属于实体性内脏，其共同的生理功能是化生和贮藏精气，功能特点可概括为"藏而不泻""满而不实"，在经络学说中，心包络也作为脏，故有"六脏"之称。五脏具有各自的生理特性和功能，在功能上相互配合，以心为主宰，形成一个协调统一的整体。

六腑在形态上多属于管腔性内脏，其共同的生理功能是受纳、传导水谷。六腑的功能特点可概括为"泻而不藏""实而不满"，六腑的治疗特点是"以通为用，以降为顺"。

人体以五脏为中心，与六腑配合，以精、气、血、津液为物质基础，通过经络使诸脏腑建立密切联系，将人体构成一个有机的整体。脏腑之间除在形态结构上有关联以外，主要是在生理上存在着相互制约、相互依存、相互协同、相互为用的关系。

1. 五脏藏精，满而不泻

（1）心为君主掌全身

心位于胸腔之中，膈膜之上，外有心包卫护。心在五行属火，为阳中之阳，故称阳脏，又称"火脏"，具有主宰生命活动的作用，被称为"君主之官""生之本""五脏六腑之大主"。心主血脉，又主藏神。心脉以通畅为本，心神以清明为要。心与小肠相表里。

①心主血脉

心主血脉，是指心气具有推动血液在脉道中运行不息的作用。心主血脉包括心主血和心主脉两个方面。心、脉、血三者密切相连，构成一个血液循环系统。

心具有行血的作用。血液在脉中正常运行，必须以心气充沛、血液充盈、脉道通利为基本条件。其中，心气是推动血液运行的基本动力，输送营养物质于全身脏腑、形体官窍。

心还有生血的作用，即"奉心化赤"。血液的化生源自饮食水谷，但离不开心的气化作用。饮食水谷首先经脾胃之气的运化，化为水谷之精，水谷之精再化为营气和津液，营气和津液入脉，经心火（心阳）的作用，化为赤色血液。若心火虚衰，可致血液化生障碍。

心主血脉功能正常与否常反映在面色、脉象、舌象、胸部感觉等方面。心主血脉功能正常，则面色红润光泽、脉象和缓有力、节律均匀、舌色淡红荣润、胸部感觉正常；若心气不足，可见面色㿠白、舌质色淡、脉虚无力、心悸胸闷等；若心血亏虚，则面色苍白、舌质淡白、脉象细弱、心悸怔忡等；若心脉痹阻，则见面舌青紫、脉细涩或结代、心前区憋闷疼痛。

②心主藏神

心主藏神，又称主神明或主神志，是指心有统帅全身脏腑、经络、形体、官窍的生理活动和主司精神、意识、思维、情志等心理活动的功能。神包括广义和狭义之神。广义之神，是整个人体生命活动的主宰和总体表现；狭义之神，是指人的精神、意识、思维、情感活动及性格倾向等。

心藏神的作用表现在两个方面：其一，心主宰和调节脏腑组织的生理功能。神能驭气控精，五脏之精化为五脏之气调控五脏的功能。因此，心神通过驾驭协调各脏腑之气，从而调控各脏腑功能，且心有生血和运血功能，人的神志活动离不开血气的充养。只有心主血脉功能正常，脏腑、形体、官窍才能发挥正常功能。其二，心主宰精神、意识、思维及情志活动。中医学认为，精神、意识、思维及情志活动五脏各有所属，即"心藏神，肺藏魄，肝藏魂，脾藏意，肾藏志"，但统归心主宰。

《灵枢·本神》曰："所以任物者谓之心。"心是接受外界客观事物并做出反应，进行心理、意识和思维活动的内脏。人的精神、意识、思维及情志活动必须在"心神"的主导下，由五脏协作共同完成。

心藏神的功能正常与否，主要表现在人的精神状态、意识、记忆、思维反应等方面。若心藏神的功能正常，则精神振奋、意识清晰、记忆力强、思维敏捷；反之，则精神萎靡、意识不清，或神识模糊、反应迟钝、健忘等。

心的主血脉与藏神功能是密切相关的。血是神志活动的物质基础之一。心血充足则能化神养神而使心神灵敏不惑，而心神清明则能驭气以调控心血的运行，濡养全身脏腑形体官窍及心脉自身。

③心与形、窍、志、液、时的联系

心在体合脉，其华在面：指全身的血脉统属于心，由心主司；心脏精气的盛衰，可从面部的色泽表现出来。心气旺盛，血脉充盈，则面部红润光泽。心气不足，可见面色㿠白、晦滞；心血亏虚，则面色无华；心脉痹阻，则面色青紫；心火亢盛，则面色红赤；心阳暴脱，可见面色苍白。

心在窍为舌：指心之精气盛衰及其功能常变可从舌的变化得以反映。心的功能正常，则舌体红活荣润、柔软灵活，味觉灵敏，语言流利。若心血不足，则舌淡瘦薄；心火上炎，则舌红生疮；心血瘀阻，则舌质紫暗，或有瘀斑；若心神失常，可见舌强、语謇，甚或失语等。

心在志为喜：指心的生理功能与喜志有关。喜乐愉悦有益于心主血脉的功能，但喜乐过度可使心神受伤。精神亢奋可使人喜笑不休，精神萎靡可使人易于悲哀。

心在液为汗：指汗液的生成、排泄与心的关系密切。汗是津液通过阳气的蒸化后，经汗孔排于体表的液体。心主血脉，血由津液和营气所组成，血液与津液同源互化，血液中的水液渗出脉外则为津液，津液通过阳气的蒸化后从玄府排出，即为汗液。故有"血汗同源""汗为心之液"之说。

心与夏气相通应：自然界夏季以炎热为主，心为火脏而阳气最盛，同气相求，故夏季与心相应。心之阳气在夏季最旺盛。心阳虚衰患者，病情往往在夏季缓解，而阴虚阳盛之体的心脏病和情志病，夏季往往加重。

附：心包络

心包络，简称心包，又称"膻中"，是心脏外面的包膜。在经络学说中，手厥阴心包经与手少阳三焦经相表里，所以心包络属于脏。心包络具有保护心脏的功能。古人认为，心为人身之君主，不得受邪，当外邪侵犯心脏时，则心包络当先受病，故心包有"代心受邪"的作用。如温病学说中，外感热病出现神昏、谵语等症，称为"热入心包"。

（2）肺为宰相司呼吸

肺位于胸腔，左右各一，在人体中位置最高，连于气管，上通喉咙。肺在五行属金，有"华盖""娇脏""相傅之官"之称。肺主气，司呼吸，主行水，朝百脉，主治节。肺以清虚、宣发肃降正常为要。肺与大肠相表里。

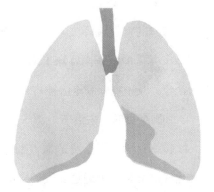

①肺主气，司呼吸

肺主气，包括主呼吸之气和主一身之气。

肺主呼吸之气，指肺是气体交换的场所。

通过肺的呼吸作用，不断吸进清气，排出浊气，实现体内外气体交换。肺主呼吸的功能，有赖于肺气的宣发与肃降运动。宣发是向上升宣和向外布散。肺气宣发，浊气得以呼出；肃降是向内向下清肃通降。肺气肃降，清气得以吸入。肺气宣发肃降作用协调有序，则呼吸均匀通畅；肺失宣发或肃降，可出现胸闷、咳喘等症。

肺主一身之气，指肺主司一身之气的生成和运行。肺的呼吸失常，影响宗气及一身之气的生成，可出现少气、声低气怯、肢倦乏力等症。肺主一身之气的运行，体现于对全身气机的调节作用。肺的呼吸均匀通畅，人体之气升降出入运动协调。肺的呼吸失常，则一身之气升降出入运动失调。

②**肺主行水**

肺主行水，指肺气的宣发肃降作用推动和调节全身水液的输布和排泄，亦称"通调水道"。由于肺为华盖，在脏腑位置最高，参与调节体内水液代谢，故称"肺为水之上源"。

肺主行水的作用包括两个方面：一是通过肺气的宣发作用，将脾气转输至肺的水液和水谷之精中的较轻清部分，向上向外布散，上至头面诸窍，外达全身皮毛肌腠以濡润之；将代谢后的废液化为汗液排出。二是通过肺气的肃降作用，将脾气转输至肺的水液和水谷精微中的较稠厚部分，向内向下输送到体内脏腑组织以濡润之，并将脏腑代谢所产生的浊液下输至肾，经肾和膀胱的气化作用，生成尿液排出体外。

若肺的宣发肃降失常，可出现汗液排泄失常、小便不利、痰饮、水肿等水液输布失常的病证。临床上对这类病证可用"宣肺利水"和"降气利水"的方法治疗，其中宣肺利水法被古人形象地喻为"提壶揭盖"。

③**肺朝百脉，主治节**

肺朝百脉，指全身的血液通过百脉流经于肺，经肺的呼吸，进行体内外清浊之气的交换，再通过肺气的宣降作用，将富有清气的血液通过百脉输送全身。

心气是血液运行的基本动力。血液的运行又赖于肺气的推动和调节，肺通过呼吸运动，调节全身气机，促进血液运行，即肺气具有助心行血的作用。宗气又有"贯心脉"以推动血行的作用。因此，肺气充沛，宗气旺盛，血运正常。若肺气虚弱或壅塞，不能助心行血，可出现心悸胸闷、唇青舌紫等症。

肺主治节，指肺气具有治理调节肺之呼吸及全身之气、血、水的作用。肺的治节作用主要表现在 4 个方面：一是治理调节呼吸运动。肺气的宣发肃降作用协调，维持呼吸的通畅均匀。二是调理全身气机。通过呼吸运动，调节一身之气的升降出入。三是治理调节血液的运行。通过肺朝百脉，助心行血。四是治理调节水液代谢。通过肺气的宣发肃降，调节全身水液的输布与排泄。肺主治节，是对肺生理功能的高度概括。

④**肺与形、窍、志、液、时的联系**

肺在体合皮，其华在毛：指肺与皮毛之间具有相互为用的关系。

肺对皮毛的作用：其一，肺气宣散卫气于皮毛，发挥卫气的温分肉、司开阖及防御外邪侵袭的作用；其二，肺气输精于皮毛，将津液和部分水谷之精向上向外布散于皮毛肌腠以滋养之。若肺精、肺气虚，自汗或易感冒，皮毛枯槁不泽。

皮毛对肺的作用：其一，皮毛能宣散肺气，调节呼吸。汗孔又称"玄府""气门"，是排泄汗液的孔道，也是随肺的宣发肃降而进行体内外气体交换的部位。其二，皮毛受邪，可内合于肺。

肺在窍为鼻：鼻为呼吸之气出入的通道，肺通过鼻与自然界相贯通，肺的生理和病理状况，可由鼻反映出来，故称鼻为肺之窍。鼻的通气和嗅觉功能，依赖肺气的宣发作用。肺气宣畅，则鼻窍通利，呼吸调匀，嗅觉灵敏；肺失宣发，则鼻塞不通，呼吸不利，嗅觉失灵。

肺在志为悲（忧）：指肺的生理功能与悲忧等情志有关。悲指对过去的事情悲伤，忧指对未来事情的担忧。过度悲忧最易损伤肺精、肺气，或导致肺气的宣降运动失常，可见胸闷、呼吸气短、意志消沉、少气懒言等症。反之，肺精虚衰或肺气宣降失常时，机体对非良性刺激的耐受能力下降，易产生悲忧的情绪变化。

肺在液为涕：指鼻涕多少可反映肺的生理病理状态。涕，即鼻涕，具有润泽鼻窍的作用。鼻涕由肺精所化，由肺气的宣发作用布散于鼻窍。正常情况下，鼻涕润泽鼻窍而不外流。若寒邪袭肺，肺气失宣，则鼻流清涕；肺热壅盛，可见喘咳、流涕黄浊；燥邪犯肺，则涕少鼻干。

肺与秋气相通应：肺主秋。肺与秋同属于五行之金，人气亦当顺应秋气而渐收。治疗肺病时，秋季不可过分发散肺气，而应顺其敛降之性。秋季多燥，而肺喜润恶燥，若秋燥太过，损伤肺津，常见干咳无痰、口鼻干燥、皮肤干裂等症。

（3）脾主运化理仓廪

脾位于中焦，在膈之下，上腹部。脾在五行属土，有"仓廪之官""后天之本""气血生化之源"之称。脾主运化，主统血，喜燥恶湿，脾气主升。脾与胃相表里。

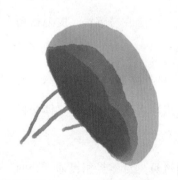

①脾主运化

脾主运化，指脾具有把饮食水谷转化为水谷精微和津液，并将其吸收、转输到全身的生理功能。其包括运化谷食和运化水液两方面。

运化谷食：指脾气具有促进食物的消化和吸收并转输水谷精微的功能。故称脾为"后天之本""气血生化之源"。若脾气健运，则为化生精、气、血、津液等提供充足的养料以充养全身。若脾失健运，则影响食物的消化和水谷精微的吸收，出现食少、腹胀、便溏，以及倦怠、消瘦等症。

运化水液：指脾气具有吸收、转输水精，调节水液代谢的功能。脾在运化水谷、转输精微的同时，也将其中的液体化为津液，转输至肺，再经肺的宣发肃降输布全身，多余的水液则转输至肺肾，经肺肾的气化作用，化为汗尿，排出体外。若脾气运化水液的功能失常，可导致水液在体内停聚而产生水湿痰饮等病理产物。故《素问·至真要大论》说："诸湿肿满，皆属于脾。"

②脾主统血

脾主统血，指脾具有统摄、控制血液在脉中正常运行而不溢出脉外的功能。脾能统血是气固摄作用的体现，也与脾的运化功能有关。脾为气血生化之源，脾气健运，气生有源，固摄作用健全，血行于脉中。若脾失健运，气生无源，固摄功能减退，造成出血。由于脾气主升，并与肌肉有密切的关系，所以习惯把下部和肌肉皮下出血，如便血、尿血、崩漏及肌衄等，称为脾不统血。脾不统血往往出血色淡质稀并有脾气虚见症。

③脾与形、窍、志、液、时的联系

脾在体合肉，主四肢：指脾气的运化功能与肌肉、四肢的壮实及其功能发挥之间有密切联系，脾胃为气血生化之源，人体的肌肉、四肢有赖于脾胃运化的水谷精微及津液的滋润营养。若脾气健运，则肌肉丰满健壮、四肢强劲有力；若脾失健运，可见肌肉瘦削、四肢倦怠无力，甚至痿废不用。

脾在窍为口，其华在唇：脾在窍为口，指人的食欲、口味与脾的运化功能密切相关。脾气健旺，则食欲旺盛，口味正常；若脾失健运，湿浊内生，则见食欲不振，口味异常，如口淡乏味、口腻、口甜等。脾之华在唇，指口唇的色泽可以反映脾气功能的盛衰。脾气健旺，气血充足，则口唇红润光泽；脾失健运，则气血衰少，口唇淡白不泽。

脾在志为思：指脾的生理功能与思志相关。思虑过度，或所思不遂，最易影响脾气的运化，使脾胃之气结滞，脾气不能升清，胃气不能降浊，因而出现不思饮食、脘腹胀闷、头目眩晕等症。

脾在液为涎：指涎液的分泌及病变与脾的功能关系密切。涎为唾液中较清稀的部分，又称"口水"，由脾精、脾气化生并转输布散，具有保护和润泽口腔、助脾运化的作用。正常情况下，涎液化生适量而不溢于口外。若脾胃不和，或脾气不摄，涎液化生增多，可见口涎自出。若脾精不足，或脾气推动激发功能减退，则涎液分泌量少，口干舌燥。

脾与长夏之气相通应：长夏之季，气候炎热，雨水较多，湿为热蒸，酝酿生化，万物华实，合于土生万物之象。人体脾主运化，化生精气血津液，类于"土爱稼穑"之理，故脾与长夏同气相求而相通应。若长夏湿气太过，反困其脾，则脾弱者易患湿病。

（4）肝当将军主疏泄

肝位于腹腔，横膈之下，右胁之内。肝在五行属木，其气主升主动，被称为"刚脏""将军之官"。肝主疏泄，主藏血。肝与胆相表里。

①肝主疏泄

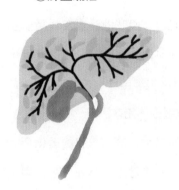

肝主疏泄，指肝具有保持全身气机疏通畅达、通而不滞、散而不郁的作用。

肝气疏泄功能正常，则气机调畅，气血和调，经络通利，机体功能活动正常。肝气疏泄功能失常，称肝失疏泄，包括两方面：一是疏泄不及，常因抑郁伤肝，肝气不舒，形成气机郁结的病理变化，称"肝气郁结"，症见闷闷不乐、悲忧欲哭、胸胁，以及肝经循行所过的两乳或少腹等处胀痛不舒等；二是疏泄太过，常因暴怒伤肝，或气郁日久化火，导致肝气亢逆，升发太过，称"肝气上逆"，症见急躁易怒、失眠头痛、面红目赤、胸胁乳房走窜胀痛，或血随气逆而吐血、咯血，甚则猝然昏厥等。

肝主疏泄作用主要表现在以下几方面：促进血液与津液的运行输布，促进脾胃运化和胆汁分泌排泄，调畅情志，促进男子排精与女子排卵行经。

②肝主藏血

肝主藏血，指肝脏具有贮藏血液、调节血量和防止出血的功能。

肝贮藏充足的血液，可濡养肝脏及其形体官窍，使其发挥正常的生理功能。肝藏血而称为"血海"，故肝也是女子月经来潮的重要保证。若肝血不足，可见两目干涩昏花或出现夜盲、筋脉拘急、肢体麻木、屈伸不利、月经量少，甚则闭经。肝贮藏充足的血液，还能涵养肝气、肝阳，防止肝气升发太过，抑制肝阳亢逆，保证肝气发挥正常的疏泄功能。

肝贮藏充足的血液，可根据生理需要调节人体各部分血量的分配。当机体活动剧烈或情绪激动时，肝就把贮藏的血液向外周输布，以供机体需要。当人体处于安静或情绪稳定时，机体外周对血液的需求量相对减少，部分血液便又归藏于肝。

肝主凝血以防止出血，固摄肝血而不致出血。若肝藏血功能失常，易导致出血，如吐血、衄血、咯血，或月经过多、崩漏等。

肝的疏泄功能和藏血功能是相辅相成、相互为用的。肝主疏泄，其用属阳，又主藏血，其体属阴，故有"肝体阴而用阳"之说。肝主疏泄关系到人体气机的调畅，肝主藏血关系到血液的贮藏和调节，故二者的关系体现为气与血的和调。肝疏泄功能正常，气机调畅，血运通达，藏血功能才有保障；肝藏血功能正常，发挥血的濡养作用，不使肝气亢逆，全身气机才能疏通畅达。

③**肝与形、窍、志、液、时的联系**

肝在体合筋：指全身的筋膜有赖于肝血的滋养，肝血充盛，筋膜才能强韧健壮，运动灵活，能耐受疲劳，并能较快地解除疲劳，故称肝为"罢极之本"。肝血不足，筋不得濡养，可出现手足震颤、肢体麻木、屈伸不利等症。

其华在爪：是指爪甲的色泽形态能反映肝的功能。爪甲亦赖肝血濡养，肝血充足，则爪甲坚韧、红润光泽；若肝血不足，则爪甲痿软而薄、色泽枯槁，甚则变形、脆裂。

肝在窍为目：指肝的功能可以通过眼目表现出来。目又称"精明"，五脏六腑的精气皆可上注于目，但目与肝的关系最为密切。若肝精肝血不足，则两目干涩、视物不清、夜盲；肝经风热，则目赤痒痛；肝火上炎，则目赤肿痛；肝阳上亢，则头目眩晕；肝风内动，则两目上视或斜视。

肝在志为怒：指肝的功能与怒志相关。暴怒、郁怒最易影响肝的功能。大怒、暴怒，可致肝气升发太过，气血上逆而见烦躁易怒、头胀头痛、面红目赤、呕血，甚至猝然昏不知人；郁怒不解，则易致肝气郁结，可见心情抑郁，精血津液运行输布障碍，而生痰饮瘀血及癥瘕积聚等。反之，肝病令人善怒。若肝气亢盛，或肝血不足，阴不制阳，肝阳亢逆，则稍有刺激，即易发怒。

肝在液为泪：指泪的多少与病变能够反映肝的功能。泪由肝之阴血所化，正常情况下，泪液的分泌是濡润而不外溢的。如肝血不足，泪液分泌减少，常见两目干涩；如风火赤眼，肝经湿热，可见目眵增多、迎风流泪等。

肝与春气相通应：春季阳气始生，在人体之肝则主疏泄，恶抑郁而喜条达，故肝与春气相通应。若素体肝气偏旺、肝阳偏亢或脾胃虚弱之人在春季易发病，可见眩晕、烦躁易怒、中风昏厥等症。

（5）肾藏精气人之本

肾位于腰部脊柱两侧，左右各一。腰为肾之府。肾在五行属水，有"先天之本""五脏阴阳之本""封藏之本""水脏"之称。肾藏精，主水，主纳气，主蛰藏。肾与膀胱相表里。

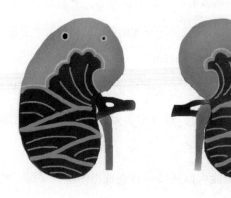

①**肾藏精**

肾藏精，指肾具有贮存、封藏精气的生理功能，故称肾为"封藏之本"。精是构成人体和维持人体生命活动的最基本物质，是生命之源，是脏腑形体官窍功能活动的物质基础。肾精是以先天之精为基础，并赖后天之精的充养而成。先天之精，与生俱来，是来源于父母的生殖之精，是构成胚胎的原始物质；后天之精来源于脾胃化生的水谷之精。先、后天之精相互资助，相互为用。后天之精有赖于先天之精的活力资助，才能不断化生；先天之精也须依赖脾胃所化后天之精的不断培育和充养，才能日渐充盛。肾所藏之精谓肾精，精能化气，肾精所化之气称肾气。

肾中精气的主要生理功能有两方面：肾主一身之阴阳，肾主生长发育和生殖。

肾阴和肾阳为人体一身阴阳之根本，二者对全身阴阳的协调平衡起着至关重要的作用。病理情况下，某些原因使肾阴和肾阳的动态平衡遭到破坏，可形成肾阴虚和肾阳虚的病理变化。此外，由于肾阴和肾阳为各脏腑阴阳之本，因此肾的阴阳失调，会导致其他脏腑的阴阳失调。反之，其他脏腑的阴阳失调，日久也会累及于肾，而导致肾的阴阳失调。

人体的生、长、壮、老、已的生命过程，可分为幼年期、青年期、壮年期和老年期。每阶段的生长发育情况是肾精和肾气决定的，并可从齿、骨、发等肾之外候的变化中表现出来。《素问·上古天真论》记载："女子七岁，肾气盛，齿更发长。二七而天癸至，任脉通，太冲脉盛，月事以时下，故有子。三七，肾气平均，故真牙生而长极。四七，筋骨坚，发长极，身体盛壮。五七，阳明脉衰，面始焦，发始堕。六七，三阳脉衰于上，面皆焦，发始白。七七，任脉虚，太冲脉衰少，天癸竭，地道不通，故形坏而无子也。丈夫八岁，肾气实，发长齿更……八八，则齿发去。"

人体生殖器官的发育、性功能的成熟与维持及生殖能力等，都与肾精及肾气的盛衰密切相关。

②肾主水

肾主水，指肾气具有主司和调节全身水液代谢的功能。

肾气对人体水液输布代谢具有推动和调控作用。从胃肠来的津液，经脾的运化、肺的宣降、肾的蒸腾气化、三焦的疏通等作用，才能输送到全身，代谢后的津液则化为汗、尿、粪和呼出的水气排出体外。各脏腑之气必须在其阴阳协调平衡的状态下才能正常参与水液代谢，而肾气分化的肾阴肾阳是各脏腑阴阳的根本。因此，肾的气化作用是水液代谢的基本动力。

尿液的生成和排泄与肾气的蒸腾气化、升清降浊直接相关。脏腑代谢产生的浊液，通过肺气的肃降作用向下输送到肾和膀胱，经过肾气的蒸化作用，将其中的清者重新吸收，由脾气的转输作用，通过三焦水道上腾于肺，重新进行水液代谢；将浊者化为尿液，在肾和膀胱的气化作用下排出体外。膀胱开阖有赖肾的气化作用。肾气充足，气化正常，膀胱开阖有度，尿液排泄正常。肾气不足，气化失常，膀胱开阖失度，则见多尿、小便清长、小便失禁，或尿少、尿闭、水肿等症。

③肾主纳气

肾主纳气，指肾气有摄纳肺所吸入的自然界清气，保持吸气的深度，防止呼吸表浅的作用。人体呼吸功能由肺所主，但吸入的清气，由肺气的肃降作用下达于肾，必须再经肾气的摄纳潜藏，使其维持一定的深度，以利于气体的交换。清代林珮琴的《类证治裁·喘证》说："肺为气之主，肾为气之根。"肾的纳气功能正常，呼吸均匀和调。若肾的纳气功能减退，摄纳无权，则会出现呼吸表浅或呼多吸少、动则气喘等肾不纳气的现象。

④肾与形、窍、志、液、时的联系

肾在体合骨，生髓，其华在发：骨的生长有赖于骨髓的充养。肾藏精，精生髓，肾中精气充足，骨髓生化有源，骨骼坚固有力。齿与骨同出一源，亦由肾中精气充养，故称"齿为骨之余"。若肾中精气不足，骨髓生化无源，可出现牙齿松动、脱落，小儿囟门迟闭、骨软无力、齿迟，老年人骨质脆弱、易于骨折。髓分骨髓、脊髓和脑髓，皆由肾精所化。脊髓上通于脑，脑由髓汇聚而成，故称"脑为髓之海"。肾精不足，髓海失养，可见头晕、耳鸣、智力减退等症。发的生长赖血以养，故称"发为血之余"。肾藏精，精化血，精血旺盛，则毛发浓密而润泽；若肾精不足，则毛发枯萎、早脱早白等。

肾在窍为耳：指耳的听觉功能与肾中精气盛衰密切相关。肾中精气充盈，髓海得养，则听觉灵敏、分辨力高；若肾中精气不足，髓海失养，出现听力减退，或见耳鸣，甚则耳聋。

肾在窍为二阴：指二阴的功能与肾精盛衰密切相关。二阴，即前阴和后阴。前阴是指排尿和生殖器官。肾藏精，主生殖，又主水，与前阴关系密切。后阴是粪便排泄之道。粪便的排泄亦依赖肾气的推动和固摄。若肾气不足，则推动无力，而致气虚便秘；若肾阳虚衰，温煦无权，可表现为久泄滑脱或五更泄泻等症，故称"肾主二便"。

肾在志为恐：指恐的情志活动与肾关系密切。恐，即恐惧、害怕，多由内生，为自知而胆怯。恐惧过度，"恐则气下"，气机迫于下焦，肾失封藏，则下焦胀满，甚至二便失禁、遗精等。

肾在液为唾：指唾液的分泌及病变与肾的功能关系密切。唾是唾液中较稠厚的部分，由肾精化生，出于舌下，有润泽口腔、滋润食物及滋养肾精的功能。肾精充足则唾液分泌正常，口腔润泽，吞咽流利。肾精不足，则唾少咽干。若多唾久唾，又能耗伤肾精。古人养生之法，常以静身调息，舌抵上腭，待唾液满口后，缓缓咽之，以补养肾精。

肾与冬气相通应：冬季气候寒冷，自然界物类静谧闭藏。人体中肾为水脏，藏精而为封藏之本。同气相求，故以肾应冬。若素体阳虚，或久病阳虚之人，多在冬季发病。如阳虚慢性咳喘病、胸痹病、胃肠病、骨关节病等，易在冬季寒冷时复发或加重。

2.六腑传化，贵在通顺

（1）胆助消化主决断

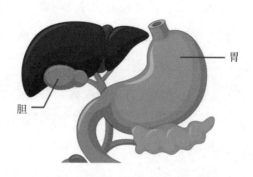

胆位于腹腔，右胁下，附于肝短叶间。胆与肝通过经脉属络，互为表里。胆为中空的囊状器官，内藏胆汁，有"中精之府""清净之府""中清之府"之称。胆凭借排泄胆汁帮助食物的消化。胆主决断。

胆汁由肝之精气所化生。胆汁生成后，贮藏于胆，在肝的疏泄作用下，注入小肠，促进饮食水谷的消化吸收。若肝胆的功能正常，则胆汁分泌排泄畅达，消化功能正常。若肝胆疏泄不利，胆汁分泌排泄障碍，则影响脾胃运化功能，出现胁下胀痛、食入难化、厌食、腹胀、腹泻等症。若湿热蕴结肝胆，肝失疏泄，胆汁外溢，浸渍肌肤，则发为黄疸，出现目黄、身黄、小便黄等症。若胆气不利，气机上逆，则可出现口苦、呕吐黄绿苦水等症。

《素问·灵兰秘典论》说："胆者，中正之官，决断出焉。"胆气壮盛之人，勇于决断，剧烈的精神刺激对其所造成的影响较小，且恢复也较快；胆气虚怯之人，遇事不决，在受到不良精神刺激的影响时，易出现易惊善恐、失眠多梦、惊悸、善太息等精神情志异常的病变。

（2）胃消水谷生气血

胃位于腹腔上部，上连食道，下通小肠，有"太仓""水谷之海"之称。胃与脾通过经脉属络，互为表里。胃的生理功能是主受纳、腐熟水谷，主通降。生理特性是喜润恶燥。

饮食入口，经过食道进入胃中，由胃接受和容纳，故胃有"太仓""水谷之海"之称。水谷经过胃气的磨化和腐熟作用后，变成食糜，精微物质被吸收，并由脾气转输而营养全身，未被消化的食糜下传于小肠进一步消化。若胃的受纳、腐熟功能减退，则见食欲不振、胃脘胀满、嗳腐食积等症；若胃的受纳、腐熟功能过亢，则见消谷善饥、形体消瘦等症。胃的受纳、腐熟水谷功能，亦需胃阴的滋润。胃中津液充足，是维持胃受纳、腐熟和通降下行的前提和条件。胃阴不足可出现口渴、舌燥、镜面舌、便干、胃中嘈杂等症，所以胃有"喜润恶燥"的生理特性。

饮食物经过胃的受纳、腐熟，要靠胃的通降作用下降到小肠、大肠，并在下行过程中被消化吸收，最终将水谷糟粕排出体外。因此，胃的通降作用也包括小肠将食物残渣下输大肠及大肠传化糟粕的功能。若胃失和降，可见脘腹胀满或疼痛、口臭、大便秘结等症；若胃气不降，甚则上逆，可见恶心、呕吐、嗳腐吞酸、呃逆等症。

（3）九曲小肠分清浊

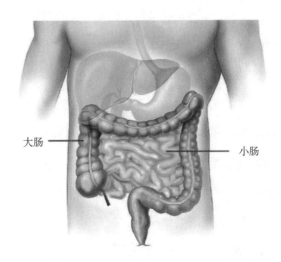

大肠　　　　　　　　小肠

小肠位于腹部，其上口与胃在幽门相接，下口与大肠在阑门相连。小肠与心通过经脉属络，互为表里。小肠的生理功能是主受盛化物，泌别清浊。

小肠受盛化物功能主要体现在两个方面：一指小肠接受由胃下传的食糜而盛纳之，即受盛作用；二指食糜在小肠内必须停留一定时间，进一步消化，化为精微和糟粕两部分，即化物作用。故《素问·灵兰秘典论》说："小肠者，受盛之官，化物出焉。"小肠受盛化物功能失调，可表现为腹胀、腹痛、腹泻等。

泌别清浊，指小肠在对食糜进行充分消化吸收的同时，将食糜区分为清浊两部分。清者，即水谷精微，由小肠吸收，经脾气的转输作用输布全身；浊者，即食物残渣和部分水液，经小肠传送到大肠。食物残渣下降到大肠，形成粪便排出体外，而多余的水液则可气化生成尿液排出体外。由于小肠在吸收水谷精微的同时，还吸收了大量的水分，故有"小肠主液"之说。小肠泌别清浊功能正常，水液和糟粕各行其道，二便正常。若泌别清浊功能失常，清浊不分，就会导致水谷混杂，出现便溏、泄泻。临床治疗泄泻初期，可采用"利小便所以实大便"的方法。

（4）大肠传变去糟粕

大肠位于腹中，其上口在阑门处接小肠，其下端连肛门。大肠与肺通过经脉属络，互为表里。大肠的生理功能是传化糟粕，吸收津液。

《素问·灵兰秘典论》说："大肠者，传导之官，变化出焉。"大肠的传化糟粕功能，是胃气降浊功能的延伸，同时也与肺气的肃降、脾气的运化、肾气的蒸化和固摄作用有关。大肠传化糟粕功能失常，常见便秘或泄泻。

大肠在传导糟粕的同时，还具有吸收水液、参与调节体内水液代谢的功能。因吸收的是含精微物质等溶质非常少的"津"，故说"大肠主津"。若大肠主津功能失常，剩余水液不能吸收，水与糟粕俱下，则出现腹泻；若大肠有热，灼伤津液，肠道失润，又会出现肠燥便秘。

（5）膀胱化津排尿液

膀胱位于下腹部。膀胱与肾通过经脉属络，互为表里。膀胱的生理功能是贮存津液和排泄尿液。

人体的津液，通过肺、脾、肾等脏的共同作用，布散周身，发挥滋润濡养作用，代谢后形成的水液下归于膀胱。在肾的气化作用下，升清降浊，清者被人体再吸收利用，浊者变成尿液，由膀胱贮存。在肾气和膀胱之气的协调作用下，膀胱开阖有度，尿液适时有度排出体外。《素问·灵兰秘典论》说："膀胱者，州都之官，津液藏焉，气化

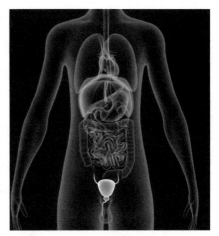

则能出矣。"膀胱的贮尿排尿功能，赖于肾气及膀胱之气的推动和固摄。若肾气和膀胱之气作用失常，膀胱开阖失权，可出现小便不利或癃闭或遗尿、小便余沥，甚或小便失禁。若湿热蕴结膀胱，则见尿频、尿急、小便赤涩疼痛等症。

（6）三焦行水运全身

三焦的概念有二。一是指六腑之一，一般认为三焦是分布于胸腹腔的一个大腑，在脏腑中最大，又称"孤府"。三焦与心包由手少阳三焦经和手厥阴心包经相互属络而互为表里。二是指人体上、中、下部位的划分，即三焦是上焦、中焦、下焦的合称。三焦的生理功能为通行元气，运行水液。

三焦能够将元气布散至五脏六腑，充沛于全身，从而发挥激发、推动各个脏腑组织的功能。人体的津液代谢，是由肺、脾、肾、膀胱等脏腑协同完成的，但必须以三焦为通路。若三焦气化功能失常，水道不利，可出现尿少、痰饮、水肿等症。

三焦作为人体上、中、下部位的划分，源于《灵枢·营卫生会》"上焦如雾，中焦如沤，下焦如渎"之论。

上焦指横膈以上胸部，包括心肺两脏和头面部。上焦的功能主要是宣发卫气、布散水谷精微和津液。上焦的生理特点为"上焦如雾"，喻指心肺输布气血的作用，如雾露之溉。

中焦指膈以下、脐以上的上腹部，包括脾胃、肝胆。中焦的功能主要是消化、吸收并输布水谷精微和化生气血。中焦的生理特点为"中焦如沤"。沤，是长久浸渍之意，形容水谷被消化腐熟为乳糜的状态。喻指中焦脾胃腐熟、运化水谷，进而化生气血的作用。

下焦指下腹部，包括小肠、大肠、肾、膀胱等脏腑。下焦的功能主要是传导糟粕，排泄二便。下焦的生理特点为"下焦如渎"。渎，指沟渠、水道，形容水液不断向下、向外排泄的状态，喻指肾、膀胱、大小肠生成和排泄二便的功能。明清温病学说以"三焦"作为辨证纲领后，将肝胆列入下焦。

气血津液

扫一扫　看视频

气、血、津液是构成和维持人体生命活动的基本物质，也是辨证论治的主要对象。气、血、津液皆以精为化生之源，皆归属于"形"的范畴。

神，包括意识、思维、情志等精神活动，是人体生命活动的主宰及其外在总体表现的统称。神以精、气、血、津液为物质基础，又对这些基本物质的生成、

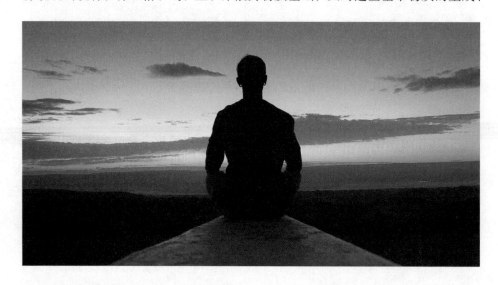

运行等发挥调节作用。

形与神相互依存、不可分割，无形则神无以附，无神则形不可活。所以，谈论气、血、津液，离不了精和神，五者之间相辅相成，共同维护着人体健康。其中，互相之间的具体关系又有所区别。

气与血同源于脾胃化生的水谷精微和肾中精气，具有互根互用的关系。气属阳，无形而主动，具有温煦、推动、固摄、气化等作用；血属阴，有形而主静，具有滋润、濡养等作用。气与血的关系，可以概括为"气为血之帅""血为气之母"。

气与津液同源于饮食水谷，皆以三焦为通路运行全身。气与津液相对而言，气属阳，津液属阴，其关系类似于气与血的关系。

精、气、神为人身"三宝"，可分而不可离。精是生命产生的本原，气是生命维系的动力，神是生命活动的体现与主宰。精、气、神三者相互依存、相互为用。精与气之间相互化生；精和气是神的物质基础，而神又统御精与气。

1. 精为生之本

人体之精有广义、狭义之分，广义之精包括气、血、津液等人体一切精微物质；狭义之精专指生殖之精。精是构成和维持人体生命活动的最基本、最精微、最精华的物质，具有繁衍生命，濡养、滋润脏腑、形体、官窍，化血，化气，化神，保卫机体，抵御外邪入侵的功能，对于人体生命活动具有重要意义，是生命繁衍的根源。

（1）精为人之根

人体之精由禀受于父母的先天之精及来源于吸入清气与水谷精微的后天之精相融合而生成。以先天之精为本，赖后天之精的不断充养。若先天之精或后天之精亏虚，则可导致发育迟缓、早衰、生殖功能低下及营养不良等病证。人体之精贮藏于脏腑身形中，其中，先天之精主藏于肾，后天之精主藏于五脏。

肾所藏先天之精，作为生命本原，在胎儿时期便贮藏于各脏腑之中。后天之精则经由脾、肺等输送到各脏腑，化为各脏腑之精，并将部分输送于肾中，以充养肾所藏的先天之精。故《素问·上古天真论》说："肾者主水，受五脏六腑之精而藏之。"各脏所藏之精，是其功能活动的物质基础。由于先天之精主要藏于肾，并在后天之精的资养下化为生殖之精以繁衍生命，因而称肾为"先天之本"。

肾的藏精功能主要依赖肾的封藏作用。肾精化生肾气，肾气的固摄封藏作用，使精藏于肾中而不妄泄，保证肾精发挥其各种生理功能。故《素问·六节藏象论》说："肾者主蛰，封藏之本，精之处也。"若肾气虚亏，封藏失职，则可出现遗精、滑精等症状。

（2）施泄须有度

肾所藏先天之精化生元气，元气以三焦为通道，布散到全身各脏腑，推动和激发其功能活动，为生命活动的原动力。因此，肾精亏虚可影响全身脏腑的生理功能。

脏腑之精与血、津液等物质相互化生，以多种形式促进脏腑生理功能的发挥。精布散于全身，不仅作为构成人体的基本物质，而且是人体各脏腑生理活动不可缺少的物质基础。脏腑之精亏虚则难以维持其自身的生理功能。

生殖之精，以先天之精为主体，在后天之精的资助下化生。人体生长发育至女子"二七"、男子"二八"，随着肾精的不断充盛，肾气充沛，天癸按时而至。肾精的一部分在天癸的作用下，化为生殖之精以施泄。如《素问·上古天真论》说，男子"二八，肾气盛，天癸至，精气溢泻，阴阳和，故能有子"。生殖之精的化生与施泄适度，还与肾气封藏、肝气疏泄以及脾气的运化作用密切相关。

2. 人活一口气

人体之气，是存在于人体内的至精至微的生命物质，是生命活动的物质基础，来源于父母的先天之气、饮食物的水谷精气和自然界的清气，通过肾、脾胃和肺等脏腑生理功能的综合作用而生成。其中,肾为生气之根,脾胃为生气之源,肺为生气之主。气聚则生,气散则死。

（1）气运轮转,生生不息

气的运动称为气机,气运行不息,属阳,一般有升、降、出、入四种运行方式,是人体生命活动的根本。

升,指气自下而上的运动;降,指气自上而下的运动;出,指气由内向外的运动;入,指气自外向内的运动。如肺气宣发,推动肺呼出浊气,体现了肺气的升与出的运动;肺气肃降,推动肺吸入清气,体现了肺气的降与入的运动。

人体之气的升与降、出与入是对立统一的矛盾运动。从局部某个脏腑的生理特点而言,虽各有侧重,如肝气、脾气主升,肺气、胃气主降等,但从整体的生理活动而言,升与降、出与入之间又是协调平衡的。

气的正常运动,称为"气机调畅",包括升降出入运动的平衡协调和畅通无阻的状态。气的升降出入运动是人体生命活动的根本,一旦停息就意味着生命活动的终止。故《素问·六微旨大论》说:"出入废则神机化灭,升降息则气立孤危。故非出入,则无以生长壮老已;非升降,则无以生长化收藏。是以升降出入,无器不有。"

气的运动停息,则意味着生命的终止。气的运动阻滞,升降出入运动之间平衡失调,称为"气机失调",而调畅气机为治疗疾病的基本法则。

（2）氤氲气化,滋养身心

气化,指气的运动所产生的各种变化,具体表现为精、气、血、津液等生命物质的生成及其相互转化过程。气机和气化是生命最基本的特征。

气化与气机既相区别又密切相关。气化强调气的变化,基本形式是生命物质的新陈代谢;气机强调气的运动,基本形式是脏腑之气的升降出入。气化以气机为前提和依据,气化过程由气的升降出入运动所产生和维持。气机和气化是生命最基本的特征。

《素问·阴阳应象大论》所说的"味归形，形归气；气归精，精归化；精食气，形食味；化生精，气生形……精化为气"就是对气化过程的简要概括。如精化为气，气化为精；精与血同源互化，津液与血同源互化；机体浊气的呼出，汗液、尿液的生成和排泄，粪便的排泄等，皆属气化的具体体现。气化过程的有序进行，是脏腑生理活动相互协调的结果。

气具有非常重要的作用，因其生成来源、分布部位及功能特点不同而有各自不同的名称。第一层次是人气，即人身之气，亦即一身之气；第二层次是元气、宗气、营气和卫气；第三层次是脏腑之气和经络之气。各种类型的气一起推动身体各系统运行，温煦人体，防御外邪，营养全身。

3. 血为水谷精

血，即血液，是行于脉中，循环流注于全身，具有营养、滋润作用的红色液态物质，同时也是机体精神活动的主要物质基础。水谷精微和肾精是血液化生的基础物质，在脾胃、心肺、肾等脏腑的共同作用下，化生为血液。其中，脾胃的生理功能尤为重要。

（1）水谷精微，化生血液

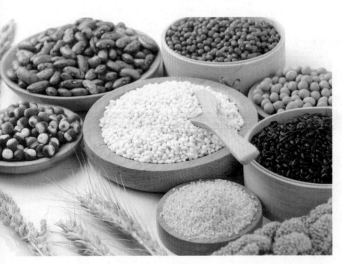

脾胃为血液生化之源。脾胃运化的水谷精微所产生的营气和津液，是血液的主要构成成分。脾胃运化功能强健与否，饮食水谷充足与否，均直接影响着血液的化生。若脾胃功能虚弱或失调，水谷精微化生不足，则可致血液化生不足，形成血虚证。故临床治疗血虚，首先应调理脾胃。

肾藏精，精生髓，髓化血。肾精充足，则血液化生有源。若肾精不足，则可导致血液生成亏少。此外，肝藏血，精血同源，与血液的化生密切相关。《素问·六节藏象论》说："肝者……以生血气。"临床上治疗血虚证，可采用补益肝肾治法，促进血液化生。

脾胃运化的水谷精微，由脾气上输于心脉，在心气的作用下变化成红色血液。清代张志聪的《侣山堂类辩·辨血》说："血乃中焦之汁……奉心化赤而为血。"说明心参与血液的生成，故《素问·阴阳应象大论》明确提出"心生血"。

肺对于血液的生成也有着重要作用。《灵枢·营卫生会》说："此所受气者，泌糟粕，蒸津液，化其精微，上注于肺脉，乃化而为血。"水谷精微上注于肺脉，与肺吸入的清气相融合，化生血液。

总之，血液的化生以水谷之精和肾精为物质基础，主要依赖于脾胃运化的功能，并在肾肝、心肺等脏的配合作用下完成。

（2）血行脉中，流畅为贵

血必须在脉中正常运行，才能发挥其生理功能。如因某种原因，血液在脉中运行迟缓涩滞，停积不行则成瘀血。若因外伤等原因，血液逸出脉外而出血，则称为"离经之血"。

血的运行有赖于气的推动、温煦和固摄作用。气的推动作用，是血液运行的动力，如《医学正传·气血》说："血非气不运。"气的温煦作用，对血液运行具有重要作用，故《正体类要·扑伤之症治验·寒药之非》说："气血得温则行，得寒则凝。"气的固摄作用，使血液行于脉中而不逸出脉外。临床治疗血行失常，首当调气。故《温病条辨·治血论》说："故善治血者，不求之有形之血，而求之无形之气。"

血行脉中，脉为血府，具有"壅遏营气，令无所避"（《灵枢·决气》）的功能，脉道完好无损和通畅无阻，也是保证血液正常运行的重要因素。

血的运行还与血液的清浊状态相关。若血液中痰浊较甚，或血液稠浊，可致血行不畅而瘀滞。

此外，尚有邪气的影响。阳邪侵入，或内生火热，可发生阳热亢盛的病机变化，阳盛则逼迫血液妄行，易致血逸出脉外而出血。阴邪侵袭，或寒从中生，可发生阴寒偏盛的病机变化，阴盛则脉道涩滞不利，易使血行迟滞，甚至出现瘀血。

（3）脏腑合力，调畅气血

血液的正常运行，与心、肺、肝、脾等脏密切相关。心气推动、肺气宣降、肝气疏泄是推动血液运行的重要因素，脾统血、肝藏血则是固摄血液运行的重要因素。心、肺、肝、脾等脏生理功能相互协调、密切配合，共同维持血液的正常运行，其中任何一脏的生理功能失调，都可以引起血行失常的病变。

心主血脉，心气是推动血液运行的动力，在血液循行中起着主导作用。心气充沛，则行血有力。

肺朝百脉，主治节，能辅心行血。肺气宣发肃降，调节一身气机，通过气的升降出入运动而推动血液运行至全身。宗气贯心脉而行气血的功能，也体现了肺在血行中的推动作用。

肝主疏泄，调畅气机，是保证血行正常的又一重要环节。肝贮藏血液、调节血量，可根据人体各部位的生理需要，在肝气疏泄功能的协调下，调节脉道中循环的血量，维持血液循环的正常运行。

脾主统血，脾气健旺则能固摄血液在脉中运行，防止血逸脉外。同时，肝藏血的生理功能也可以防止血逸脉外，避免出血的发生。

心气推动、肺气宣降、肝气疏泄是推动血液运行的重要因素，脾统血、肝藏血则是固摄血液运行的重要因素。如心气不足，血运无力，可形成血瘀；肺气不足，宣降失司，也可导致血瘀；脾气虚弱，统摄无力，可产生多种出血病证；肝失疏泄，肝气上逆可致出血；肝气郁滞不畅则可致血瘀等。

4. 津液润全身

（1）清者为津，稠者为液

津液，是津和液的合称，指人体的正常水液，包括脏腑、形体、官窍的内在液体及其正常的分泌物。其中，质地较清稀，流动性较大，布散于体表皮肤、肌肉和孔窍，并能渗入血脉，起滋润作用的，称为津；质地较浓稠，流动性较小，灌注于骨节、脏腑、脑、髓等，起濡养作用的，称为液。

《灵枢·决气》说："腠理发泄，汗出溱溱，是谓津。""谷入气满，淖泽注于骨，骨属屈伸，泄泽补益脑髓，皮肤润泽，是谓液。"津与液虽有一定的区别，但两者同源于饮食水谷，生成于脾胃，并可相互渗透补充，所以津液常并称，不作严格区分。津与液的区别，主要用于临床对津液损耗而出现"伤津""脱液"病机变化的分辨。

（2）水精四布，五经并行

津液的生成、输布和排泄过程，是诸多脏腑相互协调而完成的，其中尤以脾、肺、肾三脏的综合调节为首要。如果脾、肺、肾及其他相关脏腑的功能失调，则会影响津液的生成、输布和排泄，导致津液的生成不足，或输布与排泄障碍等。

胃主受纳腐熟，"游溢精气"而吸收饮食水谷的部分精微，包括津液。小肠主液，泌别清浊，可吸收肠中较多的津液。大肠主津，可吸收食物残渣中的津液，促使糟粕成形而为粪便。胃、小肠、大肠所吸收的津液，依赖脾的运化功能，并通过脾气的转输作用布散到全身。可见，津液的生成，主要与脾、胃、小肠、大肠等脏腑有关。若脾失健运及胃、小肠、大肠功能减退或失调，均可导致津液生成不足的病变。

脾气散精以输布津液。若脾失健运，脾气输布津液障碍，则易致津液停聚，或为水湿、痰饮，或为水肿胀满等。

肺通调水道而行水。肺为水之上源，肺气宣发，将津液输布至人体上部和体表；肺气肃降，将津液输布至肾和膀胱以及人体下部。若肺气宣发肃降失常，津液输布障碍而停聚，则可发为痰饮，甚则水泛为肿。

肾主水。肾气及肾阴肾阳对胃的"游溢精气"、脾气散精、肺气行水、三焦决渎以及小肠的分清别浊等作用具有推动和调节作用，维持其稳定发挥输布津液的功能。同时，肾自身也是津液输布的一个重要环节。津液通过肺气肃降向下输送到肾，经过肾的气化作用，化为尿液排出体外。若肾气虚亏，或肾阴肾阳失调，则可致津液输布失常。

肝调畅气机以行水。肝主疏泄，调畅气机，气行则津布。若肝失疏泄，气机郁结，则可影响津液的输布，津液停滞，产生痰饮、水肿以及痰气互结的梅核气、瘿瘤、鼓胀等病证。

三焦决渎为水道。三焦水道通利，津液得以正常输布。若三焦水道不利，也会导致津液停聚，发为多种病证。

津液的正常输布是多个脏腑密切协调、相互配合的结果，是人体生理活动的综合体现。

津液的排泄主要通过排出尿液和汗液来完成。此外，呼气和粪便也带走部分津液。与津液排泄相关的脏主要有肾、肺、脾，由于尿液是津液排泄的最主要途径，因此肾的生理功能在津液排泄中最为重要。

总之，津液的生成、输布和排泄过程，是诸多脏腑相互协调、密切配合而完成的，其中尤以脾、肺、肾三脏的综合调节为首要。《景岳全书·肿胀》说："盖水为至阴，故其本在肾；水化于气，故其标在肺；水唯畏土，故其制在脾。"如果脾、肺、肾及其他相关脏腑的功能失调，则会影响津液的生成、输布和排泄，导致津液的生成不足，或耗损过多，或输布与排泄障碍，津液停滞等多种病变。

5. 神为人之主

人体之神有广义、狭义之分。广义之神，指人体生命活动的主宰及其外在总体表现的统称；狭义之神，指意识、思维、情志等精神活动。

神依附于形体而存在。先天之神，称为"元神"，是神志活动的原动力，由先天精气所生，为生命之根本，藏于脑，故脑为"元神之府"。精、气、血、津液是神产生的物质基础。五脏内藏精、气、血、津液，"肝藏魂，脾藏意，心藏神，肺藏魄，肾藏志"。人有五志，分属五脏，"心在志为喜，肝在志为怒，肺在志为忧，脾在志为思，肾在志为恐"。

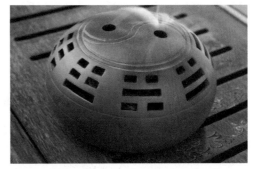

神对人体生命活动具有重要的调节作用，可调节精、气、血、津液以及脏腑的生理功能，是机体生命存在的根本标志。得神者昌，失神者亡。

神是人体生理活动和心理活动的主宰，其盛衰是生命力盛衰的综合体现，《素问·灵兰秘典论》说："心者，君主之官也，神明出焉。"强调神在生命活动中的主宰地位。呼吸运动、血液循行、消化吸收、津液输布与排泄、生长发育、生殖功能等，只有在神的统帅和调节下，才能发挥正常作用。因此，神是机体生命存在的根本标志，形与神俱则生，形与神离则死。

意识、思维、情志等精神活动是人体生命活动的最高级形式。心神统率魂、魄、意、志，是精神活动的主宰，故《类经·疾病类》说："心为五脏六腑之大主，而总统魂魄，兼赅意志。"神的生理功能正常，则意识清晰，思维敏捷，反应灵敏，睡眠安好，情志正常。神的生理功能异常，可见神疲健忘，思维迟钝，反应呆滞，失眠多梦，情志异常，甚则神昏、痴呆、癫狂等。

神由精、气、血、津液等物质所产生，又可反作用于这些物质，对其生成、运行等具有统领、调节作用。《类经·摄生类》说："虽神由精气而生，然所以统驭精气而为运用之主者，则又在吾心之神。"

脏腑精气产生神，神又通过对脏腑精气的主宰来调节其生理功能。"五脏藏五神"及"五脏主五志"，体现了生命存在的形神统一。神是脏腑生理功能的反映。调摄精神，对脏腑生理功能的调整具有重要作用。

六淫七情

扫一扫　看视频

1. 六淫主外邪

六淫，即风、寒、暑、湿、燥、火（热）六种外感病邪的统称。在正常情况下，它们是自然界六种不同的气候变化，称为"六气"。但在气候变化异常时，或人体的正气不足，不能适应自然界气候变化而导致发病时，六气则成为致病因素。此时，伤人致病的六气便称为"六淫"。由于六淫是致病的邪气，所以又称为"六邪"。

六淫致病多为外感，常具有明显的季节性、地域性，既可单独伤人致病，又可两种以上同时侵犯人体而为病，还具有病性转化的特点，除气候因素外，还包括了生物（细菌、病毒等）、物理、化学等多种致病因素作用于机体所引起的病变在内。

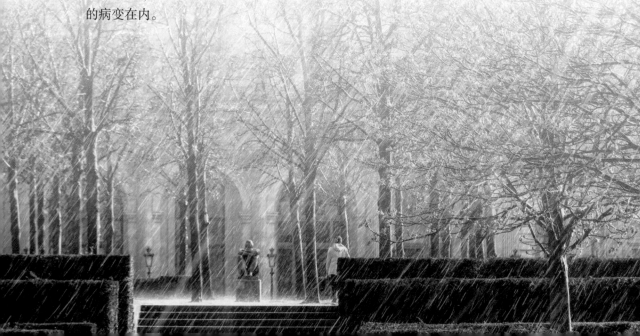

（1）风为百病长

凡致病具有善动不居、轻扬开泄等特点的外邪，称为风邪。风邪为病，以春季为多见，伤人多从皮毛而入，是导致外感病极为重要的致病因素，故称"风为六淫之首"。

①风为阳邪，轻扬开泄，易袭阳位：风为阳邪，其性轻扬升散，具有升发、向上、向外的特性，所以风邪致病，易于伤人上部（头、面）、阳经和肌表等阳位，风邪上扰头面，可见头晕头痛、头项强痛、面肌麻痹、口眼㖞斜等。风邪客于肌表，因其性开泄，具有疏通、透泄之性，故使肌腠疏松，汗孔开张，而出现汗出、恶风等症状。

②善行数变："善行"是指风邪具有善动不居、游走不定的性质，故其致病有病位游移、行无定处的特性。如风疹、荨麻疹之发无定处，行痹（风痹）之四肢关节游走性疼痛等。"数变"，是指风邪致病具有变化无常和发病急骤的特性。如风疹、荨麻疹之此起彼伏、时隐时现、癫痫、中风之猝然昏倒、不省人事等。因其兼夹风邪，所以才表现为发病急，变化快。

③风性主动："风性主动"是指风邪致病具有动摇不定的特征，常表现为眩晕、震颤、四肢抽搐、角弓反张、直视上视等症状。如风邪入侵面部经络，可出现口眼㖞斜、面部肌肉震颤；金刃外伤，复感风毒之邪，可出现四肢抽搐、角弓反张，外感热病中"热极生风"等证，均有风邪动摇的表现。

④风为百病之长：风邪是外感病因的先导。寒、湿、燥、热等邪，往往都依附于风而侵袭人体。如与寒合为风寒之邪，与热合为风热之邪，与湿合为风湿之邪，与暑合为暑风之邪，与燥合为风燥之邪，与火合为风火之邪等。所以，临床上风邪为患较多，又易与六淫诸邪相合而为病，故称风为百病之长、六淫之首。

（2）寒邪伤阳气

凡致病具有寒冷、凝结、收引等特点的外邪，称为寒邪。寒邪常见于冬季，但也可见于其他季节，如气温骤降、贪凉露宿、空调过冷、恣食生冷等。寒为阴邪，易伤阳气。

①寒为阴邪，易伤阳气：寒性属阴，故为阴邪。阳气本可以制阴，但阴寒偏盛，则阳气不仅不足以祛除寒邪，反为阴寒所侮，故云"阴胜则寒""阴胜则阳病"，所以寒邪最易损伤人体阳气。阳气受损，失于温煦之功，故全身或局部可出现明显的寒象。如寒邪束表，卫阳郁遏，则现恶寒、发热、无汗等，称之为"伤寒"。若寒邪直中于里，损伤脏腑阳气者，谓之为"中寒"。如伤及脾胃，则纳运升降失常，以致吐泻清稀、脘腹冷痛；若心肾阳虚，寒邪直中少阴，则可见恶寒蜷卧、手足厥冷、下利清谷、精神萎靡、脉微细等。

②寒性凝滞：凝滞，即凝结阻滞。人身气血津液的运行，赖阳气的温煦推动，才能畅通无阻。寒邪侵入人体，经脉气血失于阳气温煦，易使气血凝结阻滞不通，不通则痛，故疼痛是寒邪致病的重要特征。因寒而痛，其痛得温则减，逢寒增剧，得温则减。由于寒邪侵犯的部位不同，病状亦各异。若寒客肌表，凝滞经脉，则头身肢节剧痛，以关节冷痛为主要临床特点的痹证多为寒邪入侵所致，因此称为"寒痹"或"痛痹"；若寒邪直中于里，气机阻滞，则胸、脘、腹冷痛。

③寒性收引：收引，即收缩牵引。寒性收引是指寒邪具有收引拘急之特性。"寒则气收"，寒邪侵袭人体，可使气机收敛，腠理闭塞，经络筋脉收缩而挛急；若寒客经络关节，则筋脉收缩拘急，以致拘挛作痛、屈伸不利或冷厥不仁；若寒邪侵袭肌表，则毛窍收缩，卫阳闭郁，故发热恶寒而无汗。

（3）暑热扰心神

凡致病具有炎热、升散、兼湿特性的外邪，发病于夏至之后，立秋以前，称为暑邪。暑邪致病，有伤暑和中暑之分。起病缓，病情轻者为"伤暑"；发病急，病情重者为"中暑"。暑邪致病，易扰心神，伤津耗气。

①暑性炎热：暑为夏月炎暑，盛夏之火气，具有酷热之性，火热属阳，故暑属阳邪。暑邪伤人多表现出一系列阳热症状，如高热、心烦、面赤、烦躁、

脉洪大等，称为伤暑。

②暑性升散，扰神伤津耗气：升散，即上升发散之意。升，指暑邪易于上犯头目，内扰心神，临床上出现心胸烦闷不宁、头昏、目眩、面赤等症状。散，指暑邪为害，易于伤津耗气。暑邪侵犯人体，可致腠理开泄而大汗出。汗出过多，不仅伤津，而且耗气，故临

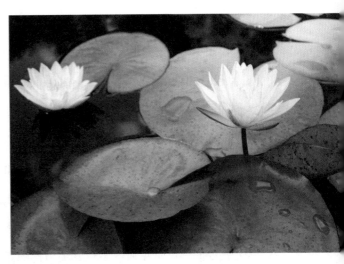

床除见口渴喜饮、尿赤短少等津伤之症外，可见气短、乏力等气虚症状，甚则突然昏倒、不省人事之中暑。中暑兼见四肢厥逆，称为暑厥。暑热引动肝风而兼见四肢抽搐、颈项强直，甚则角弓反张，称为暑风（暑痫）。

③暑多夹湿：暑季不仅气候炎热，且常多雨而潮湿，热蒸湿动，湿热弥漫空间，所以暑邪致病，多夹湿邪为患。其临床特征，除见发热、烦渴等暑热症状外，常兼见四肢困倦、胸闷呕恶、大便溏泄不爽等湿阻症状。暑为夏季主气，暑邪致病的基本特征为热盛、阴伤、耗气，又多夹湿。所以，临床上以壮热、阴亏、气虚、湿阻为特征。

（4）湿邪黏且阴

凡致病具有重浊、黏滞、趋下特性的外邪，称为湿邪。湿邪为病，长夏居多，但四季均可发生，多由气候潮湿、涉水淋雨、居处潮湿、水中作业等环境中感受湿邪所致。湿为重浊之邪，属阴，其性黏腻、停滞、弥漫、趋下。湿邪致病易伤阳气，易阻气机，易袭阴位，其伤人多隐缓不觉，易导致多种病变。

①湿为阴邪，易阻气机，损伤阳气：湿性类水，水属于阴，故湿为阴邪。湿邪侵及人体，留滞于脏腑经络，最易阻滞气机，使气机升降失常。湿阻胸膈，气机不畅则胸闷；湿困脾胃，脾胃气机升降失常，纳运失司，则食欲减退、脘

痞腹胀、便溏不爽；湿停下焦，肾与膀胱气机不利，则小腹胀满、小便淋涩不畅。由于湿为阴邪，阴胜则阳病，故湿邪为害，易伤阳气。

脾主运化水湿，且为阴土，喜燥而恶湿，对湿邪又有特殊的易感性，具有运湿而恶湿的特性。湿邪侵袭人体，必困于脾，使脾阳不振，运化无权，水湿停聚，发为泄泻、水肿、小便短少等症。

②湿性重浊：湿为重浊有质之邪。所谓"重"，即沉重、重着之意。故湿邪致病，其临床症状有沉重的特性，如头重身困、四肢酸楚沉重等。若湿邪外袭肌表，困遏清阳，清阳不伸，则头昏沉重、状如裹束；如湿滞经络关节，阳气布达受阻，则可见肌肤不仁、关节疼痛重着等，称之为"湿痹"或"着痹"。"浊"，即秽浊垢腻。故湿邪为患，易出现排泄物和分泌物秽浊不清的现象。如湿浊在上则面垢、眵多；湿滞大肠，则大便溏泄、下痢脓血黏液；湿浊下注，则小便浑浊、妇女带下过多；湿邪浸淫肌肤，则湿疹浸淫流水等。

③湿性黏滞："黏"，即黏腻；"滞"，即停滞。黏滞指湿邪致病具有黏腻停滞的特性。这种特性主要表现在两个方面：一是症状的黏滞性。即湿病症状多黏滞而不爽，如大便黏腻不爽，小便涩滞不畅，分泌物黏浊和舌苔黏腻等。二是病程的缠绵性。因湿性黏滞，蕴蒸不化，胶着难解，故起病缓慢隐袭，病程较长，往往反复发作或缠绵难愈。如湿温表现为起病缓、传变慢、病程长、难速愈的明显特征。其他如湿疹、湿痹（着痹）等，亦因其湿而不易速愈。

④湿性趋下：水性就下，湿类于水，其质重浊，故湿邪有下趋之势，易于伤及人体下部。其病多见下部的症状，如水肿多以下肢较为明显。其他如带下、小便浑浊、泄泻、下痢等，亦多由湿邪下注所致。但是，湿邪浸淫，上下内外，无处不到，非独侵袭人体下部。所谓"伤于湿者，下先受之"（《素问·太阴阳明论》），只是说明湿性趋下，易侵阴位，为其特性之一而已。

（5）燥邪最伤津

凡致病具有干燥、收敛等特性的外邪，称为燥邪。燥邪伤人，多在秋季，多自口鼻而入，首犯肺卫，发为外燥病证。燥邪致病，易伤津液。

①燥性干涩，易伤津液：燥与湿对，湿气去而燥气来。燥为秋季肃杀之气所化，其性干涩枯涸，故曰"燥胜则干"。燥邪为害，最易耗伤人体的津液，形成阴津亏损的病变，表现出各种干涩的症状，诸如皮肤干涩皲裂、鼻干咽燥、口唇燥裂、毛发干枯不荣、小便短少、大便干燥等。

②燥易伤肺：肺为娇脏，五脏六腑之华盖，性喜清肃濡润而恶燥。肺主气而司呼吸，直接与自然界大气相通，且外合皮毛，开窍于鼻，燥邪多从口鼻而入。燥为秋令主气，与肺相应，故燥邪最易伤肺。燥邪犯肺，使肺津受损，宣肃失职，从而出现干咳少痰，或痰黏难咯，或痰中带血，甚则喘息胸痛等。

（6）火邪生热病

凡致病具有炎热升腾等特性的外邪，称为火热之邪。火热旺于夏季，但一年四季均可发生。火与热异名同类，本质皆为阳盛，都是外感六淫邪气，致病也基本相同。火邪致病，易扰神，伤津耗气，生风动血，致疮痈。

①火为阳邪，其性燔灼炎上：燔，即燃烧；灼，即烧烫。燔灼，是指火热邪气具有焚烧而熏灼的特性。故火邪致病，热象显著，临床上表现出高热、恶热、烦渴、汗出、脉洪数等症状。火为阳邪，其性升腾向上。故火邪致病具有明显的炎上特性，其病多表现于上部。如心火上炎，则见舌尖红赤疼痛，口舌糜烂、生疮；肝火上炎，则见目赤肿痛；胃火炽盛，可见齿龈肿痛、齿衄等。

②火热易扰心神：火热与心相通应，故火热之邪入于营血，尤易影响心神。轻者心神不宁而心烦、失眠；重者可扰乱心神，出现狂躁不安，或神昏、谵语等症，故《素问·至真要大论》说："诸躁狂越，皆属于火。"

③火热易伤津耗气：火热之邪伤人，热淫于内，一方面迫津外泄，使气随津泄而致津亏气耗；另一方面则直接消灼煎熬津液，耗伤人体的阴气，即所谓热盛伤阴。故火热之邪致病，临床表现除热象显著外，往往伴有口渴喜冷饮、咽干舌燥、小便短赤、大便秘结等津伤阴亏的征象。阳热太盛，大量伤津耗气，临床可兼见体倦乏力、少气懒言等气虚症状，重则可致全身津气脱失。

④火热易生风动血：火邪易于引起肝风内动和血液妄行。火热之邪侵袭人体，往往燔灼肝经，劫耗津血，使筋脉失于濡养，而致肝风内动，称为热极生风。风火相煽，症状急迫，临床上表现为高热、神昏谵语、四肢抽搐、颈项强直、角弓反张、目睛上视等。血得寒则凝，得温则行。火热之邪，灼伤脉络，并使血行加速，迫血妄行，易于引起各种出血，如吐血、衄血、便血、尿血，以及皮肤发斑，妇女月经过多、崩漏等。

⑤火邪易致疮痈：火邪入于血分，可聚于局部，腐蚀血肉，发为痈肿疮疡。《灵枢·痈疽》说："大热不止，热胜则肉腐，肉腐则为脓，故名曰痈。"由火毒壅聚所致之痈疡，其临床表现以疮疡局部红肿热痛为特征。

2. 七情生内病

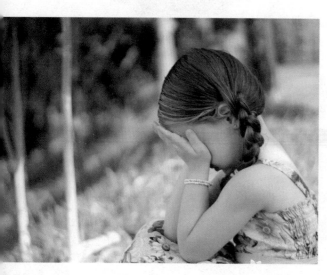

七情，指喜、怒、忧、思、悲、恐、惊七种正常的情志活动，一般情况下不会导致疾病。如果人的情志反应过度，或人体正气虚弱，脏腑精气虚衰，对情志刺激的调节适应能力低下，七情就会导致疾病，称为"七情内伤"。七情内伤与五脏关系最为密切。在情志活动的产生和变化中，心、肝发挥着尤为重要的作用。

七情变化，以内脏精气为物质基础。心藏神而为五脏六腑之大主，故情志所伤，必然首先影响心神；七情过激致病，又可直接伤及相应内脏，尤其易伤心、肝、脾。

（1）七情过度伤脏腑

具体而言：过喜伤心，过怒伤肝，过悲伤肺，过思伤脾，过恐伤肾。

心藏神，为"五脏六腑之大主"，故情志的刺激，首先影响心的功能。另外，肝主疏泄，通过调畅气机而调节情志活动；脾主运化，为气血生化之源，又位于中焦，是人体气机升降的枢纽。故情志所伤的病证，以心、肝、脾三脏为多见。

如过度惊喜损伤心脏，可导致心神不安而心悸、失眠、神志恍惚，甚至精神失常；郁怒不解则伤肝，影响肝的疏泄功能，出现胁肋胀痛、性情急躁、善太息，或咽中似有物梗阻，或致女子月经不调、痛经、闭经，或癥瘕等；若思虑过度伤脾，脾失健运，出现食欲不振、脘腹胀满等。

七情所伤，心、肝、脾功能失调，可单独发病，也常相互影响，相兼为害，如思虑过度而劳伤心脾，郁怒不解而肝脾不调等。

（2）七情不调气机乱

七情致病，还可导致脏腑气机升降失常，从而出现相应的临床表现，具体如下：

①怒则气上：指过怒导致肝气疏泄太过，气机上逆，甚则血随气逆、并走于上的病机变化。临床主要表现为头胀头痛、面红目赤等。

②喜则气缓：指过度喜乐伤心，导致心气涣散不收，重者心气暴脱、神不守舍的病机变化。临床可见精神不集中、神志失常等。

③忧思则气结：指过度忧郁思虑而伤脾，导致脾气结滞、运化失职的病机变化。临床可见精神萎靡、反应迟钝、不思饮食等。

④悲则气消：指过度悲忧伤肺，导致肺气耗伤、肺失宣降的病机变化。临

床常见精神不振、意志消沉、胸闷气短、懒言乏力等。

⑤恐则气下：指过度恐惧伤肾，致使肾气不固、气陷于下的病机变化。临床可见大恐引起的二便失禁，甚则遗精等症。

⑥惊则气乱：指猝然受惊伤及心肾，导致心神不定、气机逆乱、肾气不固的病机变化。临床可见惊悸不安，慌乱失措，甚则神志错乱、二便失禁等症。

（3）七情起伏病情变

异常的情志波动，可使病情加重或迅速恶化。如眩晕患者，因阴虚阳亢，肝阳偏亢，若遇恼怒，可使肝阳暴张，气血并走于上，出现眩晕欲仆，甚则突然昏仆不语、半身不遂、口眼㖞斜，发为中风。情志为病，内伤五脏，主要是使五脏气机失常、气血不和、阴阳失调而致病。至于所伤何脏，有常有变。七情生于五脏，可伤对应之脏，如喜伤心、怒伤肝、恐伤肾等，此其常；但有时一种情志变化也能伤及多脏，如悲可伤肺、伤肝等，几种情志又同伤一脏，如喜、惊均可伤心，此其变。临床应根据具体的表现做具体分析，不能机械对待。

望闻问切

扫一扫　看视频

望、闻、问、切四法，简称"四诊"，是中医诊察疾病、收集病情资料的基本方法，造诣精深之时分别有"神、圣、工、巧"之称。在四诊之中，望诊法是医生通过观察病人整体神、色、形、态的变化和局部表现及排出物的形、色、质、量改变等情况，以了解病情的方法；闻诊法是听病人体内发出声音的变化，以及嗅闻病人身体散发出的异常气味等，以辨别病情的方法；问诊法是询问病人及其陪诊者，以了解病人既往的健康状况、发病经过及自觉症状等相关情况的方法；切诊法是通过切按病人体表动脉搏动和触按病人身体有关部位，以了解病情的方法。

四诊所收集的病情资料是疾病表现出的各种异常现象。人体是一个以五脏为中心的有机整体，脏腑形体官窍通过经络相互联系，维持机体生理功能的协调平衡。"有诸内，必形诸外"，体内的生理、病理变化必然反映于外，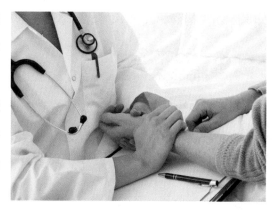所以通过诊察疾病显现于外部的各种征象，以整体观念为指导，用于分析疾病的原因、病机和病位，了解脏腑的盛衰变化，为辨证论治提供依据。诊察疾病时必须望、闻、问、切四诊并用，从不同角度全面地搜集临床资料，不应片面夸大某一诊法的作用，更不能相互取代。同时又须四诊合参，方能"见微知著"而不致贻误病情。

一、望而知之谓之神

望诊是指医生对病人整体的神、色、形、态，局部表现，舌象，排泄物等进行有目的的观察，以了解健康、测知病情的方法，在中医诊法中占有重要的地位，故有"望而知之谓之神"的说法，主要包括望神、色、形、态，望头颈、五官、皮肤、二阴、舌、排泄物等。其中，最重要的是望神、望面部气色、望舌。

人体是一个有机整体，体内的气血阴阳、脏腑经络等生理和病理变化，会在体表相应的部位反映出来。因此，通过对体表的观察，可作为了解体内病变的客观依据，故《灵枢·本脏》曰："视其外应，以知其内脏，则知所病矣。"

望诊时应注意：一是选择适宜的光线，以自然光线为佳；二要充分暴露受检查的部位，以便准确地掌握病情资料；三是观察自然状态下表露的症状；四是注意保护受检者的隐私。望诊的准确性，与中医基础理论掌握的程度、诊法知识运用的熟练程度、对疾病的熟悉程度，以及临床经验的积累有关。

1. 望神关键在两目

神是机体生命活动的体现，神不能离开人体而独立存在，有形才能有神，形健则神旺，形衰则神惫。精气是构成人体的基本物质，也是神的物质基础。精气能生神，神能御精气，精气足则神健，精气衰则神疲。精、气、神三者关系密切，盛则同盛，衰则同衰。只有精气充足，才能体健神旺；若精气亏虚，则体弱神衰，患病多重，预后较差。所以望神可以了解病人的精气盈亏、脏腑盛衰，判断病情轻重及预后。

望神的关键在于两目、神情、气色、体态。健康之人两目有神，视物清晰；神识清晰，思维有序，表情自然，反应灵敏；皮肤（以面部为主）色泽荣润；形体强硕灵动。反之，若目无光彩，视物模糊；神识昏蒙，表情淡漠，思维混乱，反应迟钝；皮肤色泽枯槁；形体瘦削僵硬，是谓无神，多属病重。

神的具体状态分为5种，各有不同含义。

（1）得神

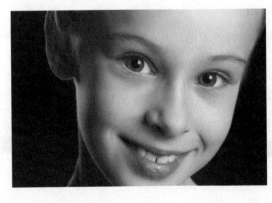

得神，又称有神，是精气充足，神气旺盛的表现。临床表现为神识清楚，语言清晰，面色荣润，见于正常人，或虽病但正气未伤之人。提示脏腑功能未衰，病轻易治，预后良好。

（2）少神

少神，又称"神气不足"，是五脏精气不足，轻度失神的表现。临床表现为精神不振，目少光彩，见于虚证。提示正气亏虚，五脏精气受损，机体功能较弱。

（3）失神

失神，又称"无神"，一是精亏神衰，正气大伤。二是邪盛神乱。提示精气衰竭或邪气蒙蔽神窍。二者均可见于危重病人。

（4）假神

假神，是指久病或重病，精气极度衰弱的病人突然出现暂时好转的一种假象。如原本面色晦暗，突然颧红如妆；原本不欲饮食，突然食欲大增等。见于病情恶化，提示精气将竭，阴不敛阳，虚阳外越，古人称为"回光返照"或"残灯复明"。

从得神到少神，再由少神到失神，甚则假神，说明脏腑精气从充足至亏损，病情逐渐加重；反之，若由失神变为少神，甚则得神，说明脏腑精气逐渐恢复，病势渐减。故观察神的变化对判断疾病转归和预后有重要意义。

（5）神识异常

神识异常，也称神乱，主要指癫、狂、痫等精神失常疾病。多由忧思气结、暴怒气郁化火、肝风夹痰蒙蔽清窍等所致。

2. 荣润晦暗辨气色

望色，是医生通过望全身皮肤的颜色和光泽的变化来诊察病情，以望面部色泽变化为主。

心主血脉，其华在面，手足三阳经皆上行头面，故面部血脉丰富，为脏腑气血之所荣。所以脏腑的虚实、气血的盛衰，皆可由面部色泽的变化得到反映。面部皮肤薄嫩，色泽变化容易显露，易于观察，所以望色首选面部。

色指面部颜色的变化，反映血液盛衰和运行情况，属血、属阴。在病理状态下，可反映出疾病的不同性质，在一定程度上还可以反映不同脏腑的疾病。

泽就是光泽，指面部明亮度的变化，是脏腑精华外荣的表现，属气、属阳。主要反映脏腑精气的盛衰，对判断病情的轻重和预后有重要意义。凡面色荣润光泽者，为气血旺盛，脏腑精气未衰，属无病或病轻；凡面色晦暗枯槁者，为气血衰败，脏腑精气虚竭，属病重。

望色的关键在于面部色泽是否光泽荣润，常色是否分明，病色是否明显，五脏在面部对应部位色泽是否正常。

（1）面部分脏腑

面部的不同部位分属于不同的脏腑，是面部望诊的基础。根据五行学说和藏象理论，将色与面的分部结合起来，更有助于辨明病性和病位。

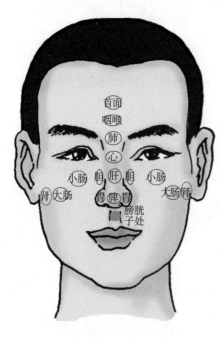

《灵枢·五色》把面部分为：鼻即明堂，眉间即阙，额即庭（颜），颊侧即藩，耳门即蔽。面的分部和五脏对应的关系：庭——首面；阙上——咽喉；阙中（印堂）——肺；阙下（下极、山根）——心；下极之下（年寿）——肝；肝部左右——胆；肝下（准头）——脾；方上（脾两旁）——胃；中央（颧下）——大肠；挟大肠——肾；明堂（鼻端）以上——小肠；明堂以下——膀胱子处。

另外，《素问·刺热论》中面部和五脏的对应关系为：左颊——肝；右颊——肺；额——心；颏——肾；鼻——脾。

以上两种面部分候脏腑的方法可作为临床诊病的参考，应用时仍以观察病人面部整体色泽变化为主，分部色诊为辅。

（2）五色须辨明

中国人的面部常色是红黄隐隐，明润含蓄。明润，即面部皮肤光明润泽，显示人体精充神旺，气血津液充足，脏腑功能正常。含蓄，即面色隐含于皮肤之内，而不特别显露，是胃气充足，精气内含而不外泄的表现。

病色即疾病状态下面部色泽的异常变化。病色的特征是色泽晦暗枯槁或暴露，或某色独见而失红润，常反映机体脏腑功能失常，或气血阴阳失调，或精气外泄，或邪气内阻等病理变化。常见病色有青色、赤色、黄色、白色和黑色5种，分别见于不同的病证。

面青多由寒凝气滞，或瘀血内阻，或痛则不通，或肝风内动，筋脉拘急，使局部脉络运行瘀阻所致。面见赤色，多因气血得热而行，热盛则面部络脉充盈，血色上荣，亦可见于虚阳上越的病人。面色发黄，多由脾气不足，机体失养或水湿内停，浸溢肌肤所致。面色发白为气血不荣之候，多为阳气虚衰，气血运行迟滞，或耗气失血，气血不充，或寒凝血涩，经脉收缩，气血不能上充于面部脉络所致。面色发黑，多因肾阳虚衰，水饮不化，阴寒内盛，血失温养，经脉拘急，气血不畅所致。

3. 淡红薄白好舌象

望舌，又称舌诊，即观察病人舌质和舌苔的变化以诊察病情的方法，是中医特色诊法之一。

舌为心之苗窍，为脾之外候，舌苔为胃气上承所成，故舌与心和脾胃的关系最为密切。同时，五脏六腑都直接或间接地通过经络、经筋与舌联络。可见，脏腑的精气上荣于舌，脏腑的病变也必然反映于舌。

脏腑在舌面上的分部有两种说法：一是以胃经划分，舌尖属上脘，舌中属中脘，舌根属下脘；二是以五脏划分，舌尖属心肺，舌边属肝胆，中心属脾胃，舌根属肾。临床上应与舌质、舌苔合参，不应过于拘泥。

望舌时一般要求病人取坐位或仰卧位，尽量张口，自然舒展地将舌伸出口外，充分暴露舌体。若过分用力，时间过久，舌体紧张、卷曲，都会影响舌体血液循环而引起舌色或干湿度发生改变。

观察舌象时，一般先观舌质，后察舌苔；可先看舌尖，再看舌中、舌侧，最后看舌根部。

观舌质主要观察舌体的色泽、形质、动态等情况；察舌苔主要观察苔的色泽、厚薄、腐腻、润燥、剥落等情况。

望舌，应以充足而柔和的自然光线为好，要注意灯光对舌色的影响。因饮食、药品使舌苔颜色发生的变化称为染苔。

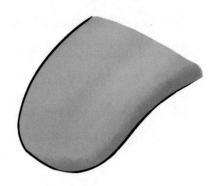

望舌的关键在于观察病人舌质和舌苔的变化。正常舌象可简述为"淡红舌，薄白苔"。其特征是舌体柔软，运动灵活自如，颜色淡红而红活鲜明；大小适中，无异常形态；舌苔色白，颗粒均匀，薄薄地铺于舌面，揩之不去，其下有根，干湿适中。

若出现舌质和舌苔发生明显异常变化，都是相应疾病的征兆。如：红绛舌、青紫舌、裂纹舌、齿痕舌；舌体痿软、强硬、㖞斜；舌苔过厚、过燥，过于腐腻；苔色不对，等等。详述如下。

（1）疾病舌色

疾病舌色主要有淡白色、红绛色、青紫色。其中，淡白舌，主虚证、寒证或气血两虚。红绛舌主热证。青紫舌主寒凝阳郁或瘀血。

（2）疾病舌形

疾病舌形，是指舌体的形状，包括老嫩、胖瘦、肿胀、点刺、裂纹等。

老舌是指舌质纹理粗糙，形色坚敛苍老；嫩舌是指舌质纹理细腻，形色浮胖娇嫩。老舌和嫩舌是疾病虚实的标志之一。舌质坚敛苍老，多见于实证；舌质浮胖娇嫩，多见于虚证。

舌体较正常舌为大，伸舌满口，称为胖大舌。舌体瘦小而薄，称为瘦薄舌。胖大舌多因水湿痰饮阻滞所致。瘦薄舌主气血两虚和阴虚火旺。

舌体肿大，盈口满嘴，甚则不能闭口，不能缩回，称肿胀舌。舌色鲜红而肿胀，甚至伴有疼痛者，多因心脾有热，血络热盛而气血上壅所致；舌紫而肿胀者，多因素善饮酒，又病温热，邪热夹酒毒上壅；舌肿胀而青紫晦暗，是因中毒而致血液凝滞。

点是指鼓起于舌面的红色、白色或黑色星点；刺是指芒刺，即舌面上的软刺及颗粒，不仅增大，并逐渐形成尖峰，高起如刺，摸之棘手。点、刺多见于舌的边尖部分。若舌面上出现大小不等、形状不一的青紫色或紫黑色斑点，并不突出舌面，称为瘀斑。无论是红点、黑点还是白点，皆因热毒炽盛，深入血分之故。舌生芒刺，是热邪内结所致。

舌面上有数量不等、深浅不一、形态各异的裂沟，称裂纹舌。多因阴血亏损，不能荣润舌面所致。

舌体边缘见牙齿的痕迹，称为齿痕舌或齿印舌。齿痕舌多因舌体胖大而受齿缘压迫所致，故常与胖大舌同见，多主脾虚和湿盛。

将舌尖翘起，舌底络脉隐约可见，舌系带两侧当金津、玉液穴处，隐隐可见两条较粗的青紫色脉络，此为气滞血瘀所致。

（3）疾病舌态

舌态是指舌体的动态，常见的病理舌态有舌体痿软、强硬、震颤、㖞斜、吐弄和短缩等异常变化。

舌体软弱，无力屈伸，痿废不灵，称为"痿软舌"。多由气血两虚，阴液亏损，筋脉失养所致。

舌体板硬强直，运动不灵，以致语言謇涩，称为"舌强"。其主病是热入心包，高热伤津，痰浊内阻，为中风或中风先兆。

舌体震颤抖动，不能自主者，称为"颤动舌"。可见于气血两虚，亡阳伤津，筋脉失于温养濡润，或为热极伤津而动风。

伸舌时舌体偏于一侧，称为"㖞斜舌"。多因风邪中络或风痰阻络所致。病在左而偏向右，病在右而偏向左，主中风或中风先兆。

舌伸出口外，不立即回缩者，称为"吐舌"；舌微露出口，立即收回，或舐口唇上下左右，掉动不停，称为"弄舌"。吐弄舌皆因心脾二经有热所致。吐舌多见于疫毒攻心或正气已绝，往往全舌色紫。弄舌多见于动风先兆，或小儿智能发育不全。

舌体紧缩不能伸长称为"短缩舌"。舌体短缩，无论虚实，皆属危重证候。

舌伸长于口外，内收困难，或不能收缩者，称为"舌纵"。若舌色深红，舌体胀满，舌强而干者，为实热内盛，痰火扰心。若舌体痿软，麻木不仁，是气血两虚之征。凡伸不能缩，舌干枯无苔者，多属危重。

（4）疾病舌苔

病苔有苔质、苔色等异常变化，主要反映病位深浅、疾病性质、津液存亡、病邪进退和胃气有无。

①疾病苔质

疾病苔质，即舌苔的形质，主要有厚薄、润燥、腐腻、偏全、剥落、消长及真假等。

透过舌苔能隐隐见到舌体的为"薄苔"，不能见到舌体则为"厚苔"。薄苔属正常舌苔，若有病见之，亦属疾病较轻浅，正气未伤，邪气不盛，故薄苔主外感表证，或内伤轻病。厚苔是胃气夹湿浊邪气熏蒸所致。

舌面润泽，干湿适中是正常舌象。若水分过多，扪之湿而滑利，甚者伸舌流涎欲滴，此为"滑苔"；望之干燥，扪之无津，此为"燥苔"。舌面润泽说明津液未伤；滑苔则为寒、为湿，临床常见于阳虚而痰饮水湿内停者；燥苔是由于阴液亏耗，或因阳虚气化不行而津不上承等所致。

苔质颗粒疏松，粗大而厚，形如豆腐渣堆积舌面，揩之可去，称为"腐苔"；苔质颗粒细腻致密，揩之不去，刮之不脱，似油脂遍布舌面，称为"腻苔"。腐苔多为阳热有余，蒸腾胃中腐浊邪气上升而成，多见于食积痰浊为患。腻苔多是湿浊内蕴，阳气被遏所致，主湿浊、痰饮、食积、湿热、顽痰等。总之，腐苔为阳热有余，腻苔属阳气被遏。

舌苔布满全舌称为"全"；舌苔半布，偏于某一局部，称为"偏"。全苔为邪气散漫之征。偏苔多提示邪气停于某一脏腑，如舌中部有苔多见于胃肠积滞。

若舌苔剥落不全，剥脱处光滑无苔，余处残存斑驳舌苔，界限明显，称为"花剥苔"；若不规则地大片脱落，边缘突起，界限清楚，形似地图，部位时时转移，又称"地图舌"，两者均由胃之气阴两伤所致。舌苔全部剥落，以致舌面光洁如镜，称为"光剥苔"，又称镜面舌，为胃阴枯竭，胃气大伤。若剥脱处并不光滑，似有新苔者称"类剥苔"，主久病气血不续。

凡舌苔坚敛着实，紧贴舌面，刮之难去，像从舌体长出来的，称为"有根苔"，此属真苔。若苔不着实，似浮涂舌上，刮之即去，不像是从舌上生出来的，称为"无根苔"，即是假苔。凡病之初期、中期，有根苔较无根苔病情深重；后期则有根苔较无根苔预后为佳，因为胃气尚存。

②疾病苔色

主病的苔色主要有白、黄、灰、黑四种。其中，白苔主表证、寒证；黄苔主里证、热证；灰苔呈浅黑色；黑苔较灰苔色深，多由灰苔或焦黄苔发展而来，主里证，常见于里热证，也见于寒湿证。

一般情况下，舌质与舌苔的变化是一致的，其主病往往是两者的综合。有时舌质与舌苔的主病虽不一致，但实际上也是二者的综合。如红绛舌而兼白滑腻苔者，在外感病，属营分有热，气分有湿；在内伤病，多是阴虚火旺而又有痰浊食积。这些都需要结合临床实际，具体分析，灵活权变。

4.全面观察助望诊

除了望神、望面部气色、望舌之外，通过观察身体其他部位以及一些分泌物、排泄物的情况，也能获取很多信息，推察全身疾病的情况，从而帮助诊断疾病，此处就不一一例举了。

❀ 二、闻而知之谓之圣

闻诊是通过听声音和嗅气味来诊断疾病的方法。主要包括听病人的呼吸、语言、咳嗽、呕吐、呃逆、肠鸣等各种声响；嗅病体发出的异常气味及病室的气味。

1. 听声辨疾苦

健康人的声音，虽有个体差异，但发声自然、音调和畅，此为正常声音的共同特点，是气机调畅的表现。反之则为疾病的征兆，如语声重浊、嘶哑、呻吟，语声低微，呼吸气喘等。

中医学将声音按照高低清浊分为角、徵、宫、商、羽五音与呼、笑、歌、哭、呻五声，分别与肝、心、脾、肺、肾相对应。在正常情况下，反映了人们情志的变化；在病理情况下，则分别反映了五脏的病变。

（1）语声

语声重浊，称为声重。临床常伴见鼻塞、流涕或咳嗽、痰多等症。多因外感风寒、风热或湿浊阻滞，肺气不宣，肺窍不通所致。

语声嘶哑者，称为音哑；语而无声者，称为失音。音哑较轻，失音较重。新病音哑或失音，属实证，多是外感风寒或风热，肺气不宣，清肃失职，正所谓"金实不鸣"。久病音哑或失音，多属虚证，常是精气内伤，声音难出，即所谓"金破不鸣"。

呻吟，指因病痛难忍所发出的痛苦哼哼声，多为自有痛楚或胀满。呻吟声高亢有力，多为实证；久病而呻吟低微无力，多为虚证。

惊呼，指突然发出的惊叫声，多为剧痛或惊恐所致。小儿阵发惊呼，多是惊风。成人发出惊呼，除惊恐外，多属剧痛或精神失常。

（2）语言

言为心声，言语是神明活动的一种表现。语言异常主要反映心神的病变。一般来说，沉默寡言，语声低微，时断时续者，多属虚证、寒证；烦躁多言，语声高亢有力者，多属实证、热证。

（3）呼吸

患者呼吸之声如常，是形病而气未病；呼吸异常，是形气俱病。呼吸气粗，疾出疾入者，多属实证、热证，常见于外感病。呼吸气微，徐出徐入者，多属寒证、虚证，常见于内伤杂病。病态呼吸包括喘、哮、短气、少气等。

（4）咳嗽

咳嗽多见于肺脏疾病，与其他脏腑病变也有密切关系。《素问·咳论》曰："五脏六腑皆令人咳，非独肺也。"

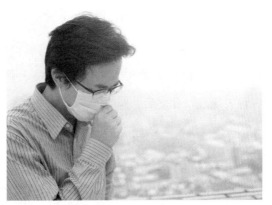

咳声紧闷，多属寒湿。咳声清亮者，多属燥热。

咳声不扬，痰稠色黄，不易咳出，咽喉干痛，鼻出热气，属于肺热。咳气不畅，多是肺气不宣。咳声阵发，发则连声不绝，甚则呕恶咳血，终时作"鹭鸶叫声"，名曰"顿咳"，也叫"百日咳"。常见于小儿，属肺实，多由风邪与伏痰搏结，郁而化热，阻遏气道所致。

咳声如犬吠，干咳阵作，伴有语声嘶哑，吸气困难，并见咽喉处黏膜红肿，有灰白色伪膜形成，不易剥去，见于白喉，为肺肾阴虚，疫毒内传，里热炽盛，火毒攻喉所致，小儿病人居多。

咳声低微，咳出白沫，兼有气促，属于肺虚。夜间咳甚者，多为肾气亏虚；天亮咳甚者，为脾虚所致，或寒湿郁积大肠。

（5）呕吐

呕吐有呕、干呕、吐三种不同情况。呕指有声有物；干呕指有声无物，又称"哕"；吐指有物无声。三者皆为胃气失于和降所致。临床可根据呕吐的声音、吐势缓急、呕吐物的性状及气味、兼见症状来判断病证的寒热虚实。

吐势徐缓，声音微弱，吐物清稀者，多属虚寒证。

吐势较猛，声音壮厉，吐物呈黏痰黄水，或酸或苦，多属实热证。重者热扰神明，呕吐呈喷射状。

（6）呃逆

此属胃气上逆，从咽部冲出，发出一种不由自主的冲击声。可据呃声之长短、高低和间歇时间不同，以察疾病之寒热虚实。

（7）嗳气

古名"噫气"，是气从胃中向上，出于咽喉而发出的声音，也是胃气上逆的一种表现。饮食之后，偶有嗳气，并非病态，但若过度嗳气或者气味难闻，则须注意。

（8）太息

此为情志病之声。情绪抑郁时，因胸闷不畅，引一声长吁或短叹后，则自觉舒适。多由心有不平或性有所逆，愁闷之时而发出，为肝气郁结之象。

（9）喷嚏

喷嚏是由肺气上冲于鼻而作，外感风寒多见此症。外邪郁表日久不愈，忽有喷嚏者，为病愈之佳兆。

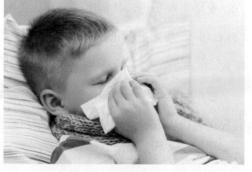

（10）肠鸣

肠鸣是腹中辘辘作响，据部位、声音可辨病位和病性。如腹中肠鸣如雷，脘腹痞满，大便溏泄，则属风、寒、湿邪盛；寒甚则脘腹疼痛，肢厥吐逆。

2. 嗅味知病情

嗅气味，是指通过嗅觉辨别与疾病有关的气味，包括病室、病体、分泌物、排泄物等异常气味。

正常人的口气、汗味、鼻气、身体没有浓重或特殊的臭味。若能闻到浓重或特殊的臭味，则提示某种病变。如有口臭，多属消化不良；小便黄赤浊臭，多是湿热；烂苹果样气味，多见于消渴病人。

瘟疫病开始即有臭气触人，轻则盈于床帐，重者充满一室。病室有腐臭或尸臭气味，提示脏腑腐败，病属危重。病室有血腥味，病人多患失血证。尿臊味，多见于水肿病晚期病人。

三、问而知之谓之工

问诊，是指医生通过对病人或陪诊者进行有目的的询问，了解疾病的起始、发展及治疗经过、现在症状和其他与疾病有关的情况，以诊察疾病的方法。

问诊在四诊中占有重要地位。与疾病相关的众多情况，如病因、病变过程、诊疗经过和自觉症状、思想动态及既往患病情况、生活习惯与饮食嗜好、情绪状态等方面，只有通过详细询问才可获得。所以，历代医家都比较重视问诊环节。如《素问·三部九候论》曰："必审问其所始病，与今之所方病，而后各切循其脉。"

临床中要运用好问诊，除必须掌握问诊内容，具有较坚实的理论基础和较丰富的临床经验之外，还应注意选择较安静适宜、无干扰的环境进行，语言交流尽量要通俗易懂。此外，对危急病人应扼要地询问，不必面面俱到。

问诊主要是问患者的一般情况和现在的主要症状，其中问现在症状是重点。

1. 先问一般情况

包括：病人的一般情况、主诉、现病史、既往史、个人生活史、家族史。

2. 重点问现在症状

问现在症状，指询问病人就诊时感到的病痛及与病情相关的全身情况，是问诊的重点内容。

问寒热：询问病人有无怕冷或发热的感觉。这是辨别病邪性质和机体阴阳盛衰的重要依据。

问汗：询问出汗情况，可帮助分析病邪的性质和机体的阴阳盛衰。

问疼痛：疼痛暴急剧烈、拒按，多属实证。疼痛势缓、隐隐作痛、喜按，多属虚证。疼痛得热痛减，多属寒证。疼痛而喜凉者，多属热证。

问耳目：询问病人耳、目的情况，可以了解肝、胆、三焦、肾和其他脏腑的病变。

问头身胸腹：除疼痛外，头身胸腹还有头晕、胸闷、心悸、胁胀、身重、麻木等临床常见症，对疾病的诊治有一定意义。

问睡眠：询问睡眠情况，可帮助了解机体阴阳的盛衰。

问饮食及口味：可了解体内津液的盈亏及输布情况，以及脾胃等有关脏腑的虚实。

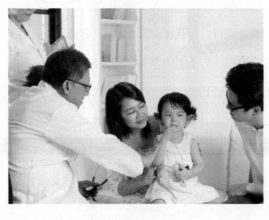

问二便：大便与脾胃、肠道关系密切，小便与膀胱、肾关系密切。

问妇人经带：妇女有月经、带下、产育等生理病理特点，不仅与妇科疾病关系密切，一般疾病亦可引起上述方面的异常改变。

问小儿：除问一般内容外，还要结合小儿的特点，着重询问出生前后情况，以了解小儿的先天情况；询问预防接种、传染病史，以了解小儿的免疫能力；询问小儿发病原因及家族遗传病史。

四、切而知之谓之巧

切诊是医生用手在病人体表的特定部位进行触、摸、按、压，以获取病情、诊察疾病的一种方法。切诊分脉诊和按诊，其中脉诊是触按受诊者的脉搏，按诊则是对病人的肌肤、手足、胸腹、腧穴进行触压，两者均为中医诊病的重要手段。

1.脉诊

脉诊是医生用手指切按病人的特定浅表动脉，根据脉动应指的形象，以了解健康或病情，辨别病证的一种独特的诊察方法。

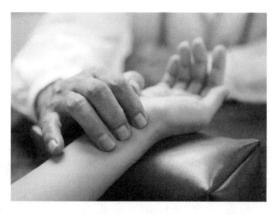

脉象不同于脉搏。脉搏的形成，是由于心脏搏动将血液推向脉管，脉管扩张和回复所产生的搏动。脉象是脉动应指的形象，由脉搏所显示的部位、速率、形态、强度和节律等组成，通过医生手指触觉所感知分辨。

脉诊的基本原理，主要在于脉象是各脏腑功能活动相互协调下的综合反应，故脉象能反映脏腑病位及精气神的整体状况。

（1）脉诊的意义

其一，判断病位、寒热与邪正盛衰。如脉浮病位多在表，脉沉病位多在里。迟脉多主寒证，数脉多主热证。脉虚弱无力是虚证，脉实而有力是实证。其二，推断疾病的进退预后。如外感热病，热势渐退，脉象出现缓和，是病退之候；若脉急数，烦躁，则为病进之征。

（2）切脉部位

常用诊脉部位有人迎、寸口、趺阳三脉，分别对应人的颈动脉、桡动脉、足背胫前动脉。其中最常用的是寸口脉，寸口分寸、关、尺三部，以腕后高骨（桡骨茎突）内侧为关部，关前为寸，关后为尺，两手共六部脉。

（3）切脉方法

时间以清晨为佳，环境安静，呼吸自然均匀。受诊者取正坐位或仰卧位，平臂腕直，手心向上。食指、中指、无名指分别按在病人寸口脉的寸、关、尺三部。

（4）正常脉象

健康人的脉象称为正常脉象，又称平脉、常脉。脉位不浮不沉，中取即得。脉数一息四五至（60～90次/分钟），均匀无歇止。脉形不大不小，不滑不涩。脉势从容和缓，应指有力。

不过，正常脉象也会因为一些因素而产生适当的变异。

如因季节而异，有春弦、夏洪、秋浮、冬沉之说。

因地理而异，则南方气候温暖，空气湿润，人体肌腠缓疏，故脉多不实；北方空气干燥，气候偏寒，人体肌腠紧缩，故脉多沉实。

另外，小儿脉偏快，青壮年脉有力，老年人脉多无力。女子脉偏濡弱略快，男子脉偏沉实有力。身高者脉长，身矮者脉短。瘦者肌肉薄则脉常浮，胖者皮下脂肪厚则脉常沉。

此外，尚有因桡动脉异位，脉不见于寸口而从尺部斜向合谷穴者，称为"斜飞脉"，或脉出现在寸口背部的称为"反关脉"，均不作病脉论。

（5）常见病脉

凡脉象异于平脉和正常变异之脉，均属病理脉象，简称病脉。病脉的分类方法甚多，西晋·王叔和在《脉经》中提出24种，明·李时珍在《濒湖脉学》中分27种，明·张介宾在《景岳全书》中分正脉16部，明·李中梓在《诊家正眼》中分28种，清·张璐在《诊宗三昧》中提出32种。现将常见28种病脉列表如下。

二十八脉的分类比较

分类	脉名	脉象	主病
浮类脉	浮	轻取即得，重按稍减	主表证，也主虚证
	散	浮大无根，至数不齐	主元气离散，脏气衰竭
	芤	浮大中空，如按葱管	主失血、伤阴
	革	浮弦中空，如按鼓皮	主亡血、失精、小产、崩漏
沉类脉	沉	轻取不应，重按始得	主里证
	伏	重按推筋着骨始得	主邪闭、厥证、痛极
	牢	沉取实大弦长	主阴寒内盛诸证
数类脉	数	一息五至以上，不足七至	主热证，也主虚证
	疾	脉来急疾，一息七八至	主阳热极盛，也主阴竭、元气将脱
	动	脉短如豆，滑数有力	主痛、惊
	促	数而时止，止无定数	主阳热亢盛，也主虚证、脱证
迟类脉	迟	一息不足四至	主寒证
	缓	一息四至，脉来怠缓	主湿证，主脾胃气虚，亦见于常人
	结	缓而时止，止无定数	主寒、痰、瘀血、癥瘕积聚，主虚证
	代	迟而一止，止有定数，良久方来	主脏气衰微，跌打损伤，痛证、惊风
虚类脉	虚	三部脉举按无力，重按空虚	主虚证，多为气血亏虚
	濡	浮细而软	主虚证、湿证
	细	脉细如线，应指明显	主诸虚劳损，又主湿证
	弱	沉细而软	主虚证，气血不足
	微	极细极软，按之欲绝，若有若无	主阳气衰微，气血大虚
	涩	往来艰涩如轻刀刮竹	主伤精、血少、气滞、血瘀
	短	首尾俱短，不及本位	有力为气郁，无力为气损
实类脉	实	三部脉举按有力	主实证
	滑	往来流利，应指圆滑如按滚珠	主痰饮，食积，实热
	洪	脉体大而有力，来盛去衰，如波涛汹涌	主热盛
	弦	端直以长，如按琴弦	主肝胆病、痛证、痰饮
	紧	劲急有力，如牵绳转索	主寒、痛、宿食
	长	首尾端直，超过本位	主阳气有余，实热之证

两种以上的单一特征脉（如浮、沉、迟、数）同时出现，称相兼脉，亦称复合脉。如浮数为二合脉，弦滑数为三合脉，浮数滑实为四合脉。上面介绍的28种脉象中，有些脉本身就是复合脉，如濡脉是由浮、细脉合成；弱脉是由细、沉、虚三脉合成。凡是性质相反的脉不能相兼，如迟与数、洪与细、滑与涩等。

相兼脉的主病，多为组成该相兼脉的各单脉主病的综合。如浮为表，数为热，故浮数脉主表热证；沉为里，迟为寒，故沉迟脉主里寒证。

2. 按诊

按诊是对病人的肌肤、手足、脘腹及腧穴等部位施行触、摸、按、压、叩 5 种手法，以测知病变的一种诊断方法。按诊是切诊的一部分，能在望、闻、问的基础上进

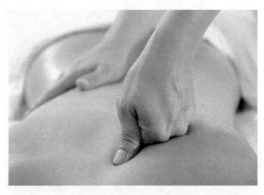

一步探明病变的部位、性质和程度，特别是对脘腹部疾病的诊断有更为重要的作用，是四诊中不可忽视的一种方法。

在临床上 5 种手法是综合运用的，常是先触摸，后按压，由轻及重，由浅至深，以了解病变情况。

（1）按肌肤

按肌肤可探明全身肌表的寒热、润燥及肿胀等情况。

一般认为肌肤热者，多属热证；肌肤寒凉者，多属寒证。如皮肤滋润者，多属津液未伤；湿润者，身已汗出。若皮肤干燥，则为汗尚未出或阴津不足；干瘪者，多属津液耗伤较重。皮肤甲错，摸之棘手者，多见于伤阴或内有瘀血，肌肤失荣。凡按之凹陷没指，举手不能即起者，是水肿；按之凹陷，举手即起者，是气肿。

（2）按手足

通过观察手足寒热，辨阴阳盛衰及病邪所属。

疾病初起，手足俱冷者，是阴寒盛；久病或体弱者，手足常冷不温，是阳虚有寒。壮热者，手足俱热，多属阳热炽盛的病证；若见胸腹灼热而四肢厥冷，则属热深厥深的热厥证，是阳热壅结于内郁而不达所致。

（3）按脘腹

通过手指对脘腹部的触摸按压，可以了解局部的冷热、软硬、胀满、肿块及压痛等情况，有助于辨别脏腑虚实、病邪性质和有无积聚癥瘕。

凡腹痛，喜按者属虚，拒按者属实。

用手分置腹之两侧，一手轻叩腹壁，如贴于对侧腹壁的手掌有波动感，表示腹中有积水，为水肿；若无凹痕，无波动感，叩之如鼓者，为气胀。

按之坚硬，推之不移，痛有定处者，为积、为癥，多属血瘀；按之无形，聚散不定，痛无定处者，为聚、为瘕，多属气滞。

小儿脐周疼痛，时作时止，按之硬块且有移动感，多是蛔虫聚集成块的征象。

（4）按腧穴

当内脏有病变时，在体表相应的腧穴部位可出现较明显的压痛点、敏感反应点，或可摸到结节状、条索状物，均可作为内脏病变的辅助诊断。例如，肺病可在肺俞穴摸到结节，或在中府穴有压痛；肝病在肝俞穴和期门穴有压痛；胃病在胃俞穴和足三里穴有压痛；肠痈除右下腹压痛外，在小腿上的阑尾穴也有压痛。

辨证论治

扫一扫　看视频

辨证是指依据中医学理论，将四诊所收集的各种症状、体征等临床资料，进行分析综合，对疾病当前本质做出判断，从而概括为某种证的诊断过程。主

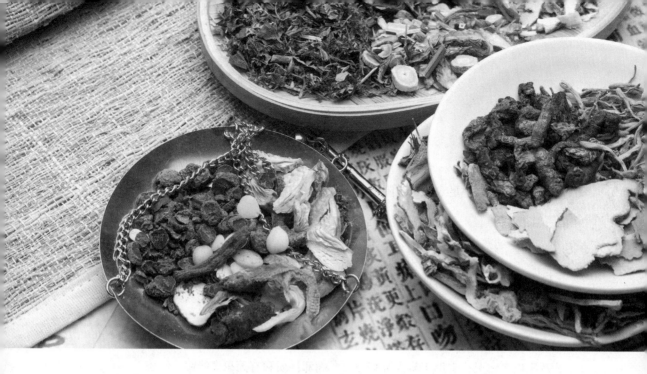

要有八纲辨证、气血津液辨证、脏腑辨证、六经辨证、卫气营血辨证、三焦辨证等辨证方法。八纲辨证是各种辨证的纲领，适用于临床各种疾病的辨证；气血津液辨证、脏腑辨证主要应用于内伤杂病的辨证；六经辨证、卫气营血辨证、三焦辨证等辨证方法主要适于外感病的辨证。

1. 八纲辨证

八纲，即表、里、寒、热、虚、实、阴、阳八个纲领。八纲辨证是从各种辨证方法个性中概括出来的共性，是各种辨证的纲领。八纲辨证的各证是相互联系，而又不可分割的。疾病的变化往往不是单纯的，常常表里、寒热、虚实交织在一起，还可以出现相互转化。

（1）表里辨证

表里辨证是辨别病邪侵犯人体的部位及病势浅深的两个纲领性证候，主要用于外感病的辨证。表证病轻而浅，里证病深而重。

表证以头身疼痛、鼻塞或喷嚏等为常见症状，脉象多浮；里证以咳喘、心悸、腹痛、呕泻等为常见症状，多以沉脉或其他脉象为主。

辨别表证与里证，主要审察其寒热表现、内脏证候是否突出、舌脉的变化。在外感病中，发热恶寒同时并见者属表证，但寒不热或但热不寒或无明显寒热者属里证。表证以头身疼痛、鼻塞或喷嚏等为常见症状，内脏证候不明显；里证内脏证候突出，如咳喘、心悸、腹痛、呕泻等，鼻塞、头身痛等非其常见症状。表证的舌象少有变化，里证的舌象多有变化；表证脉象多浮脉，里证脉象多以沉脉或其他脉象等为主。此外，辨表里证还应参考起病缓急、病情轻重、病程长短等。

（2）寒热辨证

寒热辨证是辨别疾病性质的两个纲领性证候，寒证与热证用来概括阴邪与阳邪致病及机体的阴阳盛衰，所谓"阳胜则热""阴胜则寒"及"阴虚则热""阳虚则寒"。

恶寒或畏寒喜暖、口不渴、面色白、四肢逆冷、大便稀溏、小便清长、舌淡苔白滑、脉迟或紧，多属寒证；恶热喜凉、渴喜冷饮、面色红赤、四肢灼热、大便干结、尿少色黄、舌红苔黄或少苔、脉数，多属热证。

辨别寒证与热证，应对疾病的全部表现进行综合观察，尤其是寒热的喜恶、口渴与否、面色的赤白、四肢的温凉、二便、舌象、脉象等。若病人恶寒或畏寒喜暖、口不渴、面色白、四肢逆冷、大便稀溏、小便清长、舌淡苔白滑、脉迟或紧，则属寒证；若病人恶热喜凉、渴喜冷饮、面色红赤、四肢灼热、大便干结、尿少色黄、舌红苔黄或少苔、脉数，则属热证。

（3）虚实辨证

虚实辨证是概括正气强弱和邪气盛衰的两个纲领性证候，主要反映病变过程中正气的强弱与邪气的盛衰。

形体虚弱、精神萎靡不振、声低息微、痛处喜按、舌淡嫩无苔或少苔、脉虚弱无力者，多属虚证；形体壮实、精神亢奋、声高息粗、痛处拒按、舌质苍老、舌苔厚腻、脉实有力者，多属实证。

同样的症状，可能是虚证，也可能是实证，如腹痛、腹胀、便秘等在虚证和实证中均可出现，因此，必须依据四诊资料进行全面分析。若病人形体虚弱、精神萎靡不振、声低息微、痛处喜按、舌淡嫩无苔或少苔、脉虚弱无力者，属虚证。腹痛多为隐痛，腹胀多喜按。若病人形体壮实、精神亢奋、声高息粗、痛处拒按、舌质苍老、舌苔厚腻、脉实有力者，属实证。腹痛多较剧烈，腹胀多拒按。

（4）阴阳辨证

阴阳辨证是八纲辨证的总纲，是辨别疾病类别的两个纲领性证候，统领其他六纲证候。里证、寒证、虚证属于阴证范围，表证、热证、实证属于阳证范围。凡疾病的病因、病性、病位、病势等，均可进行阴阳分类，故阴阳辨证又包含相对具体的辨证内容。临床主要有阴虚证、亡阴证、阴盛证、阳虚证、亡阳证、阳盛证，其中阴盛证即实寒证，阳盛证即实热证。

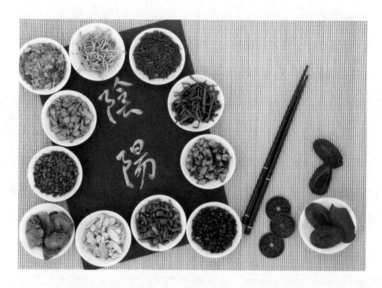

注意：八纲中表里、寒热、虚实和阴阳，各自概括了疾病某一方面的病理本质，但其又是互相联系的，因此，用八纲来分析、判断、归类证候，并不是彼此孤立的，而是相互兼夹、错杂，并随病情发展还可相互转化，甚至在疾病的危重阶段可以出现某些与本质相反的假象。依据八纲证候间的相互关系，可概括归纳为证候相兼、证候错杂、证候真假、证候转化4个方面，临床必须仔细分辨，毫厘之差，即谬以千里。

2. 气血津液辨证

气血津液辨证是根据气血津液的生理病理特点，对四诊所获得的临床资料进行综合分析，判断有无气血津液不足及运行障碍的辨证方法。

（1）气病辨证

常见证候有气虚、气陷、气滞、气逆。其中气虚、气陷属于虚证，气滞、气逆多属于实证。

气虚证指元气不足，脏腑组织功能减退，以气短、乏力、神疲、脉虚为主要表现的虚弱证候。常由先天禀赋不足，或久病、重病、劳累过度，或年老体弱等因素引起。

气陷证指气虚无力升举而下陷，以自觉气坠或脏器下垂为主要表现的虚弱证候。多是气虚证的进一步发展，为气虚证的一种特殊表现形式。

气滞证指人体某一脏腑、某一部位气机阻滞，运行不畅，以胀闷疼痛为主要表现的证候。情志郁结，或病理产物阻滞，或阳气虚弱，温运无力，均能导致气机阻滞。

气逆证指气机升降失常，逆而向上，以咳嗽喘促、呃逆呕吐、头晕目眩等为主要表现的证候。常由感受外邪或痰浊、食积阻塞，或情志不遂所引起。气逆是在气滞基础上的进一步发展，是气滞的一种特殊表现形式，常见肺气上逆、胃气上逆及肝气升发太过。

（2）血病辨证

常见证候有血虚、血瘀、血热、血寒。其中血虚属虚证，血瘀、血热、血寒属实证。

血虚证指由于血液亏虚，脏腑、经络、组织失养，以面、睑、唇、舌淡白，脉细为主要表现的虚弱证候。常由久病、重病，或思虑过度，暗耗阴血；或先后天失调，生成不足；或瘀血不去，新血不生所致。

血瘀证指血液运行迟缓，甚则瘀血内阻，致血行不畅，以固定刺痛、肿块、出血色紫暗为主要表现的证候。常由外伤等瘀血不消，阻碍血行；或因寒邪、热邪、气滞、气虚、痰浊等影响血液正常运行所致。

血热证指火热内炽，侵迫血分，以身热口渴、斑疹吐衄、烦躁谵语、舌绛、脉数等为主要表现的实热证候。本证多因外感热邪，或邪郁化热，或过食辛辣嗜酒，或情志过极化等因素引起。

血寒证指寒邪客于血脉，凝滞气机，血行不畅，以患处冷痛拘急，畏寒，唇舌青紫，妇女月经后期、经色紫暗夹有血块等为主要表现的实寒证候。常由外感寒邪伤及血脉所引起。

（3）气血同病辨证

气为血帅，血为气母，气与血相互为用，病理上相互影响，即气血同病。临床上主要有气滞血瘀证、气虚血瘀证、气血两虚证、气不摄血证、气随血脱证。

气滞血瘀证指气机郁滞而致血行瘀阻，或血瘀导致气机阻滞，以气滞及血瘀症状并存为主要表现的证候。

气虚血瘀证指气虚运血无力，血行瘀滞所表现的证候。常由久病体弱、劳倦过度耗气等所引起。

气血两虚证指气虚与血虚同时存在的证候。常由久病不愈，气虚不能生血，或血虚无以化气所引起。

气不摄血证指气虚不能统摄血液而见失血的证候。常由久病体弱，或劳倦过度，气生成不足；或慢性失血，气随血耗，继而气虚不能统摄血液所致。

气随血脱证指大出血时引起气脱的危重证候。多由外伤，或妇女崩漏、分娩等各种出血引起。

（4）津液辨证

津液是人体正常水液的总称，有濡润脏腑、润滑关节、滋润肌肤等作用。其生成与输布代谢主要与脾的运化、肺的通调、肾的气化密切相关。临床常见证候有津液不足证和水湿痰饮证。

津液不足证指体内津液亏少，全身或某些脏腑组织器官失其濡润，以口渴尿少，官窍、皮肤及大便干燥等为主要表现的证候，属内燥证。常由津液生成不足或丢失严重所引起。如脾胃虚弱，

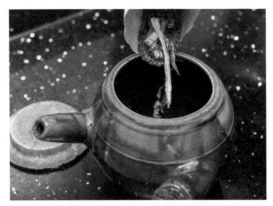

运化无权，致津液生成减少，或大汗、大吐、大下、多尿等致津液丢失、耗伤太过，造成津液不足证。

水肿指体内水液因气化失常而停聚，以头目、四肢、胸腹甚至全身浮肿，小便不利等为主要表现的证候。多因外感六淫、内伤七情等影响肺、脾、肾的输布排泄功能，水液停聚所致。

痰证指水液凝结于脏腑、经络、组织之间，质地稠厚，以咳吐痰多、胸闷、眩晕、体胖等为主要表现的证候。常由外感六淫、内伤七情，导致脏腑功能失调所致。

饮证指水饮停聚于脏腑、组织之间，质地较痰清稀，以咳清稀痰涎、呕吐清水、胸胁胀闷、水声辘辘、苔白滑、脉弦等为主要表现的证候。多因外邪侵袭，或中阳素虚，水液输布障碍，而停聚成饮。

湿证是指体内水液运化失常，以头重如裹、面色晦垢、胸闷脘痞、肢体困重为主要表现的证候。多因湿邪内困脾胃，脾虚运化无力，又湿浊内生，内外湿合而为病；或多种原因，内伤于脾，水液代谢失常，聚湿而为患。

3. 脏腑辨证

脏腑辨证是以脏腑为纲，依据脏腑生理功能及其病理变化特点，对四诊所收集的病情资料进行综合分析，确定病因与病性，并判断疾病所在脏腑部位的

一种辨证方法，主要应用于内伤杂病的辨证，是临床各科疾病的诊断基础。

藏象学说是脏腑辨证的理论依据，因为每一个脏腑都有其各自的生理功能，脏腑之间相互联系，密不可分。当脏腑生理功能失常时，就会形成不同的病证。例如，心的主要生理功能是主血脉和主神志。心的病变，虚证多由久病伤正、禀赋不足、思虑太过等因素，导致心气虚、心阳虚、心血虚等；实证多由火扰、寒凝、气郁、痰阻、瘀血等原因，导致心火亢盛、心脉痹阻等。

（1）心与小肠病辨证

心与小肠互为表里，心火可下移小肠。

心的病变常见证型可概括为虚实两类。虚证多由久病伤正、禀赋不足、思虑太过等因素，导致心气虚、心阳虚、心阳暴脱、心血虚、心阴虚等；实证多由火扰、寒凝、气郁、痰阻、瘀血等原因，导致心火亢盛、心脉痹阻、痰蒙心神及痰火扰神等。小肠的病变主要是小肠实热证。

心病的常见症状有心悸怔忡、心痛、心烦、失眠、多梦、神昏、神志错乱、口舌生疮等。小肠病的常见症状为小便赤涩、灼痛、尿血等。

（2）肺与大肠病辨证

肺与大肠互为表里，病理变化互相影响。

肺的病变常见证型可概括为虚实两类。虚证多因久病咳喘等，导致肺气虚和肺阴虚；实证多因风、寒、燥、热、痰等邪气侵袭于肺所致风寒束肺、风热犯肺、燥邪犯肺、寒痰阻肺、肺热炽盛、痰热壅肺及风水相搏证。大肠病变主要有大肠湿热、肠热腑实、大肠津亏及虫积肠道证。

肺病的常见症状有咳嗽、气喘、咳痰、胸痛、咯血、声音嘶哑、鼻塞流涕和水肿等。大肠病的常见症状有便秘、泄泻等。

（3）脾胃病辨证

脾位于膈下，与胃同属中焦。脾主运化，胃主受纳，脾胃共同完成饮食的消化、吸收与输布。

脾的病变常见证型可概括为虚实两类。脾病虚证有脾气虚、脾阳虚、脾气下陷、脾不统血，脾病实证有湿热蕴脾、寒湿困脾证。胃病证型有胃气虚、胃阴虚、胃阳虚、胃火炽盛、寒留胃肠、饮留胃肠、食滞胃肠、胃肠气滞证。

脾病常见症状有腹胀、腹痛、便溏、浮肿等。胃病常见症状有纳少、胃脘胀或痛、恶心、呕吐、呃逆、嗳气等。

（4）肝胆病辨证

常言道"肝胆相照"，肝胆紧紧依附，生理功能也密切相关。

肝主疏泄功能主要反映在疏通全身气机，促进血液、津液运行，调节胆汁分泌排泄，促进脾胃运化，调畅精神情志，调节女子排卵、月经及男子排精等方面。肝的主藏血功能主要反映在制约肝阳、调节血量及防止出血等方面。肝的病变则围绕肝生理功能失常及相应的胆、经络、形体、官窍等生理方面的异常。胆的生理功能为贮藏及排泄胆汁，胆的病变主要反映为胆汁排泄失常。

肝的病变常见证型可概括为虚实两类，而以实证居多。肝失疏泄，气机失调，则肝郁气滞；郁而化火，则肝火炽盛；气郁化火，灼津为痰，痰火上扰心神，胆气不宁，则胆郁痰扰；寒邪或湿热邪气，侵犯肝胆或肝经，则寒凝肝脉，或肝胆湿热；肝藏血不足，则肝血虚；经筋形体官窍失其滋润濡养，继之肝阴虚；阴虚不能制约肝阳，则肝阳上亢；阳化风动，则肝风内动。

肝病常见症状有胸胁、少腹、乳房胀满或窜痛，颠顶痛，头晕胀痛，视物模糊，情志抑郁，急躁易怒，肢麻震颤，手足抽搐等。胆病常见症状为口苦、黄疸、惊悸、胆怯等。

（5）肾与膀胱病辨证

肾内寓元阴元阳，为脏腑阴阳之根本。膀胱与肾相表里，主要生理功能是贮尿与排尿，但依赖于肾的气化来调节其开阖。

肾主藏精主要反映在摄纳清气，司二便之开阖，男子藏精，女子固胎、带、经等方面。肾内藏先后天之精，精又化生一身之元气，为全身脏腑阴阳之根本，不仅促进生长发育及维持生殖功能，还参与各脏腑水液的代谢调节。肾的病变围绕其生理功能失常及相应的膀胱、经络、形体、官窍等生理方面的异常。膀胱的病变围绕排尿的失常。

肾的常见证型可概括为虚实两类，而以虚证居多。肾失封藏，则为肾气不固证；肾精匮乏，则为肾精不足证；肾内寓元阴元阳不足，则为肾阴虚、肾阳虚证；肾主水之力弱，则为肾虚水泛证；水液久居膀胱，聚湿生热，则为膀胱湿热证。

肾病的常见症状有腰膝酸软、头晕耳鸣、发脱齿松、遗精早泄，或阳痿不育、浮肿、气喘、二便异常等。膀胱病的常见症状有尿频、尿急、尿痛、尿血、尿闭、遗尿，或小便失禁等。

人体各脏腑之间并非孤立的，即脏与脏、脏与腑、腑与腑生理上是一个有机联系的整体，因而发生病理变化时常互相影响。

4.六经辨证

六经辨证是东汉张仲景创立的一种适用于外感病的辨证方法，开创了辨证论治的先河，为后世医家所尊崇。六经辨证以阴阳为总纲，分三阳证和三阴证两类，作为论治的核心。

按疾病的不同性质，可将三阳证分为太阳病证、阳明病证和少阳病证，三阴证为太阴病证、少阴病证和厥阴病证。六经辨证的重点在于说明外感病各阶段的病变部位、病变性质、邪正盛衰和病势趋向及其传变规律。

张仲景画像

通过六经辨证可辨别病变部位在表或在里，在腑或在脏；可判断疾病的性质，如三阳病证多属阳证、热证、实证，三阴病证多属阴证、寒证、虚证；可推测疾病的发展趋势与传变，由表入里为病进病重，由里出表为病退病轻。

（1）太阳病证

太阳病证指外感六淫邪气侵袭体表，邪正交争于表，以恶寒、头项痛、脉浮为主要表现的证候，为外感病的初期阶段。太阳主一身之表，统摄营卫之气，抗御外邪侵袭，循行于项背，为诸经之藩篱。外邪侵犯人体，太阳首先受邪，表现为太阳病证。

（2）阳明病证

阳明病证指外邪内传阳明经，阳热亢盛，胃肠燥热所表现的证候。阳明病证为外感病发展过程中，正邪斗争剧烈的极期阶段。

阳明指手阳明胃经和足阳明大肠经，阳明为多气多血之经，阳气旺盛，邪入阳明最易化燥化热。阳明病以"胃家实"为主要病机，即指胃肠的实热证。

（3）少阳病证

少阳病证指病邪侵犯少阳胆经，枢机不运，经气不利所表现的证候。少阳病证病邪已离太阳之表，又未入阳明之里，故又称为半表半里证。本证以寒热往来、胸胁苦满、口苦、脉弦有力为审证要点。

（4）太阴病证

太阴病证指病邪侵入太阴，导致脾阳虚衰，寒湿内停，运化失司，气机阻滞所表现的证候。太阴主湿，为三阴之屏障，病入三阴，太阴首先受邪，故太阴病为三阴病的初期阶段。太阴病证多因三阳病证失治、误治，损伤脾阳，或因脾阳素虚，寒邪直中太阴所致。

太阴与阳明同居中焦，互为表里，病变可在一定条件下转化。如阳明病因清下太过，损伤脾阳，可使病情向太阴方向转化；太阴病若过用温燥之剂，或寒湿久郁化热，亦可转属阳明，故有"实则阳明，虚则太阴"之说。本证以腹满时痛、下利清谷、四肢欠温、脉缓弱为审证要点。

（5）少阴病证

少阴病证指病邪侵入少阴，损及心肾，阳气虚衰，阴血耗伤，导致全身性阴阳衰惫所表现的证候。少阴病的发生多由本经自感外邪，或由他经病传变而来。如太阳之邪最易陷入少阴，因太阳与少阴互为表里，或太阴病常累及少阴。

少阴为三阴之枢，病变从阴化寒则为少阴寒化证，从阳化热则为少阴热化证。但就伤寒而言，少阴病以寒化证为多见，故少阴病证以脉微细、但欲寐为主要脉症。

（6）厥阴病证

厥阴病证指病邪传入厥阴经，表现为阴阳对峙、寒热交错、厥热胜复、上热下寒等病机特征。厥阴病多由三阳病证误治，或少阴病证不愈累及厥阴，或厥阴直接受邪而发病。

厥阴为三阴之尽，又是阴尽阳生之脏，故病情演变多趋极端，常表现为寒热错杂、厥热胜复、呕吐下利等复杂情况。若阴寒由极盛而转衰，阳气由虚衰而转复，则病情好转；若阴寒盛极，阳气不继而先绝，则病情重笃垂危；若阴寒虽盛，但正气尚能与之抗争，则呈现阴阳对峙、寒热错杂证候。本证以消渴、心中疼热、四肢厥冷的上热下寒症状为审证要点。

六经病证是脏腑、经络病变的反映，由于脏腑、经络之间是相互联系的，所以六经病证可以相互传变。疾病的传变与否，取决于正邪力量的对比、病人的体质，以及治疗是否恰当。临床须灵活应对，不可拘泥书本。

5. 卫气营血辨证

卫气营血辨证是外感温热病的一种辨证方法，是清·叶天士所创立的一种辨证方法，分为卫分证、气分证、营分证、血分证4个阶段，用以说明外感热病病位浅深、病势轻重及其演变规律。温热病邪侵袭人体的传变过程，分为顺传和逆传。

叶天士画像

一般由卫分进入气分，由气分进入营分，由营分再进入血分，病邪逐步深入，病情也逐渐加重，称为顺传。卫分证主表，病在肺与皮毛，病情轻浅；气分证主里，病在胸膈、肺、胃、肠等脏腑，邪正斗争亢盛；营分证是邪热内陷阶段，病在心与心包，病情深重；血分证则邪热已深入心、肝、肾，重在耗血、动血，病情更为严重。

逆传指温热病邪不循卫气营血表里层次的传变，而是由卫分径直入里，即邪入卫分后，不经过气分阶段而直接深入营分、血分。实际上逆传只是顺传规律中的一种特殊类型，其病情更为急剧、重笃。

由于感受温热病邪的轻重之别和机体反应的特殊性，也有不按上述规律传变的。如起病即见气分证或营分证，而无卫分证候表现；或卫分之邪不解，又兼见气分证，而致"卫气同病"；或气分证候尚存，又出现营分或血分的证候，表现为"气营同病"或"气血两燔"，甚至卫、气、营、血俱病的复杂演变过程。

6. 三焦辨证

三焦辨证是清代医家吴瑭创立的一种温热病辨证方法，将外感温热病的证候归纳为上焦病证、中焦病证、下焦病证三个阶段。

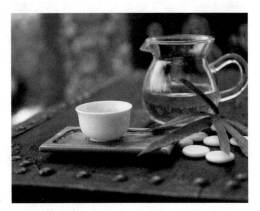

上焦病证主要包括手太阴肺和手厥阴心包的病变，属温病的初期阶段；中焦病证主要包括手阳明大肠、足阳明胃和足太阴脾的病变，属温病的中期阶段；下焦病证主要包括足少阴肾和足厥阴肝的病变，属温病的末期阶段。

温热病邪经由上焦、中焦、下焦自上至下传变，称为顺传。温热病邪由肺卫而传入心包者，称为逆传，病情危重。

由于人是一个有机整体，邪之所感，随处可传，故上焦、中焦、下焦的传变不是截然划分的，有时相互交错。三焦病证亦可由上焦传入下焦，或初起即见中焦病证，还可上焦中焦、中焦下焦或上中下三焦病证同时出现。所以对三焦病势的判断，应综合临床资料全面分析。

治则治法

扫一扫　看视频

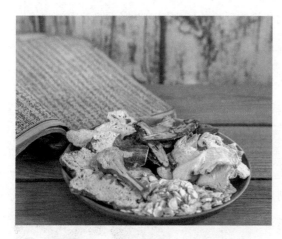

"治病求本"是中医学治疗疾病的指导思想，具体指在治疗疾病时，必须寻找出疾病的根本原因，针对疾病的本质进行治疗。治则，是治疗疾病的基本原则，如扶正祛邪、调整阴阳、三因制宜等。治法是治疗疾病的方法，如汗、吐、下、和、清、温、补、消八法。治疗措施，是在治法指导下对病证进行治疗的具体技术、方式与途径，包括药治、针灸、按摩、导引、熏洗等。

一、治则

1. 正治与反治

在错综复杂的疾病过程中，有疾病本质与临床征象一致者，有疾病本质与临床征象不完全一致者，故有正治与反治的不同。正治与反治，是指所用药物性质的寒热、补泻效用与疾病的本质、现象之间的从逆关系而言，即《素问·至真要大论》所谓"逆者正治，从者反治"。

（1）正治

正治，指采用与证候性质相反的方药进行治疗的治则，由于采用方药或措施的性质与证候的性质相逆，如热证用寒药，故又称"逆治"。

正治适用于疾病的征象与其本质相一致的病证。由于疾病的性质有寒、热、虚、实之别，所以正治法有寒者热之、热者寒之、虚者补之、实者泻之之分。

以热治寒，指用温热方药或具有温热功效的措施而治疗寒性病证的治法。

以寒治热，指用寒凉方药或具有寒凉功效的措施而治疗热性病证的治法。

虚者补之，指用补益方药或具有补益功效的措施而治疗虚性病证的治法。

实则泻之，指用攻伐方药或具有攻伐功效的措施而治疗实性病证的治法。

（2）反治

反治，由于采用的方药性质与病证中假象的性质相同，故又称为"从治"。反治适用于疾病的征象与其本质不完全符合的病证。反治用药虽然是顺从病证的假象，却是与证候本质相反，故仍然是在治病求本思想指导下针对疾病的本质进行的治疗。主要有以热治热、以寒治寒、以塞治塞、以通治通。

以热治热，是指用温热方药或具有温热功效的措施来治疗具有假热征象的治法。适用于真寒假热证，即阴寒内盛，格阳于外，形成里真寒、外假热的病证。

以寒治寒，是指用寒凉方药或具有寒凉功效的措施来治疗具有假寒征象的治法。适用于里热炽盛，阳盛格阴的真热假寒证。

以补开塞，是指用补益、固涩方药或具有补益、固涩功效的措施来治疗具有闭塞不通症状的治法。适用于因体质虚弱，脏腑精气功能减退而出现闭塞症状的真虚假实证。

以通治通，是指用通利方药或具有通利功效的措施来治疗具有通泻症状的治法。适用于因实邪内阻出现通泄症状的真实假虚证。

正治与反治相同之处，都是针对疾病的本质而治，故同属于治病求本。但是，正治与反治有所不同：病变本质与临床表现相符者，采用正治；病变本质与临床表现不完全一致者，则适于用反治。在临床上，大多数疾病的本质与其征象的属性比较一致的，因而正治是最常用的一种治疗法则。

2. 治标和治本

治标和治本，首见于《素问·标本病传论》。标和本的概念是相对的，标本关系常用来概括说明事物的本质与现象、因果关系以及病变过程中矛盾的主次先后关系等。一般而言，人体正气为本，致病邪气为标；病因为本，症状为标；旧病、原发病为本，新病、继发病为标；病在内在下为本，病在外在上为标；

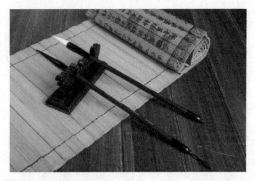

脏腑精气病为本，肌表经络病为标，等等。

针对临床病证中标本主次的不同，采取"急则治标，缓则治本，标本兼治"的法则，可达到治病求本的目的。病势发展缓慢者，当治本；发病急剧者，首先治标；标本俱急或标本俱缓者，标本兼治，灵活运用。

必须指出，所谓"急则治标，缓则治本"，不能绝对化。急的时候也未尝不须治本，如亡阳虚脱时，急用回阳救逆的方法，就是治本；大出血之后，气随血脱时，急用独参汤益气固脱也是治本。不论标本，急者先治是一条根本原则。同时，缓的时候也不是不可治标，虚人感冒者可在补虚基础上用解表药兼治其标。总之，治病求本是治疗的根本原则，急则治标只是一时权宜之计，是为了更好地治本。一旦标病缓解后，仍当治疗其本，以获长久疗效。

3. 扶正与祛邪

扶正，即扶正固本，指用扶持助长机体正气的治则，使正气充足以消除病邪，恢复健康。适用于各种虚证，即所谓"虚则补之"。益气、养血、滋阴、温阳、填精、生津等，以及补养各脏的精气阴阳等，均是扶正治则下确立的具体治疗方法。

祛邪，即祛除邪气，指用祛除病邪的治则，使邪去正复，恢复健康。适用于各种实证，即所谓"实则泻之"。发汗、涌吐、攻下、消导、化痰、活血、散寒、清热、解毒、祛湿等，均是祛邪治则下确立的具体治疗方法。

扶正与祛邪，虽是两种截然不同的治则，一是针对正气不足，一是针对邪气盛实，但在疾病的发生、发展及其变化的过程中，邪正双方的盛衰变化密切相关，因此，扶正与祛邪之间也是相互为用、相辅相成的。扶正，增强了正气，有助于机体抗御和祛除病邪，即所谓"正胜邪自去"；祛邪能排除病邪对机体的侵害与干扰，达到保护正气、恢复健康的目的，即所谓"邪去正自安"。

扶正祛邪要掌握好以下原则：①攻补应用合理，即扶正用于虚证，祛邪用于实证。②辨清先后主次：对虚实错杂证，应根据虚实的主次与缓急，决定扶正祛邪运用的先后与主次。③扶正不留邪，祛邪不伤正。总之，扶正祛邪的应用，应知常达变，灵活运用，根据具体情况而选择不同的用法。

4. 调整阴阳

调整阴阳，指根据机体阴阳盛衰的变化而损其有余或补其不足，使之重归

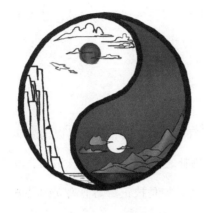

于和谐平衡。从根本上讲，人体患病是阴阳之间协调平衡遭到破坏，出现了偏盛偏衰的结果。故调整阴阳，"以平为期"是中医治疗疾病的根本法则。《素问·至真要大论》说："谨察阴阳所在而调之，以平为期。"

调整阴阳的关键在于"损其有余，补其不足"。损其有余，即"实则泻之"，适用于人体阴阳失调中阴或阳偏盛有余的实证。补其不足，即"虚则补之"，适用于人体阴阳失调中阴阳偏衰的虚证。总之，运用阴阳学说以指导治疗原则的确定，其最终目的在于选择有针对性的调整阴阳之措施，以使阴阳失调的异常情况复归于协调平衡的正常状态。

5. 调和脏腑

人体是以五脏为中心的有机整体，脏与脏、脏与腑、腑与腑之间，生理上相互协调，相互为用，在病机上也相互影响。一脏有病可影响他脏，他脏有病也可影响本脏。因此，调和脏腑就是在治疗脏腑病变时，既要考虑一脏一腑之阴阳气血失调，更要注意从整体入手调和各脏腑之间的关系，使之重新恢复平衡状态，这是调和脏腑的基本原则。

如肝气横逆，乘脾犯胃，出现肝脾不调、肝胃不和之证，称为"木旺乘土"，治疗应以疏肝平肝为主。又如木本克土，若土气壅滞，或脾胃湿热或寒湿壅脾，不但不受木之所克，反而侮木，致使肝气不得疏达，称为"土壅木郁"，治疗应以运脾祛邪除湿为主。抑其强者，则其弱者功能自然易于恢复。

如心合小肠，心火上炎之证，可以通利小肠而直泻心火，导心经之热从下而出，则心火自降。其他如肝实泻胆、脾实泻胃等，亦为临床常用。

6. 调理精、气血、津液

精、气血、津液是脏腑经络功能活动的物质基础，生理上各有不同功用，彼此之间又相互为用。除了针对各自的寒热虚实进行调理外，还须重视联合调理。

气血互相维附，气病则血随之亦病。气虚宜顾其血弱，气郁宜顾其血滞，气逆宜顾其血乱，而求于气血冲和。

治血必调气，气和则血宁。血虚者，补其气而血自生。血瘀者，行其气而血自调。出血者，调其气而血自止。

气虚而致津液化生不足者，宜补气生津。气不行津而成水湿痰饮者，宜补气、行气以行津；气不摄津而致体内津液丢失者，宜补气以摄津。津停而致气阻者，在治水湿痰饮的同时，应辅以行气导滞；气随津脱者，宜补气以固脱，辅以补津。

气滞可致精阻而排精障碍，治宜疏利精气；精亏不化气可致气虚，气虚不化精可致精亏，治宜补气填精并用。

"精血同源"，故血虚者在补血的同时，也可填精补髓；精亏者在填精补髓的同时，也可补血。"津血同源"，病机常有津血同病而见津血亏少或津枯血燥，治当补血养津或养血润燥。

7. 三因制宜

三因制宜，是因时制宜、因地制宜、因人制宜的统称，是指临床治病要根据时令、地域、患者等具体情况，制订适宜的治疗方法。

（1）因时制宜

根据不同季节气候的特点，制订适宜治法和方药的原则，称为"因时制宜"。因时之"时"，一是指自然界的时令气候特点，二是指年、月、日的时间变化规律。《灵枢·岁露论》说："人与天地相参也，与日月相应也。"年月季

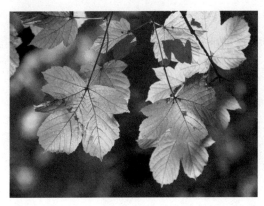

节、昼夜晨昏等时间因素，既可形成自然界不同的气候特点和物候特点，同时对人体的生理活动与病机变化也带来一定影响，因此，要注意在不同的天时气候及时间节律条件下的治疗宜忌。

如春夏季节，气候由温渐热，阳气升发，人体腠理疏松开泄，即使外感风寒，也应注意慎用麻黄、桂枝等发汗力强的辛温发散之品，以免开泄太过，耗伤气阴；而秋冬季节，气候由凉变寒，阴盛阳衰，人体腠理致密，阳气潜藏于内，此时若病热证，也当慎用石膏、黄连等寒凉之品，以防苦寒伤阳。

《素问·八正神明论》提出"月生无泻，月满无补，月郭空无治，是谓得时而调之"的治疗原则。提示治疗疾病时须考虑每月的月相盈亏圆缺变化规律，在针灸及妇科月经病治疗中较为常用。

日夜阴阳之气消长不同，人亦应之。因而某些病证，如阴虚的午后潮热，湿温的身热不扬而午后加重，脾肾阳虚之五更泄泻等，也具有日夜的时相特征，亦当考虑在不同的时间实施治疗。针灸"子午流注针法"，即是根据不同时辰而有取经与取穴的相对特异性，是择时治疗的最好体现。

（2）因地制宜

根据不同的地域环境特点，制订适宜治法和方药的原则，称为"因地制宜"。不同的地理环境，由于气候条件及生活习惯不同，人体生理活动的病变特

点也有区别，所以治疗用药亦应有所差异。如我国西北地区，地势高而寒冷，其病多寒，治宜辛温；东南地区，地势低而温热，其病多热，治宜苦寒。说明地区不同，患病亦异，而治法亦当有别。即使相同的病证，治疗用药亦当考虑不同地区的特点。例如，用

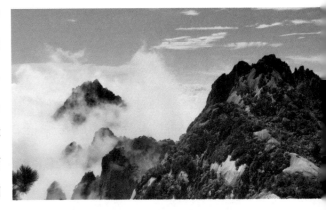

麻黄、桂枝治疗外感风寒证，在西北严寒地区，药量可以稍重，而在东南温热地区，药量就应稍轻。

（3）因人制宜

根据患者的年龄、性别、体质、生活习惯等不同特点，制订适宜治法和方药的原则，称为"因人制宜"。不同的患者有其不同的个体特点，人的年龄大小、性别不同、体质差异等因素，常常影响着疾病的发生和发展变化，甚至决定着疾病的预后和转归。因此，中医在临证治病时，非常注重患者的年龄、性别、体质差异对疾病的影响，根据这些因素所致的病机特点，制订出最适宜病情的治法和方药。

二、治法

中医最常用的治法是八法，即汗、吐、下、和、清、温、消、补。

1. 汗法

汗法，是通过开泄腠理、调畅营卫、宣发肺气等方法，使在表的六淫之邪随汗而解的一类治法。凡外感表证、疹出不透、水肿、泄泻、咳嗽而见恶寒发热、头痛

身疼等表证，均可用汗法治疗。本法常与补法、下法、消法、温法、清法等合用。

2. 吐法

吐法，是通过涌吐的方法，使停留在咽喉、胸膈、胃脘的痰涎、宿食等从口中吐出的一种治法。吐法主要适用于中风痰壅、宿食壅阻胃脘、痰涎壅盛之癫狂、喉痹等，属于病情急迫又急需吐出之证。因吐法易伤胃气，故体虚气弱、妇人新产、孕妇等均应慎用。

3. 下法

下法，是通过荡涤肠胃、通泄大便的方法，使停留于肠胃的有形积滞从大便排出的一种治法。下法适用于燥屎内结、瘀血内停、宿食不消、结痰停饮、虫积等病证。临床依据病情需要，下法也可与汗法、消法、补法、清法、温法等其他治法配合运用。

4. 和法

和法，是通过和解或调和的方法，使半表半里之邪，或脏腑、阴阳、表里失和之证得以解除的一种治法。凡邪在少阳、肝脾不和、气血失和等均可使用和法治疗。

5. 清法

清法，是通过清热、泻火、凉血、解毒等方法，以解除在里之热邪的一种治法。适用于热证、火证、热毒证及虚热证等。由于热邪容易耗气伤津，也易形成里热结实，因此清法有时需要与补法、下法等配合应用。

6. 温法

温法，是通过温散里寒的方法，使在里的寒邪得以消散的一种治法。适用于寒邪在里之里寒证。在里之寒邪，又有在脏、在腑、在经络之不同，故温法又多分为温中祛寒、回阳救逆、温经散寒等。由于寒邪在里往往损伤阳气，使里寒与阳虚并存，所以温法又常与补法配合运用。

7. 消法

消法，是通过消食导滞、行气活血、化痰利水、驱虫等方法，使气、血、痰、食、水、虫等有形之邪渐消缓散的一种治法。适用于饮食停滞、气滞血瘀、癥瘕积聚、水湿内停、疳积虫积等病证。消法所治，主要是邪在脏腑、经络、肌肉之间渐积而成，且多虚实夹杂，尤其是气血积聚而成之癥瘕痞块、痰核瘰疬等，难以迅即消除，必须渐消缓散。消法常与补法、下法、温法、清法等合用。

8. 补法

补法，是通过滋养补益的方法，以恢复人体正气，治疗各种虚证的一种治法。补法一般是在无外邪时使用，但若邪气壅盛而又兼有正气亏虚，正虚无力祛邪时，可与汗法、下法、消法等配合使用。

临证中，病情复杂多端，常需数法合用，即所谓"一法之中，八法备焉；八法之中，百法备焉"（《医学心悟》卷一）。

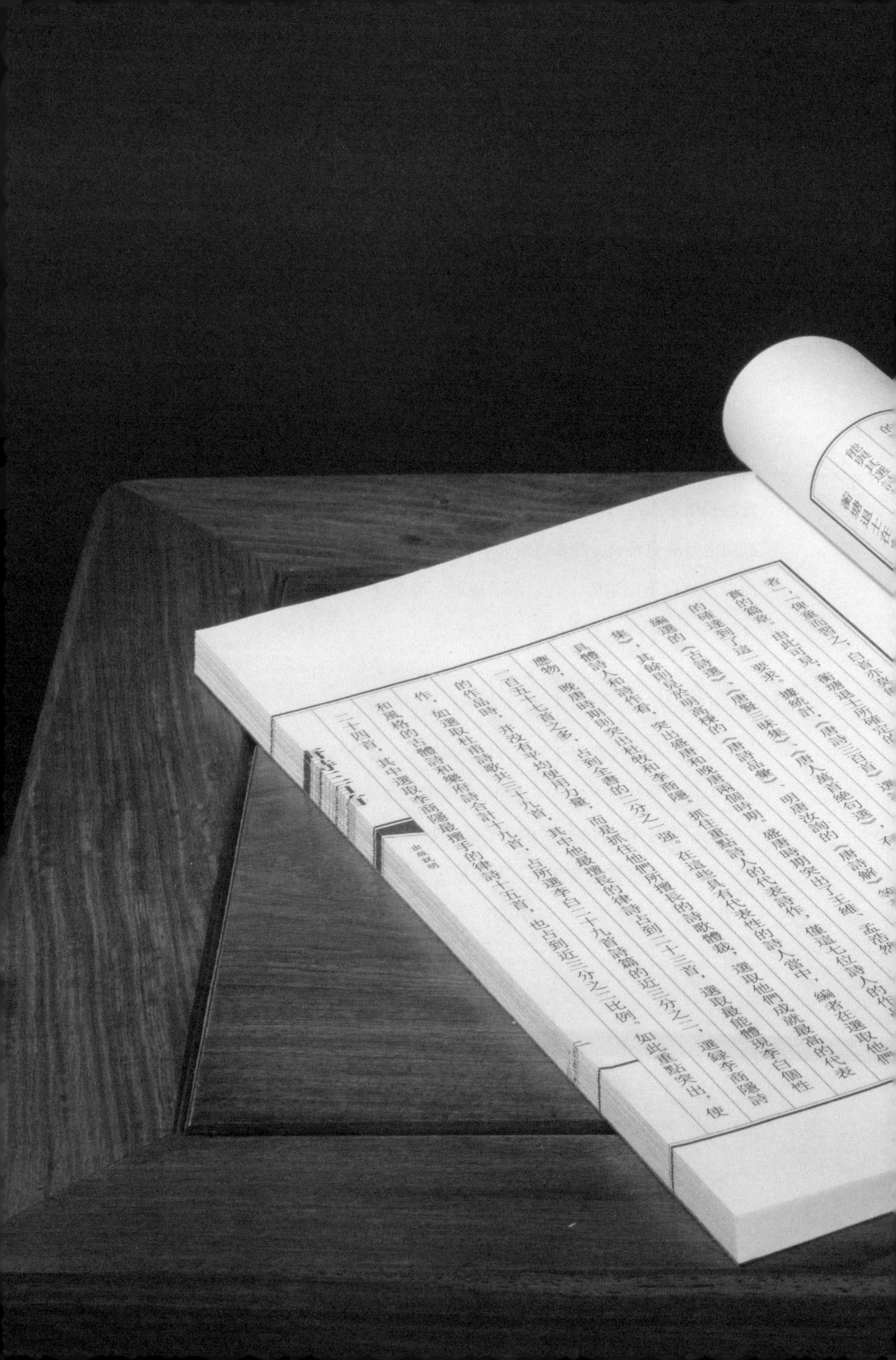

老，「昇庵自弱冠，應童子試而入寺
其的書時，由此可見，蘇東坡對王昭君這首詩的推崇。

編選的《古詩選》、《唐詩三百首》、明唐汝詢的《唐詩解》各其餘前見於明胡震亨的《唐詩通》、《唐詩三昧集》、《唐人萬首絕句選》等

其餘詩人和詩在看，突出杜甫和李商隱，盛唐時期則突出王維、高適等盛唐時期的詩人當中，選取他們成就最高的代表

應，晚唐時期則突出杜甫和李商隱。抓住重點詩人的代表詩作，

其體詩人相當在看，在這些具有代表性的詩歌體裁，選取他們最能體現李白個性

的作品時，並采不均使用力量，而是抓住他們所擅長的詩歌體裁，選取最能體現李白詩

和風格的古體詩和樂府詩合計三十八首二十四首，其中選取李商隱最擅長的律詩占十五首，占所選李三十六首詩篇的近三分之二比例。

「百五十七首之多，占到全書的三分之一強，這如此重點突出，使

古朴雅致的中医经典古文

大医名篇

中医经典，皆由古文写成，要想彻悟其中精髓，必须具备优秀的古文读写能力。中国古文，词句优美，韵律雅致，义理精微，对人之灵机心性有潜移默化之熏陶，所以历代中医大师几乎都是妙笔生花之人。他们用手中的笔开出了药方，记下了医案，也留下了一篇篇优美的文章。下面，就让我们一起徜徉在这片优美的文海之中。

1. 大医精诚

《大医精诚》是在中医史上被尊为"药王"的一代大医孙思邈的作品。在文中，先生着重讲述了从医者最为重要的"医德"，对医生提出了严格的要求，至今仍为广大中医药院校所采用，成为中医学子的职业誓言。

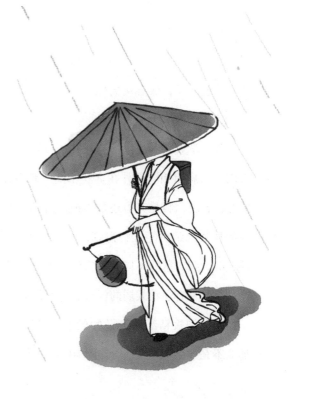

文中大意是：医学"至精至微"，必须以"至巧至深"的心思，"博极医源，精勤不倦"，才能有所收获。在治病之时，必须"安

神定志，无欲无求，先发大慈恻隐之心，誓愿普救含灵之苦"；不可嫌贫爱富，不可贪生怕死，不可贪图享乐，不可怕脏怕苦。治病尽量不用动物药，不要杀生。平时要修身养性，不被世间繁华所迷，才能保持敏锐的洞察力。稍有所得，不可自满，更不可轻蔑诋毁同行，决不可依仗专业知识欺诈病人。如此，可为"苍生大医"，否则就是"含灵巨贼，医人之膏肓也"。

下面，让我们一起来欣赏这篇文章。

【原文】

张湛曰：夫经方之难精，由来尚矣。今病有内同而外异，亦有内异而外同，故五脏六腑之盈虚，血脉荣卫之通塞，固非耳目之所察，必先诊候以审之。而寸口关尺有浮沉弦紧之乱，腧穴流注有高下浅深之差，肌肤筋骨有厚薄刚柔之异，唯用心精微者，始可与言于兹矣。今以至精至微之事，求之于至粗至浅之思，其不殆哉！若盈而益之，虚而损之，通而彻之，塞而壅之，寒而冷之，热而温之，是重加其疾而望其生，吾见其死矣。故医方卜筮，艺能之难精者也。既非神授，何以得其幽微？世有愚者，读方三年，便谓天下无病可治；及治病三年，乃知天下无方可用。故学者必须博极医源，精勤不倦，不得道听途说，而言医道已了，深自误哉！

【译文】

晋代学者张湛说："经典的医方难以精通，由来已经很久了。"这是因为疾病有内在的病因相同而外在症状不同，和内在的病因不同而外在症状相同的缘故。因此，五脏六腑是充盈还是虚损，血脉营卫之气畅通还是阻塞，本来就不是单凭人的耳朵眼睛所能了解得到的，一定先要诊脉来了解它。但寸关尺三部脉象有浮、沉、弦、紧的不同，腧穴气血的流通输注有高、低、浅、深的差别，肌肤有厚薄、筋骨有强壮柔弱的区分，只有用心精细的人，才可以同他谈论这些道理。

如果把极精细、极微妙的医学道理，用最粗略、最浮浅的思想去探求它，那么不是很危险？如果实证却用补法治它，虚证却用泻法治它；气血通利的却还要去疏通它，明明不顺畅却还要去阻塞它；寒证却给他用寒凉药，热证却给他用温热药。这些治疗方法是在加重病人的病情，你还希望他能痊愈，我却看到他更加危重了。所以医方、占卜，是难以精通的技艺。既然不是神仙传授，凭什么能懂得那深奥微妙的道理呢？世上有些愚蠢的人，读了三年医方书，就夸口说天下没有什么病值得治疗。等到治了三年病，才知道天下没有现成的方子可以用。所以学医的人一定要广泛深入地探究医学原理，专心勤奋不懈怠，不能道听途说、一知半解，就说已经明白了医学原理。如果那样，就大大地害了自己呀！

【原文】

凡大医治病，必当安神定志，无欲无求，先发大慈恻隐之心，誓愿普救含灵之苦。若有疾厄来求救者，不得问其贵贱贫富，长幼妍媸，怨亲善友，华夷愚智，普同一等，皆如至亲之想。亦不得瞻前顾后，自虑吉凶，护惜身命。见彼苦恼，若己有之，深心凄怆。勿避险巇、昼夜寒暑、饥渴疲劳，一心赴救，无作功夫形迹之心。如此可为苍生大医，反此则是含灵巨贼。

自古名贤治病，多用生命以济危急，虽曰贱畜贵人，至于爱命，人畜一也，损彼益己，物情同患，况于人乎？夫杀生求生，去生更远。吾今此方，所以不用生命为药者，良由此也。其虻虫、水蛭之属，市有先死者，则市而用之，不在此例。只如鸡卵一物，以其混沌未分，必有大段要急之处，不得已隐忍而用之。能不用者，斯为大哲，亦所不及也。其有患疮痍下痢，臭秽不可瞻视，人所恶见者，但发惭愧、凄怜、忧恤之意，不得起一念蒂芥之心，是吾之志也。

【译文】

凡是大医看病，一定要安定神志，无欲念，无希求，首先升起慈悲同情之心，决心拯救百姓的痛苦。如果病患来求救治，不论贵贱贫富，老幼美丑，是仇人还是亲近的人，是交往密切的还是一般的朋友，是汉人还是异邦，是愚笨还是聪明，都应一视同仁，像对待亲近的人一样。也不能瞻前顾后，考虑自身的利弊得失，爱惜自己的身家性命。看到病人的烦恼，就像自己的烦恼一样，内心悲痛。不避忌艰险、昼夜、寒暑、饥渴、疲劳，全心全意地去救护病人，不能产生推托和摆架子的想法。只有这样才能成为苍生大医。与此相反的话，就是人民的大害。

　　自古以来，有名的医生治病，多数都用活物来救治危急的病人，虽然说人们认为牲畜是低贱的，而认为人是高贵的，但说到爱惜生命，人和牲畜都是一样的。损害别人有利自己，是生物之情共同憎恶的，更别说是人呢！杀害牲畜的生命来求得保全人的生命，那么，距离"生"的道义就更远了。如今我的这些方子，不用活物做药的原因确实就在这里！其中虻虫、水蛭这一类药，市上有已经死了的，就买来用它，不在此例。只是像鸡蛋这样的东西，因为它还处在成形前的状态，一定是遇到紧急情况，不得已而忍痛用它。能不用活物的医者，是才能见识超越寻常的人，也是我比不上的。如果有病人患疮疡、泻痢，污臭不堪入目，别人都不愿看的，医生只能表现出从内心感到难过的同情、怜悯、关心的心情，不能产生一点不快的念头，这就是我的志向。

【原文】

　　夫大医之体，欲得澄神内视，望之俨然，宽裕汪汪，不皎不昧。省病诊疾，至意深心；详察形候，纤毫勿失；处判针药，无得参差。虽曰病宜速救，要须临事不惑。唯当审谛覃思，不得于性命之上，率尔自逞俊快，邀射名誉，甚不仁矣。

　　又到病家，纵绮罗满目，勿左右顾眄；丝竹凑耳，无得似有所娱；珍馐迭荐，食如无味；醽醁兼陈，看有若无。所以尔者，夫一人向隅，满堂不乐，而况病人苦楚，不离斯须，而医者安然欢娱，傲然自得，兹乃人神之所共耻，至人之所不为。斯盖医之本意也。

【译文】

　　一个德艺兼优的医生的风度，应能使思想纯净，知我内省，目不旁视，看上去很庄重的样子，气度宽宏，堂堂正正，不卑不亢。诊察疾病，专心致志；

详细了解病状脉候，一丝一毫不得有误；处方用针，不能有差错。虽然说对疾病应当迅速救治，但更为重要的是临证不惑乱，并应当周详仔细，深入思考，不能在人命关天的大事上，轻率地炫耀自己才能出众，动作快捷，猎取名誉，这样做就太不仁德了。还有到了病人家里，纵使满目都是华丽的铺设，也不要左顾右盼，东张西望；琴瑟箫管之声充斥耳边，也不能为之分心而有所喜乐；美味佳肴，轮流进献，吃起来也像没有味道一样；各种美酒一并陈设出来，看了就像没看见一样。之所以这样，是因为只要有一个人悲痛，满屋子的人都会不快乐，更何况病人的痛苦，一刻也没有离身。如果医生安心无虑地高兴娱乐，傲慢地洋洋自得，这是人神都以为可耻的行为，是道德高尚的人所不做的事。这些大概就是医生的基本品德吧。

【原文】

夫为医之法，不得多语调笑，谈谑喧哗，道说是非，议论人物，炫耀声名，訾毁诸医，自矜己德。偶然治瘥一病，则昂头戴面，而有自许之貌，谓天下无双，此医人之膏肓也。老君曰："人行阳德，人自报之；人行阴德，鬼神报之。人行阳恶，人自报之；人行阴恶，鬼神害之。"寻此二途，阴阳报施，岂诬也哉？所以医人不得恃己所长，专心经略财物，但作救苦之心，于冥运道中，自感多福者耳。又不得以彼富贵，处以珍贵之药，令彼难求，自炫功能，谅非忠恕之道。志存救济，故亦曲碎论之，学者不可耻言之鄙俚也。

【译文】

做医生的准则，应该是慎于言辞，不能随意跟别人开玩笑，不大声喧哗，谈说别人的短处，炫耀自己的名声，诽谤攻击其他医生，借以夸耀自己的功德。偶然治好了一个病人，就昂头仰面，而有自我赞许的样子，认为自己天下无双，这些都是医生的不可救药的坏毛病。

老子说："一个人公开地有德于人，人们自然地会报答他；一个人暗中有德于人，鬼神会报答他。一个人公开地作恶于人，人们自然会报复他；一个人暗中作恶于人，鬼神会来害他。"探求这两个方面的行为，阳施有阳报，阴施有阴报，难道是骗人的吗？所以医生不能依仗自己的专长一心谋取财物，只要存有救济别人痛苦的想法，这样到阴曹地府之中，自会感到是多福的人了。还有，不能因为别人有钱有地位，就任意给他开珍贵的药物，让他难以找到，来炫耀自己的技能，这确实不符合儒家的忠恕之道。我志在救护帮助世人，所以琐碎地谈论了这些，学医的人不能因为我说得粗俗而感到耻辱。

2. 不失人情论

本文作者李中梓，明末著名医家。《不失人情论》载于李中梓的《医宗必读》，强调治病不失人情。文中分析病人、旁人、医人之情，指出医疗过程中的种种人为困难，医师处于不能迁就的病情与不得不迁就的人情之间。具体而言，医生应做到：一是不失病人之情，除一般诊察外，还要了解病人的性格和精神状态，以便有针对性地进行治疗。二是不失旁人之情，对病人亲戚、朋友、邻居的意见，医生和病人都要善于分析，不可轻从。三是不失医人之情，要对医界的各种不正之风注意引以为戒。

【原文】

尝读《内经》至《方盛衰论》，而殿之曰"不失人情"，未曾不瞿然起，喟然叹轩岐之入人深也！夫不失人情，医家所甚亟，然戛戛乎难之矣。大约人情之类有三：一曰病人之情，二曰旁人之情，三曰医人之情。

【译文】

每次阅读《黄帝内经》中的《素问·方盛衰论》最后提到的"不失人情"时，未尝不敬佩地肃然站起，感慨地赞叹黄帝和岐伯对人心的了解深刻啊！不违背人之常情，对医生来说是很迫切的事情，然而却是很难啊。人之常情的类别大约有三：一是病人的常情，二是旁人的常情，三是医生的常情。

【原文】

所谓病人之情者，五脏各有所偏，七情各有所胜。阳脏者宜凉，阴脏者宜热；耐毒者缓剂无功，不耐毒者峻剂有害。此脏气之不同也。

动静各有欣厌，饮食各有爱憎；性好吉者危言见非，意多忧者慰安云伪；未信者忠告难行，善疑者深言则忌。此好恶之不同也。

富者多任性而禁戒勿遵，贵者多自尊而骄恣悖理。此交际之不同也。

贫者衣食不周，况乎药饵？贱者焦劳不适，怀抱可知。此调治之不同也。

有良言甫信，谬说更新，多歧亡羊，终成画饼。此无主之为害也。

有最畏出奇，惟求稳当，车薪杯水，难免败亡。此过慎之为害也。

有境遇不偶，营求未遂，深情牵挂，良药难医。此得失之为害也。

有性急者遭迟病，更医而致杂投；有性缓者遭急病，濡滞而成难挽。此缓急之为害也。

有参术沾唇惧补，心先痞塞；硝黄入口畏攻，神即飘扬。此成心之为害也。

有讳疾不言，有隐情难告，甚而故隐病状，试医以脉。不知自古神圣，未有舍望、闻、问，而独凭一脉者。且如气口脉盛，则知伤食，至于何日受伤，所伤何物，岂能以脉知哉？此皆病人之情，不可不察者也。

【译文】

所谓病人之情，五脏各有偏盛，七情各有偏胜。阳气偏盛的体质适宜用寒凉的方法，阴气偏盛的体质适宜用温热的方法；耐受药物毒性的病人，使用平和的药剂便没有功效；不耐受药物毒性的病人，使用峻猛的药剂则会有害。这是各人脏气的不同。

动与静各有好恶，饮食也各有好恶；性喜吉利的病人，对他们直言病情就会遭到责难；内心常怀忧虑的病人，对他们好言安慰反被说成虚伪；没有取得信任的病人，给他们的忠告难以奉行；多疑的病人，给他们深切真挚之言却会受到猜忌。这是各人个性好恶的不同。

富裕的病人大多任性，因而常常不遵守医生的告诫；地位尊贵的病人大多妄自尊大，因而常常骄横放纵违背常理。这是各人地位、处境的不同。

贫穷的病人，衣食尚且不足，更何况药物呢？低贱的病人，整天焦虑劳苦、不得安适，其心境可想而知。这是各人调养条件的不同。

有的病人刚刚相信了医生的良言，别人荒谬的说法又使他改变了主意，这就好似多歧亡羊，医生的良言终成画饼，没有实效。这是没有主见造成的危害。

有的病人最怕发生意外，只求稳当，治疗无异于杯水车薪，无济于事，难以避免失败死亡。这是过于谨慎造成的危害。

有的病人境遇不顺，谋求的事没有成功，内心牵挂，以致良药也难以医治。这是患得患失造成的危害。

有性急的病人患上慢性病，不断更换医生，导致杂乱用药；有性情迂缓的病人患上急性病，延误时机，造成难以挽救的后果。这是性情迟缓和急躁造成的危害。

有的病人惧怕温补，人参、白术一沾到嘴边，心里就先予以拒斥；有的病人惧怕攻下，芒硝、大黄一进入口中，便神魂飘荡。这是心存成见造成的危害。

有的病人忌讳疾病而不说，有的则是隐情难以启齿，甚至故意隐瞒病情，用切脉来试医。岂不知即使古代高明的医生，也没有舍弃望、闻、问三诊而单凭切脉的！比如寸口脉盛，就可以知道是伤食，至于是哪一天伤的，伤的又是什么食物，怎能只凭脉象就会知道呢？这些都是病人的常情，不能不明察的！

【原文】

所谓旁人之情者，或执有据之论，而病情未必相符；或兴无本之言，而医理何曾梦见？

或操是非之柄，同我者是之，异己者非之，而真是真非莫辨；或执肤浅之见，头痛者救头，脚痛者救脚，而孰本孰标谁知？

或尊贵执言难抗，或密戚偏见难回。

又若荐医，动关生死，有意气之私厚而荐者，有庸浅之偶效而荐者，有信其利口而荐者，有食其酬报而荐者。

甚至薰莸不辨，妄肆品评，誉之则跖可为舜，毁之则凤可作鸮，致怀奇之士，拂衣而去，使深危之病，坐而待亡。此皆旁人之情，不可不察者也。

【译文】

所谓旁人的常情，有的人持着似乎有根据的理论，但病情未必与其理论相符；有的人发表没有根据的言论，然而又哪曾梦见过医理呢？

有的人拿着决断是非的权柄，与自己意见相同的就认为它正确，与自己意见不同的就认为它错误，然而真正的正确与错误却并不辨别。

有的人持有肤浅的见解，头痛就治头，脚痛就治脚，然而有谁知道哪是病的本、哪是病的标？

有的人地位尊贵，固执己见，令人难以违抗；有的人是病人密切亲近的人，抱有偏见，让人难以扭转。

又比如推荐医生，常常关系到病人的生死。有的是因志趣相投、私交甚厚而推荐，有的是平庸的医生因偶然取效而推荐，有的是因相信医生的能说会道而推荐，有的是因贪图医生的报酬而推荐。

甚至香臭不分，胡乱放肆地评论医生，赞誉起来能把大盗说成虞舜，毁谤起来能把凤凰说成猫头鹰，使得高明的医生拂袖而去，使危重的病人无故死亡。这些都是旁人的常情，不能不明察的。

【原文】

所谓医人之情者，或巧语诳人，或甘言悦听，或强辩相欺，或危言相恐。此便佞之流也。

或结纳亲知，或修好僮仆，或求营上荐，或不邀自赴。此阿谄之流也。

有腹无藏墨，诡言神授，目不识丁，假托秘传。此欺诈之流也。

有望闻问切，漫不关心，枳朴归芩，到手便撮，妄谓人愚我明，人生我熟。此孟浪之流也。

有嫉妒性成，排挤为事，阳若同心，阴为浸润，是非颠倒，朱紫混淆。此谗妒之流也。

有贪得无知，轻忽人命。如病在危疑，良医难必，极其详慎，犹冀回春；若辈贪功，妄轻投剂，至于败坏，嫁谤自文。此贪幸之流也。

有意见各持，异同不决，曲高者和寡，道高者谤多，一齐之傅几何，众楚之咻易乱。此肤浅之流也。

有素所相知，苟且图功；有素不相识，遇延辨症。病家既不识医，则俟赵俟钱；医家莫肯任怨，则惟芩惟梗。或延医众多，互为观望；或利害攸系，彼此避嫌。惟求免怨，诚然得矣；坐失机宜，谁之咎乎？此由知医不真，任医不专也。

【译文】

所谓医生的常情，有的用花言巧语诳骗病人，有的用甜苦蜜语迷惑病人，有的用能说会道欺骗病人，有的危言耸听恐吓病人。这些都是耍弄嘴皮之流的医生。

有的结交病人的亲友，有的笼络病人的仆人，有的谋求达官显贵的推荐，有的不经邀请亲自登门诊病。这些都是阿谀奉迎之流的医生。

有的胸无藏墨，却诈称医术是神仙所授，不识一个字，却假托医术是秘传。这些都是欺世盗名之流的医生。

有的望、闻、问、切全不关心，枳实、厚朴、当归、黄芩，随手便抓，还胡说别人愚蠢、自己聪明，别人生疏、自己老练。这些都是鲁莽草率之流的医生。

有的嫉妒成性，以排挤他人为能事，表面上与人志同道合，暗中却造谣中伤，是非颠倒，真假混淆。这些都是谗言伤人、妒贤害能之流的医生。

有的贪图财利、愚昧无知，轻忽病人的生命。例如病属危重不明之证，良医尚且难以确诊，如果非常详细谨慎，病人还有希望治愈；此类医生却贪求功劳，胡乱轻率地用药，等到治疗失败，则嫁祸于人，掩饰自己。这些都是贪图侥幸之流的医生。

有的各持己见，不能决断，曲调高雅能跟着唱和的人便很少，医术高深受到的诽谤就会很多。一个齐国人教楚人齐语的作用能有多少呢？周围众多楚人的喧扰很容易搅乱对齐语的学习！这些都是见识浅薄之流的医生。

对平素熟知的病人，尚能草率马虎地图求功效。对素不相识的病家，偶然被请去看病，病家既然不了解医生，就忽儿请姓赵的医生，忽儿请姓钱的医生；医生无人愿意落埋怨，就只用黄芩、桔梗之类平和的药物。有的请的医生太多，就互相观望；有的医生之间有利害关系，彼此避免嫌疑。只求免除埋怨，确实是达到目的了；白白地丧失治病良机，是谁的罪责呢？这是由于了解医生不准确、任用医生不专一的缘故！

【原文】

凡若此者，孰非人情？而人情之详，尚多难尽。圣人以不失人情为戒，欲令学者思之慎之，勿为陋习所中耳。虽然，必期不失，未免迁就。但迁就既碍于病情，不迁就又碍于人情，有必不可迁就之病情，而复有不得不迁就之人情，且奈之何哉！故曰：戛戛乎难之矣！

【译文】

凡是像这些情况，哪一种不是人之常情？然而人之常情的详情，尚有很多难以说尽。圣人以不失人情为告诫，是想让学医的人思考它、慎重地对待它，不要被恶劣的习气所侵蚀罢了。虽然这样，必定要不违背人之常情，就不免要有所迁就。但是迁就人情就会妨碍病情，不迁就又妨碍人情。有一定不能迁就的病情，同时又有不得不迁就的人情，将怎么办呢？所以说：实在是困难啊！

3. 诸医论

本文作者吕复，元末明初著名医家，少时从师学经，并习词赋，后因母病而

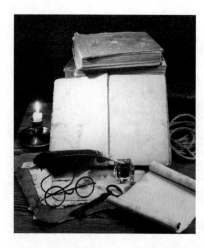

专攻医学。吕复学问渊博，除医学外，还精通经史、天文、地理、兵刑等，善诗能文。本文选自《古今图书集成·医部全录》。《古今图书集成》原名《古今图书汇编》，清代康熙年间陈梦雷等编，为我国至今最大的一部医学类书。本文引用众多成语典故，采取比喻方法，对先秦、两汉及唐、宋、金、元时期的医家的学术造诣及诊疗特点，进行了简明扼要的评述，既形象生动，又委婉含蓄，对我们了解各家学说很有帮助。

【原文】

扁鹊医如秦鉴烛物，妍媸不隐，又如弈秋遇敌，着着可法，观者不能察其神机。仓公医如轮扁斫轮，得心应手，自不能以巧思语人。张长沙医如汤武之师，无非王道，其攻守奇正，不以敌之大小皆可制胜。华元化医如庖丁解牛，挥刃而肯綮无碍，其造诣自当有神，虽欲师之而不可得。

【译文】

扁鹊的医术如同秦镜照物，容貌美丑不能隐藏，又如弈秋遇到高手，每一步棋都值得效法，旁观者不能察觉他的奥妙。仓公的医术好像轮扁削木造轮，得心应手，自然难以把他的灵活高妙的构思告诉他人。张仲景的医术仿佛商汤王、周武王的军队，所行没有不是仁义之举，他攻守变化，不论遇到强弱之敌都能取胜。华佗的医术宛若庖丁解牛，挥动刀刃而筋骨不能阻碍，其高超技艺自然是变化莫测，虽然想效法却不能达到。

【原文】

孙思邈医如康成注书，详于训诂，其自得之妙，未易以示人，味其膏腴，可以无饥矣。庞安常医能启扁鹊之所秘，法元化之可法，使天假之年，其所就当不在古人下。钱仲阳医如李靖用兵，度越纵舍，卒与法会，其始以颅囟方著名于时，盖因扁鹊之因时所重，而为之变尔。陈无择医如老吏断案，深于鞫谳，未免移情就法，自当其任则有余，使之代治则繁剧。许叔微医如顾恺之写神，神气有余，特不出形似之外，可模而不可及。

【译文】

孙思邈的医术恰似郑玄注解经书，在训诂方面详尽无遗，自有所得的妙处，不能轻易地告知别人，如能体会其中的丰富内容，便可满足了。庞安常的医术能发掘扁鹊隐秘的内容，效法华佗可被仿效到手的医技，假如使他的寿命延长，他成就的事业一定不在古代名医之下。钱乙的医术好比李靖用兵，能安全地越过险境，欲擒故纵地全歼敌军，最终都同兵法相符，他起初凭借小儿科闻名于世，原来模仿扁鹊顺应当时的社会风尚，而因此作些变通罢了。陈言的医术犹如经验丰富的官吏判决案件，在审讯定案方面考虑周密，但未免脱离具体情况而迁就法律条文，自行担当任务便绰绰有余，使别人代理就感到烦琐杂乱。许叔微的医术恍若顾恺之描绘神情，神气充盈，只是不能超脱形似之外，可以仿效却不能达到。

【原文】

张易水医如濂溪之图太极，分阴分阳，而包括理气，其要以古方新病自为家法，或者失察，欲指图为极，则近乎画蛇添足矣。刘河间医如橐驼种树，所在全活，但假冰雪以为春，利于松柏而不利于蒲柳。张子和医如老将对敌，或陈兵背水，或济河焚舟，置之死地而后生，不善效之，非溃则北矣，其六门三法，盖长沙之绪余也。李东垣医如丝弦新絙，一鼓而竽籁并熄，胶柱和之，七弦由是而不谐矣；无他，希声之妙，非开指所能知也。

【译文】

张元素的医术类似周敦颐画太极图，分别阴阳，又包含深刻的哲理，他的宗旨是把古方新病不相符合作为一家之说，有人失于察辨，要把太极图当作太极，便同画蛇添足相差无几了。刘完素的医术宛如郭橐驼种树，处处都能成活，只是凭借寒凉药作为恢复生机的手段，对于强健的体质有益，而对于虚弱的体质不利。张从正的医术浑似老将对敌，有时背依河流摆开阵势，有时过河以后烧掉渡船，把自己摆在必死之地却能绝处逢生，不善于仿效这种做法，就必然溃败，他的风、寒、暑、湿、火、燥六门和汗、下、吐三法，原是张仲景遗存下来的学说啊。李东垣的医术近乎重新调好琴弦的乐器，一旦演奏就使其他美好的乐声一并止息，要是机械地附和它，琴声因此就不和谐了，没有别的原因，李东垣的深奥医术的微妙，不是初学者能够理解的。

【原文】

严子礼医如欧阳询写字，善守法度而不尚飘逸，学者易于摹仿，终乏汉晋风度。张公度医专法仲景，如简斋赋诗，并有少陵气韵。王德肤医如虞人张罗，广络原野，而脱兔殊多，诡遇获擒，无足算者耳。

【译文】

严用和的医术恍如欧阳询写字，擅长恪守法度而不重潇洒，便于学习的人临摹，但毕竟缺乏汉晋大家不拘一格的风度。张公度的医术一味模仿张仲景，酷似陈与义作诗，常有杜甫的风格和意境。王德肤的医术近似掌管山泽的官员张开罗网，在田野上广泛笼罩，漏网的野兔就很多，不按照礼法规定而擒获的野兽，是不值得计算在内的啊。

名医传记

中医传承悠久，名家如云，几乎在每个朝代都有几位妙手回春的大医家拯救黎民疾苦，传承先圣绝学，护佑民族健康。没有他们，中华文明难以躲过屡次浩劫而绵延至今。抚今追昔，不胜感慨，在新的时代，铭记这些逝去的大医，用心领悟古人医学之精髓，使中医学薪火相传，继续护国佑民，是每一个优秀的中华儿女应有的信念。下文摘录几位史上知名医家传记，虽是沧海一粟，也能体现中医气象。

1. 扁鹊传

扁鹊（前407—前310），战国时医家，秦氏，名越人，战国渤海郡郑（今河北任丘市，或待考）人。据《史记·扁鹊仓公列传》记载，越人少任舍长时，曾遇舍客长桑君，长桑君精通医术，与之相交十年，感越人之至诚，出秘藏医方，悉传其术与之。越人后遂医术通神，"视见垣一方人"，时人以上古黄帝时神医"扁鹊"之名号称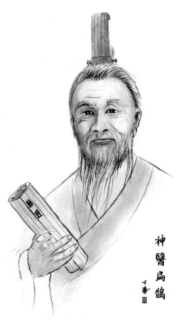之。扁鹊擅治内外妇儿各科疾病，善于运用四诊望闻问切，尤擅脉诊和望诊，并奠定了中医脉学之诊疗地位及诊法基础，应用砭刺、针灸、按摩、汤液、热熨等法治疗疾病，被尊为医祖。《汉书·艺文志》载，秦越人著有《扁鹊内经》九卷、《扁鹊外经》十二卷，均已佚。相传《八十一难经》为其发挥《黄帝内经》奥旨之著。本文选自《史记·扁鹊仓公列传》，作者司马迁，西汉著名史学家、文学家、思想家。

【原文】

扁鹊者，勃海郡郑人也，姓秦氏，名越人。少时为人舍长。舍客长桑君过，扁鹊独奇之，常谨遇之。长桑君亦知扁鹊非常人也。出入十余年，乃呼扁鹊私坐，闲与语曰："我有禁方，年老，欲传与公，公毋泄。"扁鹊曰："敬诺。"乃出其怀中药予扁鹊："饮是以上池之水三十日，当知物矣。"乃悉取其禁方书尽与扁鹊。忽然不见，殆非人也。扁鹊以其言饮药三十日，视见垣一方人。以此视病，尽见五脏癥结，特以诊脉为名耳。为医或在齐，或在赵。在赵者名扁鹊。

【译文】

扁鹊，齐国渤海郡人，后迁居到郑国，姓秦，名叫越人。扁鹊年轻的时候在客馆当舍长，有一次神医长桑君来到客馆做客，扁鹊认为他不同寻常，一直恭恭敬敬地接待。长桑君也了解扁鹊不是一般人。这样往来了十多年后，长桑君才招呼扁鹊避开众人私下交谈，并私下告诉他说："我有秘方，但年纪已大，想要传送给你，望你不要泄露。"扁鹊说："是。"于是长桑君拿出怀中的药物赐予扁鹊，并说："用没有沾到地面的水饮服这种药物三十日，就能洞察各种事物了。"长桑君又拿出他的全部秘方，都给了扁鹊。长桑君忽然不见了，大概他不是普通的人吧。扁鹊按照他的话服药三十天后，就能看到隔墙另一边的人。凭借这种功能诊察疾病，就可以完全洞察到五脏疾病的结块，还特意将此法冠以诊脉的名义。扁鹊行医有时在齐国，有时在赵国。在赵国时人们都尊称他为"扁鹊"。

【原文】

当晋昭公时，诸大夫强而公族弱，赵简子为大夫，专国事。简子疾，五日不知人，大夫皆惧，于是召扁鹊。扁鹊入，视病，出，董安于问扁鹊，扁鹊曰："血脉治也，而何怪！昔秦穆公尝如此，七日而寤。今主君之病与之同，不出三日必间。"居二日半，简子寤。

【译文】

晋昭公的时候，诸多大臣的势力强大而晋君家族衰弱，赵简子担任大臣，并独断把持着国家大事。有一次，赵简子生病了，五天不省人事，大臣们都很担忧，于是传扁鹊来看病。扁鹊进了赵简子的卧室，诊断了疾病后就出来了。赵简子身边的董安于向扁鹊询问病情，扁鹊说："他的血脉正常，你们不用大惊小怪！以前秦穆公也是如此，七日后就苏醒了。如今主君的病和穆公的一样，不出三天必定醒来。"过了两天半，赵简子果真苏醒了。

【原文】

其后扁鹊过虢。虢太子死，扁鹊至虢宫门下，问中庶子喜方者曰："太子何病，国中治穰过于众事？”中庶子曰：“太子病血气不时，交错而不得泄，暴发于外，则为中害。精神不能止邪气，邪气畜积而不得泄，是以阳缓而阴急，故暴蹶而死。”

扁鹊曰：“其死何如时？”曰：“鸡鸣至今。”曰：“收乎？”曰：“未也，其死未能半日也。”“言臣齐勃海秦越人也，家在于郑，未尝得望精光，侍谒于前也。闻太子不幸而死，臣能生之。”

中庶子曰：“先生得无诞之乎？何以言太子可生也！臣闻上古之时，医有俞跗，治病不以汤液醴洒、镵石挢引、案扤毒熨，一拨见病之应，因五脏之输，乃割皮解肌，诀脉结筋，搦髓脑，揲荒爪幕，湔浣肠胃，漱涤五脏，练精易形。先生之方能若是，则太子可生也；不能若是而欲生之，曾不可以告咳婴之儿。”

终日，扁鹊仰天叹曰：“夫子之为方也，若以管窥天，以郄视文。越人之为方也，不待切脉、望色、听声、写形，言病之所在。闻病之阳，论得其阴；闻病之阴，论得其阳。病应见于大表，不出千里，决者至众，不可曲止也。子以吾言为不诚，试入诊太子，当闻其耳鸣而鼻张，循其两股以至于阴，当尚温也。”中庶子闻扁鹊言，目眩然而不瞚，舌挢然而不下，乃以扁鹊言入报虢君。

【译文】

后来，扁鹊路过虢国。正好碰见虢太子死，扁鹊来到虢国宫廷门前，问同样热爱医学的中庶子：“太子患什么病，国都中举行祈祷祛邪活动超过了其他一切事情？”中庶子回答说：“太子患了血气不按时运行的病，交会错乱而不能疏泄，突然发作在体外，就造成了内脏的损害。体内的正气不能遏止邪气，邪气聚集起来而又不能宣散，因此使得阳气虚衰，阴邪旺盛，所以突然昏厥而死去了。”

扁鹊问：“他死了多长时间？”中庶子回答说：“从鸡鸣时辰到现在。”扁鹊又问：“装殓了吗？”回答说：“没有，他死了还不到半天呢。”扁鹊说：“你去向虢君禀报，说我是齐国的秦越人，家住在郑国，不曾拜见过国君的尊颜，也未曾在他面前侍奉过。今听说太子不幸死去，我能使他复活。”

中庶子说："先生您该不是欺骗国君吧？凭什么说太子能复活呢？我听说上古时代，医生中有个叫俞跗的，治病不用汤药、酒剂、针灸、砭石、导引、按摩、熨法等疗法，一经诊察就能知道病位，依循五脏的腧穴，于是割开皮肤，剖开肌肉，疏通经脉，束扎筋腱，按治髓脑，触动膏肓，疏理膈膜，清洗肠胃，疏通五脏，修炼精气，矫正形体。您的医术能像这样，那么太子才能复活；如果不能像这样，却想使太子复活，简直不能把您的话告诉给刚会笑的婴儿！"

良久，扁鹊仰天叹气说："您所说的医术，就像从竹管中看天空，从缝隙中看图纹。我的医术，不需切脉、望色、闻声、病人诉说症状，就能说出疾病的部位。观察病人的外部症状，就能推知病人的内部病机；诊察病人的内部病机，就能了解病人的外部症状。疾病症状应当显现在整个体表，只要病人不出千里之外，确诊的根据很多，是不可能诊断错误的。如果您认为我的话不真实，不妨入内室试诊一下太子，一定会诊察到他的耳朵中有响声并且鼻翼扇动，顺着他的两条大腿，直到阴部，应当还是温热的。"中庶子听了扁鹊的话，两眼发花而不能眨动，舌头翘起而不能放下，于是才把扁鹊的话回宫禀报给虢君。

【原文】

虢君闻之大惊，出见扁鹊于中阙，曰："窃闻高义之日久矣，然未尝得拜谒于前也。先生过小国，幸而举之，偏国寡臣幸甚。有先生则活，无先生则弃捐填沟壑，长终而不得反。"言未卒，因嘘唏服臆，魂精泄横，流涕长潸，忽忽承睫，悲不能自止，容貌变更。扁鹊曰："若太子病，所谓'尸蹶'者也。太子未死也。"扁鹊乃使弟子子阳厉针砥石，以取外三阳五会。有间，太子苏。乃使子豹为五分之熨，以八减之剂和煮之，以更熨两胁下。太子起坐。更适阴阳，但服汤二旬而复故。故天下尽以扁鹊为能生死人。扁鹊曰："越人非能生死人也，此自当生者，越人能使之起耳。"

【译文】

虢君听到这件事非常惊讶，就出来在宫阙中道迎接扁鹊，虢君说："我私下听说您高尚医德的时间很久了，然而不曾去您面前拜访。先生您来到我们小国，使我幸运得到了援救，我们这个偏僻小国的太子真是幸运，有先生您，太子就能复活，没有先生您，太子就要被丢弃填埋山沟，永别人世而不能复生。"话还没说完，已经长吁短叹，郁满胸中，精神散乱恍惚，眼泪久流不止，泪珠滚滚挂满睫毛，悲伤得不能控制自己，容貌都改变了。扁鹊说："像太子的病，就是所说的尸厥。太子并没有死。"于是扁鹊让徒弟子阳磨制针具砭石，用来针治头顶的百会穴。过了一会儿，太子苏醒了。又让徒弟子豹施用渗透五分的熨法，用八减之剂的药物煎煮，用来交替地熨帖两侧胁下部位。太子能起来坐了。再进一步调适阴阳，仅仅服药二十天就恢复了健康。所以，天下人都认为扁鹊能使死人复活。扁鹊却说："我并不能使死人复活，这是本来应该复生的病人，我只是能使他恢复健康罢了。"

【原文】

使圣人预知微，能使良医得早从事，则疾可已，身可活也。人之所病，病疾多；而医之所病，病道少。故病有六不治：骄恣不论于理，一不治也；轻身重财，二不治也；衣食不能适，三不治也；阴阳并，脏气不定，四不治也；形羸不能服药，五不治也；信巫不信医，六不治也。有此一者，则重难治也。

扁鹊名闻天下。过邯郸，闻贵妇人，即为带下医；过洛阳，闻周人爱老人，即为耳目痹医；来入咸阳，闻秦人爱小儿，即为小儿医：随俗为变。秦太医令李醯自知伎不如扁鹊也，使人刺杀之。至今天下言脉者，由扁鹊也。

【译文】

假使身居高位的人在疾患还没有显示征兆的时候就预先知道染上了病邪，能够让良医得以尽早进行治疗，那么疾病就能痊愈，身体可以存活。人们担忧的事情，是担忧疾病多；而医生担忧的事情，是担忧治病的方法少。所以疾病有六种情况不能治疗：骄横放纵，不讲道理的不能治；以身体为轻以钱财为重的不能治；衣食不能适应四季阴阳变化的不能治；气血错乱，五脏精气不能安守于内的不能治；身体过于瘦弱，不能适应药力的不能治；相信巫师而不相信医生的不能治。有这当中一种情况的，就很难治疗了。

扁鹊的名声传遍了天下。到了邯郸，听说赵国人尊重妇女，就做起了妇科医生；到了洛阳，听说周王朝的人敬爱老人，就做起了老年病医生；到了咸阳，听说秦国人爱护小儿，就做起了小儿科医生：总之是随着风俗的不同而变换行医的重点。秦国的太医令李醯知道自己的医术不如扁鹊，就派人刺杀了扁鹊。至今天下研习脉学的人，都遵从扁鹊的学说。

2. 华佗传

华佗（145—208），东汉末期著名医家。他不慕名利，学识渊博。不但精通中医内科、妇产科、儿科等，还擅长外科，发明了用酒冲服麻沸散的全身麻醉法，是世界上最早使用麻醉法施行外科手术的医生，有"外科鼻祖"之称。同时，他还创制了传统健身方法"五禽戏"，对预防保健、增强体质起到了积极作用，受到了人民的热爱和推崇。本文选自《三国志·魏书·华佗传》，作者陈寿，西晋史学家。

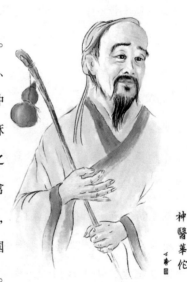

神醫華佗

【原文】

华佗，字元化，沛国谯人也，一名敷，游学徐土，兼通数经。沛相陈珪举孝廉，太尉黄琬辟，皆不就。晓养性之术，时人以为年且百岁，而貌有壮容。又精方药，其疗疾，合汤不过数种，心解分剂，不复称量，煮熟便饮，语其节度，舍去，辄愈。若当灸，不过一两处，每处不过七八壮，病亦应除。若当针，亦不过一两处，下针言"当引某许，若至，语人"。病者言"已到"，应便拔针，病亦行差。若病结积在内，针药所不能及，当须刳割者，便饮其麻沸散，须臾便如醉死，无所知，因破取。病若在肠中，便断肠湔洗，缝腹膏摩，四五日差，不痛，人亦不自寤，一月之间，即平复矣。

【译文】

华佗，字元化，是沛国谯县人，又名华敷。年少的时候曾在徐州一带拜师学艺，学习非常用功，能通晓好几本儒家经典，学问渊博。当时沛国国相陈珪举荐他做孝廉，太尉黄琬征召他去做官，但华佗都不上任。华佗深谙养生之术，当时人都看他年纪很大了，却还拥有壮健的容貌和体魄。华佗在中医药方面也非常精通，治疗疾病的时候，开的方剂不过几种，抓药的时候不用称量，每味药的剂量了然于心。让病人将方药煮熟服下，告知注意事项，药渣刚倒掉病就痊愈了。如果需要艾灸治疗的话，选用的穴位也不过是一两处，每处穴位也不过用七八壮艾炷，病痛也能应手消除。如果需要针刺治疗，同样不过选取一两处穴位，下针的时候告知病人："针刺感应延伸到某处，若你感觉到那个位置了，就告诉我一声。"病人说："到了。"华佗便应声拔针，病痛也就好得差不多了。若病痛的结块积聚在体内，针药的效力都不能到达，应该剖开刮去，华佗就令人饮下麻沸散，不一会儿病人就如醉死一般，毫无察觉之下，趁机开刀取出结块。病痛若是在肠中，便割断肠子进行清洗，然后缝合伤口敷上膏药，四五日时间，就不再疼痛了，病人也毫无察觉，一个月之内，伤口就能恢复原貌。

【原文】

广陵太守陈登得病，胸中烦懑，面赤不食。佗脉之曰："府君胃中有虫数升，欲成内疽，食腥物所为也。"即作汤二升，先服一升，斯须尽服之。食顷，吐出三升许虫，赤头皆动，半身是生鱼脍也，所苦便愈。佗曰："此病后三期当发，遇良医乃可济救。"依期果发动，时佗不在，如言而死。

太祖闻而召佗，佗常在左右。太祖苦头风，每发，心乱目眩。佗针鬲，随手而差。

【译文】

广陵郡太守陈登得了病，心中烦躁郁闷，脸色发红，不想吃饭。华佗为他切脉后说："您胃中有虫好几升，将在腹内形成一种肿胀坚硬的毒疮，是吃生鱼、生肉造成的。"马上熬制了二升药汤，先喝一升，一会儿把药全部喝了，过了一顿饭的工夫，吐出了约莫三升小虫，小虫赤红色的头都会动，一半身体还是生鱼肉的模样，所受病痛也就好了。华佗说："这种病三年后将会复发，碰到良医才可救活。"按照预计的时间果然旧病发作，当时华佗不在，陈登果真旧病复发而死。

曹操听说而召唤华佗，华佗常守在他身边。曹操为头痛病所苦，每当发作，就心情烦乱，眼睛眩晕。华佗针刺膈俞穴，应手而愈。

【原文】

李将军妻病甚，呼佗视脉。曰："伤娠而胎不去。"将军言："闻实伤娠，胎已去矣。"佗曰："案脉，胎未去也。"将军以为不然。佗舍去，妇稍小差。百余日复动，更呼佗。佗曰："此脉故事有胎。前当生两儿，一儿先出，血出甚多，后儿不及生。母不自觉，旁人亦不寤，不复迎，遂不得生。胎死，血脉不复归，必燥著母脊，故使多脊痛。今当与汤，并针一处，此死胎必出。"汤针既加，妇痛急如欲生者。佗曰："此死胎久枯，不能自出，宜使人探之。"果得一死男，手足完具，色黑，长可尺所。

佗之绝技，凡此类也。

【译文】

李将军的妻子病得很严重，召唤华佗切脉，华佗说："这是因为夫人妊娠的胎儿没有去除。"将军说："妊娠时胎儿确实受到伤害，但胎儿已经去除了。"华佗说："从我切脉来看，胎儿没有去除啊！"将军以为不是这样。华佗告辞离去，妇人稍微好些，百余日后又发病，再召唤华佗，华佗说："此脉象按照惯例有胎儿。先前应该生两个婴儿，一个婴儿先出生，血出得太多，后面的婴儿没有及时产下。母亲自己没感觉到，旁边的人也没有认识到，不再接生，于是不得生产。胎儿死了，血脉不能回复，必然日久干枯并附着于妇人的脊背，因此造成脊背疼痛。如今应当施以汤药，并针刺一处，这个死胎必定产下。"汤药针刺施加后，妇人疼痛急着想要生产。华佗说："这个死胎日久干枯，不能自己出来，应该派人掏取它。"按照华佗的做法，果然取出一个死去的男婴，手足完备，颜色发黑，长约一尺。

诸如此类，都是华佗的卓绝医技。

【原文】

然本作士人，以医见业，意常自悔。后太祖亲理，得病笃重，使佗专视。佗曰："此近难济，恒事攻治，可延岁月。"佗久远家思归，因曰："当得家书，方欲暂还耳。"到家，辞以妻病，数乞期不反。太祖累书呼，又敕郡县发遣，佗恃能厌食事，犹不上道。太祖大怒，使人往检：若妻信病，赐小豆四十斛，宽假限日；若其虚诈，便收送之。于是传付许狱，考验首服。荀彧请曰："佗术实工，人命所悬，宜含宥之。"太祖曰："不忧，天下当无此鼠辈耶？"遂考竟佗。佗临死，出一卷书与狱吏，曰："此可以活人。"吏畏法不受，佗亦不强，索火烧之。佗死后，太祖头风未除。太祖曰："佗能愈此。小人养吾病，欲以自重，然吾不杀此子，亦终当不为我断此根原耳。"及后爱子仓舒病困，太祖叹曰："吾悔杀华佗，令此儿强死也。"

【译文】

然而他本是读书人，以医术立业，心里常感懊悔。后来曹操亲自处理国家大事，积劳成疾，患了重病，让华佗专为他个人治病。华佗说："这病大概难以治好，需要不断地进行治疗，才可以延长一些寿命。"华佗长期远离家乡，想回去看看，因此说："刚刚收到家人来信，想要短期回家一趟。"到家后，推托妻子有病，多次请求延长假期不回来。曹操多次用书信召唤，又下诏令郡县征发遣送。华佗自恃有才能，厌恶侍奉曹操，还是不上路。曹操很生气，派人前往查看：如果他妻子确实生病，就赐赠四十斛小豆，放宽假期；如果他虚假欺骗，就逮捕押送他回来。因此用车把华佗递解交付许昌监狱，拷问服罪。荀彧向曹操求情说："华佗的医术确实高明，关系着人的生命，应该宽容饶恕他。"曹操说："不用担忧，天下会没有这种低微的鼠辈吗？"最终将华佗拷问致死。华佗临死前，拿出一卷医书给狱官，说："这书可以用来救活人。"狱吏害怕触犯法律不敢接受，华佗也不勉强，讨取火来索性把书烧掉了。华佗死了以后，曹操头痛没有去除。曹操说："华佗能治好这种病。这小子有意拖延我的病，不加根治，想借此来抬高自己的地位，如果我不杀掉这小子，他也终究不会替我断掉这病根的。"直到后来他的爱子曹冲病危，曹操才感叹地说："我后悔杀了华佗，使这个儿子死于非命了。"

3. 皇甫谧传

皇甫谧（215—282），魏晋时期医家、文学家，字士安，自号玄晏先生，安定郡朝那县（今甘肃平凉市西北）人。谧性好著述，中年因患风痹证，又误服寒食散，始致力于医，将《素问》《灵枢》及《明堂孔穴针灸治要》三部医书加以编辑，撰成《针灸甲乙经》，此举为传承《黄帝内经》学术，统一古代针灸穴位位置、名称、取穴法，总结晋代以前针灸学成就，做出了重大贡献。本文节选自《晋书·皇甫谧传》。

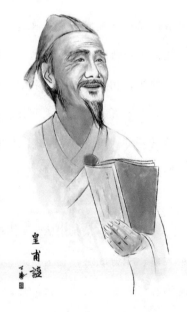

皇甫谧

【原文】

皇甫谧，字士安，幼名静，安定朝那人，汉太尉嵩之曾孙也。出后叔父，徙居新安。年二十，不好学，游荡无度，或以为痴。尝得瓜果，辄进所后叔母任氏，任氏曰："《孝经》云'三牲之养，犹为不孝'。汝今年余二十，目不存教，心不入道，无以慰我。"因叹曰："昔孟母三徙以成仁，曾父烹豕以存教，岂我居不卜邻，教有所阙，何尔鲁钝之甚也！修身笃学，自汝得之，于我何有！"因对之流涕。谧乃感激，就乡人席坦受书，勤力不怠。居贫，躬自稼穑，带经而农，遂博综典籍百家之言。沉静寡欲，始有高尚之志，以著述为务，自号玄晏先生。著《礼乐》《圣真》之论。后得风痹疾，犹手不辍卷。

【译文】

皇甫谧，字士安，小名叫静，是安定朝那（今甘肃省平凉市灵台县）人，汉代太尉皇甫嵩的曾孙。皇甫谧过继给他叔父为子，随叔父迁居新安。他到二十岁还不好好学习，终日无节制地游荡玩耍，有的人以为他是个呆子。皇甫谧曾经得到一些瓜果，总是很孝敬地进呈给他的叔母任氏。任氏说："《孝经》说'虽然每天用牛、羊、猪三牲来奉养父母，仍然是不孝之人。'你今年都快二十岁了，却丝毫没有学习上进的念头，没有什么可以安慰我的。"进而叹息说："从前，孟母三迁使孟子成为仁德的大儒；曾参的父亲杀猪使信守诺言的教育常存，难道是我没有选择好邻居，教育方法有所缺欠吗？不然，你怎么会如此鲁莽愚蠢呢！修身立德，专心学习，是你自己有所得，我能得到什么呢！"叔母面对皇甫谧流泪。皇甫谧深受感动，激发了志气，于是到同乡人席坦处学习，勤读不倦。皇甫谧住在贫穷的地方，常一边亲自参加农业劳动，一边带着经典学习，终于博通典籍百家之言。皇甫谧性格恬静，没有奢望，自始就有高洁自守的志向，不愿卑躬屈节求仕，而是把写书作为自己的事业，自号玄晏先生，写有《礼乐》《圣真》等论著，后来得了风痹病，仍然手不释卷。

【原文】

或劝谧修名广交，谧以为非圣人孰能兼存出处，居田里之中亦可以乐尧、舜之道，何必崇接世利，事官鞅掌，然后为名乎？作《玄守论》以答之，曰："或谓谧曰：'富贵，人之所欲，贫贱，人之所恶，何故委形待于穷而不变乎？且道之所贵者，理世也；人之所美者，及时也。先生年迈齿变，饥寒不赡，转死沟壑，其谁知乎？'谧曰：'人之所至惜者，命也；道之所必全者，形也；性形所不可犯者，疾病也。若扰全道以损性命，安得去贫贱存所欲哉？吾闻食人之禄者怀人之忧，形强犹不堪，况吾之弱疾乎！且贫者，士之常，贱者，道之实，处常得实，没齿不忧，孰与富贵扰神耗精者乎？又生为人所不知，死为人所不惜，至矣！喑聋之徒，天下之有道者也。夫一人死而天下号者，以为损也；一人生而四海笑者，以为益也。然则，号笑非益死损生也。是以至道不损，至德不益。何哉？体足也。如回天下之念以追损生之祸，运四海之心以广非益之病，岂道德之至乎！夫唯无损，则至坚矣；夫唯无益，则至厚矣。坚，故终不损；厚，故终不薄。苟能体坚厚之实，居不薄之真，立乎损益之外，游乎形骸之表，则我道全矣。'"

遂不仕。耽玩典籍，忘寝与食，时人谓之"书淫"。或有箴其过笃，将损耗精神。谧曰："朝闻道，夕死可矣，况命之修短分定悬天乎！"

【译文】

有人劝皇甫谧加强修养以求名誉而广泛结交，皇甫谧认为"不是圣人，如何能兼顾入朝为官和退隐为民呢？躬耕在乡下一样可以享有尧舜之道，又何必去与达官贵人结交，为公事忙碌从而得到好名声呢？"于是，皇甫谧写了《玄守论》来回答劝他广泛结交的人。

皇甫谧在《玄守论》一文里写道："有的人对我说'富贵是人人想得到的，贫贱是人人都厌恶的，为什么不顾惜自己，将自己置身于困穷之中而不作改变呢？况且大道中最可贵的是治理国家，而对一般的人来讲，及时行乐便是美事。先生已经年老，牙齿也发生了变化，连温饱都没有解决，今后死在山沟河谷之中，又有谁知道呢？'

"但我却认为：'人最看重的，是生命；道最渴求的，是形体的完美。生命和形体都不应该被疾病所侵害，如果扰乱了形体以至于损及性命，又怎么谈得上脱离贫贱而存富贵呢？我听说吃人家俸禄的人，就得分担人家的忧患，形体强壮的人尚不堪忍受，何况我体弱多病呢？对于文士来说，贫穷是司空见惯的，低贱也能体现道的本质，然处于贫穷之中而得到道的真谛，一辈子没有忧患，与那种为了追求富贵、扰神耗精相比，孰好孰坏呢！另外，生时不为人知道，死时不被人惋惜，这样的人才是最得道的真谛的呀！聋哑的人，是天下最得道的人。一个人死了，天下的人都为他号啕大哭，因为他的死，对天下有很大的损失；有的人健在，全国的人都为之而欢欣鼓舞，因为他的健在，对全国人都有好处。然而，天下人的哭或笑，并不能使该死的人不死，该生的不生。所以有至道至德的人，不会因外界影响损益到他的死生。为什么呢？因为他的体魄很健壮。如果为了换回天下人的悲痛而去追求损害生命的名利，顺应全国人的心意去追求无益于身的富贵，这哪是道德的至高境界呢！只有不追求名利，才会无损于性命，身体就会更坚强；只有不求无益于身体的富贵，道行才会更深厚。身体坚强就不会损及生命，道行深厚就不会变浅薄。如果能保持坚实的身体、积蓄深厚的道行，将名利、富贵置之度外，看作只是形体表面的东西，那么我的道行就得以完善了。'"

于是，皇甫谧终究没有去做官。他潜心钻研典籍，甚至废寝忘食，故当时人说他是"书淫"。有人告诫他过于专心，将会耗损精神。皇甫谧说："早晨学到了道理，黄昏死去也是值得的，何况生命的长短是上天预定的呢！"

【原文】

其后武帝频下诏敦逼不已，谧上疏自称草莽臣，曰："臣以尪弊，迷于道趣，因疾抽簪，散发林皋，人纲不闲，鸟兽为群。陛下披榛采兰，并收蒿艾。是以皋陶振褐，不仁者远。臣惟顽蒙，备食晋粟，犹识唐人击壤之乐，宜赴京城，称寿阙外。而小人无良，致灾速祸，久婴笃疾，躯半不仁，右脚偏小，十有九载。又服寒食药，违错节度，辛苦荼毒，于今七年。隆冬裸袒食冰，当暑烦闷，加之咳逆，或若温疟，或类伤寒，浮气流肿，四肢酸重。于今困劣，救命呼嚧，父兄见出，妻息长诀。仰迫天威，扶舆就道，所苦加焉，不任进路，委身待罪，伏枕叹息。臣闻韶卫不并奏，雅郑不兼御，故郤子入周，祸延王叔；虞丘称贤，樊姬掩口。君子小人，礼不同器，况臣糠，糅之雕胡！庸夫锦衣，不称其服也。窃闻同命之士，咸以毕到，唯臣疾疢，抱衅床蓐，虽贪明时，惧毙命路隅。设臣不疾，已遭尧舜之世，执志箕山，犹当容之。臣闻上有明圣之主，下有输实之臣；上有在宽之政，下有委情之人。唯陛下留神垂恕，更旌瑰俊，索隐于傅岩，收钓于渭滨，无令泥滓，久浊清流。"谠辞切言至，遂见听许。

【译文】

后来晋武帝屡次下诏督促逼迫皇甫谧出仕，皇甫谧上书自称草野之臣说："我瘦弱多病，迷恋学术旨趣，因为有病而归隐林泽山川之间，不熟习人伦礼法，常与鸟兽为伴。陛下到处求贤，连我这样的不是贤人的人也被收取了。所以像皋陶那样贤德的人脱去布衣当了官，不贤的人就远远离开了朝廷。"

"我只是个顽钝愚蠢的人，我吃晋王朝的粮食，享受着天下太平，击壤而歌的安乐生活，应该到京城去，在宫阙之外祝皇帝万寿无疆。而我因不良的品德，才招致灾祸，久为疾病所困，半个身子麻木不仁，右脚肌肉萎缩而变小，已有十九载。又因服寒食散，违背了服食的规则，反造成毒害，至今已有七年。盛冬时得祖露身体服食冰雪，暑天更觉烦闷，并伴有咳嗽气喘，或像患了温疟，或又类似伤寒，气急浮肿，四肢酸重。现在情况更为严重，生命危在旦夕，父兄见了离去，妻儿常待诀别。如果追于皇帝的权威扶车上路，则病痛更会加剧，所以只好不走仕进之路，将身待罪，俯伏枕上叹息。"

"我听说高雅的韶乐和低俗的卫乐不能同时演奏，雅乐和郑声也不能同时进奏，周时王叔（晋厉公）受离间计欺骗杀了郤子，自身反被牵连作为郤子同党而被捕；虞丘推荐了贤才，樊姬就不再说长道短了。所以，有地位的人和被统治者，在敬神典礼中用不同器皿，何况我这如粗劣食粮一般的人，怎能和像菰米一般尊贵的人在一起呢！这就如同一个平庸的人，穿着显贵的锦缎绸衣是不相称的。"

"我听说与我一同被征召的人都已到达京师，只有臣我因有疾病，待罪床席，虽也贪图能有光明的前途，但惧怕在路途丧命。即使我没有疾病，且已遇到这样的尧舜之世，如巢父、许由高隐于箕山，亦尚可容忍。我听说上有圣明的皇帝，下就有敢于说出实情的大臣；上有宽容的政策，下就有能委婉表达心愿的人。希望陛下能留心才智之士和宽待我这样久病的人，重新旌表奇才异能之士，从傅岩之畔请来（像傅说一样）隐居的贤人，从渭水之滨请来（像姜子牙一样）垂钓的隐士，不要让他们被埋没。"皇甫谧的恳切言辞，终于获得了准许。

4. 李东垣传

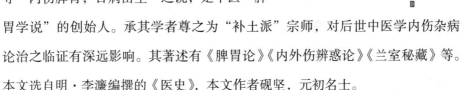

李东垣（1180—1251），金元四大家之一，名杲，字明之，晚年自号东垣老人，世以号行，真定（今河北正定）人。杲幼岁即好医药，家资既厚，捐千金从学于易水之宗张元素。在其师脏腑辨证的启示下，东垣参合《黄帝内经》关于四时皆以养胃气为本之理论，倡导"内伤脾胃，百病由生"之说，是中医"脾胃学说"的创始人。承其学者尊之为"补土派"宗师，对后世中医学内伤杂病论治之临证有深远影响。其著述有《脾胃论》《内外伤辨惑论》《兰室秘藏》等。本文选自明·李濂编撰的《医史》，本文作者砚坚，元初名士。

【原文】

东垣老人李君，讳杲，字明之。其先世居真定，富于金财。大定初，校籍真定、河间，户冠两路。君之幼也，异于群儿；及长，忠信笃敬，慎交游，与人相接，无戏言。衢间众人以为欢洽处，足迹未尝到，盖天性然也。朋侪颇疾之，密议一席，使妓戏狎，或引其衣，即怒骂，解衣焚之。由乡豪接待国使，府尹闻其妙龄有守也，讽妓强之酒，不得辞，稍饮，遂大吐而出。其自爱如此。受《论语》《孟子》于王内翰从之，受《春秋》于冯内翰叔献。宅有隙地，建书院，延待儒士。或不给者，尽周之。泰和中，岁饥，民多流亡，君极力赈救，全活者甚众。

【译文】

东垣老人李先生，名杲，字明之。他的祖先世代住在真定路，家里非常富裕。金朝大定初年，朝廷对真定和河间两路的户籍进行了核对，结果显示出他家的财富在两路当中居于首位。东垣幼年的时候，就跟一般的儿童很不相同；等到长大以后，为人忠诚守信、厚重端庄，对结交朋友的事情非常慎重；跟人相处的时候，没有戏言。众人认为能够欢乐惬意的地方，他的足迹从来没有到过，因为他的天性就是这样。跟他同辈的人有意考验他，就私下商定，备下一桌酒席，在酒席上让妓女轻浮地引逗他玩。开席后有一个妓女就去拉扯他的衣服，他立即恼怒地骂了起来，并脱下衣服烧了。

有一次，他以地方豪绅的身份接待南宋使节时，府里的长官听说他年纪轻轻便很有操守，就用话暗示一个妓女硬让他饮酒。他推辞不过，稍微饮了一点酒，就大吐着退席而出，他就是这样地珍重自己。他跟从翰林王从之学习了《论语》和《孟子》，又跟从翰林冯叔献学习了《春秋》。他家的宅院内有一片空地，就在那里建造了一座书院，用以接待儒士。有的儒士生计艰难，他就全面周济他们。金朝泰和年间，连年发生饥荒，百姓大多外出逃难或被饿死，李先生竭尽全力用钱粮进行救济，保全救活的人很多。

【原文】

母王氏寝疾，命里中数医拯之。温凉寒热，其说异同；百药备尝，以水济水，竟莫知为何证而毙。君痛悼不知医而失其亲，有愿曰："若遇良医，当力学以志吾过！"

闻易水洁古老人张君元素医名天下，捐金帛诣之。学数年，尽得其方法。进纳得官，监济源税。彼中民感时行疫疠，俗呼为大头天行。医工遍阅方书，无与对证者，出己见，妄下之，不效；复下之，比比至死。医不以为过，病家不以为非。君独恻然于心，废寝食，循流讨源，察标求本，制一方，与服之，乃效。特寿之于木，刻揭于耳目聚集之地，用之者无不效。时以为仙人所传，而錾之于石碣。

【译文】

李先生的母亲王氏患了重病卧床不起，让乡里的数名医生救治她。对于是用温药还是用凉药，那些医生的说法各不相同；所有的药都尝遍了，皆无效果，竟然没有人知道是什么病而使得王氏送了命。李先生因不懂医术而失去了他的母亲，十分痛心哀伤，立下誓愿说："如果遇到了良医，我一定要跟他努力学习来弥补我的过错。"

他听说易水县的洁古老人张元素先生，医术闻名天下，就带着金银绸缎去拜见他。学了几年后，全部学到了他的医术。后来向朝廷捐献钱粮买到了一个官职，主管济源县的税务。那里的百姓广泛地患上了流行性传染病，社会上的民众把它叫作"大头天行"。普通医生们查遍了医书，没有跟这种病对证的方子，就根据自己的见解，妄自地给病人泻下，不见效，就继续给病人泻下，以致病人接连不断地病情加重，直到死亡。医生们都不把这当作过错，病家也不认为不对。唯独李先生在心中深感哀痛，于是废寝忘食地依据病变探讨病因，分析症状探求病根，创制了一个方子，给病人们服下它后，才取得了疗效。李先生特意让人把这个方子雕刻在木板上印刷出来，分别张贴在过往行人聚集的地方让人们抄用，凡用了这个方子的人没有不取得疗效的。当时的人们还以为方子是仙人传授的，就把它雕刻在了石碑上边。

【原文】

君初不以医为名，人亦不知君之深于医也。君避兵汴梁，遂以医游公卿间，其明效大验,具载别书。壬辰北渡,寓东平,至甲辰还乡里。一日,谓友人周都运德父曰:"吾老,欲传道后世,艰其人奈何?"德父曰:"廉台罗天益谦甫,性行敦朴,尝恨所业未精,有志于学,君欲传道,斯人其可也。"他日,偕往拜之。君一见曰:"汝来学觅钱医人乎?学传道医人乎?"谦甫曰:"亦传道耳。"遂就学,日用饮食,仰给于君。学三年,嘉其久而不倦也,予之白金二十两,曰:"吾知汝活计甚难,恐汝动心,半途而止,可以此给妻子。"谦甫力辞不受。君曰:"吾大者不惜,何吝乎细?汝勿复辞。"君所期者可知矣。临终,平日所著书检勘卷帙,以类相从,列于几前,嘱谦甫曰:"此书付汝,非为李明之、罗谦甫,盖为天下后世,慎勿湮没,推而行之。"行年七十有二,实辛亥二月二十五日也。君殁,迄今十有七年,谦甫言犹在耳,念之益新。噫嘻!君之学,知所托矣。

【译文】

李先生起初并不是因为医术而出名的,人们也不知道李先生在医学上造诣很深。自从李先生为了躲避战乱到了汴梁以后,才凭着医术在达官贵人之间进行交往。他治病所取得明显疗效的事迹,全都记载在别的书中。他在壬辰年向北渡过了黄河,寄居在东平,到甲辰年才回到了故乡。有一天,对友人周都运德父说:"我老了,想把医术传给后世,深感适当的人选难以找到,怎么办呢?"周德父说:"廉台县的罗谦甫,品行敦厚朴实,曾为作为事业的医学还不精通而感到遗憾,有志于继续学习。您想要传授医道,这个人大概可以的。"

一天,周德父带着罗谦甫一起去拜见李先生,李先生一见到罗谦甫就问道:"你来学习是为了做赚钱的医生呢?还是为了做继承和发扬医学的医生呢?"罗谦甫说:"只是继承和发扬医学而已。"于是就跟着李先生开始学习。罗谦甫的日常费用和饮食,都是靠李先生提供的。学了三年后,李先生赞赏他能长期坚持而且不知疲倦,送给他二十两银子,说:"我知道你生计艰难,担心你意志动摇，半途而废，可以用这些银子来供养你的妻子儿女。"罗谦甫坚决推辞，不愿接受。李先生说："我把大的医道尚且毫无保留地传授给你，哪里会吝惜这小小的钱财呢，你不要再推辞了。"李先生期望的事情就可想而知了。

李先生临终的时候，把平常所写的书都校勘好，按照类别排列起来，摆在书案上面，嘱咐罗谦甫说："这些书交给你，不是为了我李明之，也不是为了你罗谦甫，而是为了天下后世的人们。你要小心保存，不要让它失传了，要推广并使它流传下去。"李先生去世时年纪是七十二岁，去世的时间是辛亥年二月二十五日。李先生去世后，到现在已十七年了，罗谦甫每当说起李先生，仍感到他的话就在耳边一样，回想起来更觉清新。啊！先生的学术，的确是得到了可继承的人了。

5. 朱丹溪传

朱丹溪（1281—1358），元代医家，字彦修，金华（今浙江义乌）人，金元四大家之一。因其故居有条美丽的小溪，故名"丹溪"，后世遂尊之为"丹溪翁"或"丹溪先生"。其对刘完素火热论有所发挥，倡导"阳有余，阴不足"论，主张滋阴降火，后世称其为"养阴派"之祖。其主张临证灵活用药，反对时医忽视辨证，套用《太平惠民和剂局

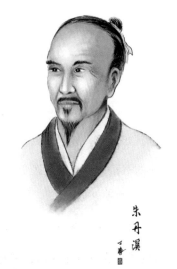

朱丹溪

方》与滥用辛燥药物之治法。著述有《格致余论》《丹溪心法》《局方发挥》《本草衍义补遗》等。本文节选自《九灵山房集》，作者戴良，元末明初学者。

【原文】

丹溪翁者，婺之义乌人也，姓朱氏，讳震亨，字彦修，学者尊之曰丹溪翁。翁自幼好学，日记千言。稍长，从乡先生治经，为举子业。后闻许文懿公得朱子四传之学，讲道八华山，复往拜焉。益闻道德性命之说，宏深粹密，遂为专

门。一日，文懿谓曰："吾卧病久，非精于医者，不能以起之。子聪明异常人，其肯游艺于医乎？"翁以母病脾，于医亦粗习，及闻文懿之言，即慨然曰："士苟精一艺，以推及物之仁，虽不仕于时，犹仕也。"乃悉焚弃向所习举子业，一于医致力焉。

【译文】

丹溪翁，婺州义乌县人，姓朱，名震亨，字彦修，学医的人们尊称他为丹溪翁。丹溪翁从小好学，每天能记忆千字的课文。渐渐地长大时，跟从乡里的先生学习儒经，修习科举考试的学业。后来听说许文懿先生得到了朱熹第四代传人传授的学说，在八华山讲道授学，便又到那里去拜师求教。进一步领会到关于道德、人性与天理的学说是那样的博大精深、纯正周密，于是就把它作为专门的事业。一天，许文懿对他说："我生病卧床已久，不是精于医学的人，不能够使我康复。你很聪明，超乎常人，愿意从事医学这门技艺吗？"丹溪翁由于母亲患有脾病，对于医学也粗略学过，等到听了许文懿的话，就慷慨地说："读书人如果精通一门技艺，用来推广惠及万物的仁德，即使在当世没有做官，也犹如做官一样为百姓谋福。"于是就完全烧毁抛弃了以前修习的科举考试之学业的书籍，专心地在医学上下起了功夫。

【原文】

时方盛行陈师文、裴宗元所定大观二百九十七方，翁穷昼夜是习。即而悟曰："操古方以治今病，其势不能以尽合。苟将起度量，立规矩，称权衡，必也《素》《难》诸经乎！然吾乡诸医鲜克知之者。"遂治装出游，求他师而叩之。

乃渡浙河，走吴中，出宛陵，抵南徐，达建业，皆无所遇。及还武林，忽有以其郡罗氏告者。罗，名知悌，字子敬，世称太无先生，宋理宗朝寺人，学精于医，得金刘完素之再传，而旁通张从正、李杲二家之说。然性褊甚，特能厌事，难得意。

翁往谒焉，凡数往返，不与接。已而求见愈笃，罗乃进之，曰："子非朱彦修乎？"时翁已有医名，罗故知之。翁既得见，遂北面再拜以谒，受其所教。罗遇翁亦甚欢，即授以刘、张、李诸书，为之敷扬三家之旨，而一断于经，且曰："尽去而旧学，非是也。"翁闻其言，涣焉无少凝滞于胸臆。居无何，尽得其学以归。

【译文】

当时社会医学风气正在盛行陈师文、裴宗元所校订的《太平惠民和剂局方》一书，丹溪翁不分昼夜地研习此书。不久就醒悟了，说："拿着古代的方剂来治疗现在的疾病，那势必不能够完全适合的。如果要建立法度、确立规则、制定标准，必须用《素问》《难经》等经典吧！但我家乡的众多先生中缺少能够通晓它们的人。"于是就打点行装外出旅游求学，寻求别的师傅并请教他们。

他渡过了钱塘江，走到了吴中，从宛陵出来，到了南徐，抵达建业，但都没能遇到理想的师傅。等回到杭州，忽然有人把他同郡的罗先生介绍给他。罗先生名叫知悌，字子敬，世人称他为太无先生，是宋理宗时的一名进侍，精通医学，得到了金朝刘完素第二代传人的真传，并且兼通张从正、李杲二家的学说。然而心胸狭隘，依仗才能、厌恶侍奉他人，世人也都很难合乎他的心意。

丹溪翁去拜见他，先后往返多次，罗知悌都不跟他见面。但朱丹溪求见更加诚恳了，罗知悌这才接见了他，一见面就说："你就是朱彦修吗？"其时丹溪翁的医术已有一定的名声，所以罗知悌知道他。丹溪翁受到接见之后，就面朝北面正式拜罗为师，接受他的教诲。罗知悌遇到了丹溪翁也很高兴，就把刘完素、李杲、张从正三人所有的书都传给了他，并给他阐发三家学说的要领，不过都一概取决于医经的是非，而且说："完全舍弃你原来学过的医术！因为它们不是正道的东西。"丹溪翁听了他的话，茅塞顿开，在心里也没有一点阻碍不通的问题了。过了不久，就学成归去。

【原文】

翁简悫贞良，刚严介特，执心以正，立身以诚，而孝友之行，实本乎天质。

奉时祀也，订其礼文而敬泣之。事母夫人也，时其节宣以忠养之。宁歉于己，而必致丰于兄弟；宁薄于己子，而必施厚于兄弟之子。非其友不友，非其道不道。好论古今得失，慨然有天下之忧。世之名公卿多折节下之，翁为直陈治道，无所顾忌。然但语及荣利事，则拂衣而起。与人交，一以三纲五纪为去就。尝曰：天下有道，则行有枝叶；天下无道，则辞有枝叶。夫行，本也；辞，从而生者也。苟见枝叶之辞，去本而末是务，辄怒溢颜面，若将浼焉。翁之卓卓如是，则医特一事而已。然翁讲学行事之大方，已具吾友宋太史濂所为翁墓志，兹故不录，而窃录其医之可传者为翁传，庶使后之君子得以互考焉。

【译文】

丹溪翁为人简朴，诚实谨慎，品行坚贞，待人温和，刚毅庄严，清高不俗；以正直立志自勉，以诚信立身处世；至于孝敬父母、友爱兄弟的品性，实在是出于天性。他供奉常规祭祀的时候，都要考订其礼仪规定并恭敬地哀泣先人；在照料母亲大人方面，能按时调节她的饮食起居等，并尽心尽力地奉养她；宁肯对自己刻薄一些，也一定使兄弟们丰足；宁肯对自己的孩子刻薄一些，也要对兄弟们的孩子给得优厚。他不是适宜的朋友就不去结交，不是正当的道理就不去谈论；喜欢谈古论今，每每慷慨激昂地表现出以天下之忧而忧的气概。当世有名的达官贵人常常屈尊虚心地请教他，丹溪翁给他们坦率地陈说治国治民之道，并无什么顾忌，但是只要谈到荣华名利之事，就生气地起身而去。

他跟人交往，用三纲五常作为断交或亲近的标准，曾说：遵行仁道的时候，那么人们的品行就像依着树干而茂盛生长的枝叶一样，根基坚实而淳朴高尚；丧失仁道的时候，那么人们的言论就像没有树干而徒然存在的枝叶一样，缺乏根基而虚美不实。品性，是人的根本；言论，是从它派生出来的东西。他如果听见了虚美不实的言论，看见了舍弃根本而追逐名利的行为，就怒容满面，犹如就要受到玷污似的。丹溪翁就是如此地超群出众，行医仅仅是一个方面的事情罢了。不过他研究理学和做事的大家风范，已全部记载在我的朋友太史宋濂所写的他的墓志中了，所以这里不再记述，而谨记下他的可以流传于世的医学事迹作为他的传记，期望能使后代的君子得以互相参照。

养生古论

中医的精华大多蕴藏于古代经典之中，其中最重要的经典是《黄帝内经》，它是中国传统医学四大经典著作之一，是第一部冠以中华民族先祖"黄帝"之名的巨著，是中医现存成书最早的一部医学典籍。现通行本的《黄帝内经》由《素问》和《灵枢》两部分组成。书中所述博大精深、文义古奥，后世医疗、养生之术多源于此，展卷细读，身体力行，必有大益。

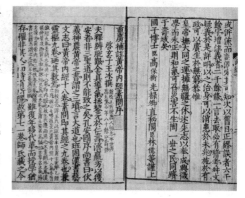

1. 上古天真论

《黄帝内经》开头第一篇就是《上古天真论》，由此可见此文的价值。后世关于养生的书籍汗牛充栋，但就基本理念而言，基本都在《上古天真论》的范畴里。这篇文章揭示的是人类生命的基本规律，无论养生还是治病都必须顺应这些法则。

此文是以黄帝和岐伯问答的方式写作，文中字字珠玑，发人深省，例如在说到人类早衰的现象时写道："……以酒为浆，以妄为常，醉以入房……不知持满……逆于生乐，起居无节，故半百而衰也。"这完全就是现代社会大城市里热衷于夜生活而损害健康的人们的真实写照。

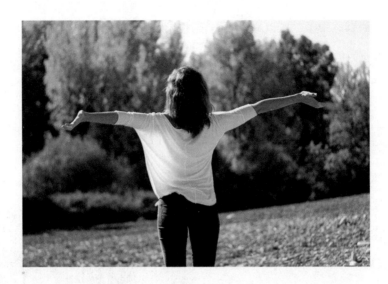

以此为鉴，养生的关键其实就在 16 个字，"恬惔虚无，真气从之，精神内守，病安从来"。

文中还对男女的一生做出了精辟的概括，指出男女的生理周期分别是"八"和"七"，在每个生理周期中，生命都在发生着不同的变化。了解这些，就了解了人类生命的轨迹，才能把握养生的根本。

对于大多数普通人，好好琢磨本文的精髓，以此作为养生的指导，坚持不懈，虽不能达到文中所说的境界，但是，强身健体、延年益寿是完全可以期待的。

【原文】

昔在黄帝，生而神灵，弱而能言，幼而徇齐，长而敦敏，成而登天。乃问于天师曰：余闻上古之人，春秋皆度百岁，而动作不衰；今时之人，年半百而动作皆衰者，时世异耶？人将失之耶？

【译文】

当初黄帝，生下来就十分聪慧，与众不同，三岁时已经能说会道，十岁时对周围事物有很强的理解力，长大后诚朴又敏达，到成年时当上天子。他向天师岐伯请教道："我听说上古时代的人，都能活到一百岁，而且行动还没有衰老的现象；现在的人，才到五十岁，行动就已经衰老了，这是时代变迁造成的呢？还是现在人违背了养生规律造成的呢？"

【原文】

岐伯对曰：上古之人，其知道者，法于阴阳，和于术数，食饮有节，起居有常，不妄作劳，故能形与神俱，而尽终其天年，度百岁乃去。今时之人不然也，以酒为浆，以妄为常，醉以入房，以欲竭其精，以耗散其真，不知持满，不时御神，务快其心，逆于生乐，起居无节，故半百而衰也。

夫上古圣人之教下也，皆谓之虚邪贼风，避之有时，恬惔虚无，真气从之，精神内守，病安从来？是以志闲而少欲，心安而不惧，形劳而不倦，气从以顺，各从其欲，皆得所愿。故美其食，任其服，乐其俗，高下不相慕，其民故曰朴。是以嗜欲不能劳其目，淫邪不能惑其心，愚智贤不肖不惧于物，故合于道。所以能年皆度百岁而动作不衰者，以其德全不危也。

【译文】

岐伯回答说："上古时代的人，大都了解养生的道理，所以能效法于阴阳之道，并采用各种养生方法来保养身体，饮食有节制，作息有规律，不轻易使身心透支，因而能够使形体和精神协调，活到他们应该到的寿数，到一百岁以后才去世。现在的人就不同了，把酒当作浆水一样纵饮无度，经常沉迷于荒乱的生活中，乘着酒兴纵意房事，因过度贪图色欲而耗竭精气，造成真元败散。正是由于不懂得要保持旺盛的精气，不知依照时节驾驭心神，贪图一时的快意，背弃了养生的道理而追求无度的欢乐，生活全无规律，所以才到五十岁就衰老了。

"上古的圣人经常教导他的人民：对一年四季中的各种病邪，要根据节气的变化而谨慎躲避；同时在思想上要安闲清静，不贪不求，使体内真气和顺，精神内守，这样疾病又怎么会侵袭你呢？所以那时的人都能心态安闲少欲望，心境安定不忧惧，形体劳动而不疲倦，真气从容而顺调，每个人都感到自己的愿望得到了满足，所以都能以自己所食用的食物为甘美，所穿着的衣服为舒适，所处的环境为安乐，不因地位的尊卑而羡慕嫉妒，这样的人民才称得是朴实。对这些朴实的人民来讲，嗜欲又怎能干扰他们的视听？淫乱邪论也不能扰乱他们的心态，无论是愚笨的、聪明的，或者是有才能的、能力差的，都能追求内心的安定，而不汲汲于外物的获得或丧失，所以能符合养生之道。因此，年龄都超过一百岁，但行动不显衰老，是因为他们全面掌握了养生之道，才能避免身体受到伤害的缘故啊！"

【原文】

帝曰：人年老而无子者，材力尽邪？将天数然也？

岐伯曰：女子七岁肾气盛，齿更发长；二七而天癸至，任脉通，太冲脉盛，月事以时下，故有子；三七，肾气平均，故真牙生而长极；四七，筋骨坚，发长极，身体盛壮；五七，阳明脉衰，面始焦，发始堕；六七，三阳脉衰于上，面皆焦，发始白；七七，任脉虚，太冲脉衰少，天癸竭，地道不通，故形坏而无子也。丈夫八岁肾气实，发长齿更；二八，肾气盛，天癸至，精气溢泻，阴阳和，故能有子；三八，肾气平均，筋骨劲强，故真牙生而长极；四八，筋骨隆盛，肌肉满壮；五八，肾气衰，发堕齿槁；六八，阳气衰竭于上，面焦，发鬓斑白；七八，肝气衰，筋不能动，天癸竭，精少，肾脏衰，形体皆极；八八，则齿发去。肾者主水，受五脏六腑之精而藏之，故五脏盛乃能泻。今五脏皆衰，筋骨解堕，天癸尽矣。故发鬓白，身体重，行步不正，而无子耳。

【译文】

黄帝问："人年老了就不能生育，这是因为精力枯竭了呢，还是自然生长发育的规律导致的必然结果呢？"

岐伯说："人的生理过程是这样的：女子到七岁，肾气已经充盛，牙齿更换，头发生长；十四岁，天癸发育成熟，任脉通畅，太冲脉旺盛，月经按时行动，所以能怀孕生育；二十一岁，肾气充满，智齿长出，生长发育期结束；二十八岁，这是身体最强壮的阶段，筋肉骨骼强健坚固，头发长到极点；到了三十五岁，身体开始衰老，首先是阳明脉衰退，面容开始枯焦，头发也会脱落；四十二岁，上部的三阳脉衰退，面容枯焦憔悴，头发开始变白；到了四十九岁，任脉空虚，太冲脉衰微，天癸枯竭，月经断经，所以形体衰老，不再有生育能力。男子到八岁，肾气充实起来，头发开始茂盛，乳齿也更换了；十六岁时，肾气旺盛，天癸产生，精气满溢而能外泄，两性交合，就能生育子女；二十四岁，肾气充满，筋肉骨骼强劲，真牙生出，牙齿长全，生长发育期结束；三十二岁，这是身体最强壮的阶段，筋骨粗壮，肌肉丰盛；到了四十岁，肾气开始衰退，头发脱落，牙齿开始枯槁；四十八岁，人体上部阳明经气衰竭，面容枯焦，发鬓斑白；五十六岁，肝气衰，筋骨活动不便，天癸枯竭，精气少，肾脏衰退，形体衰惫；到了六十四岁，牙齿和头发脱落。肾是人体中主管水的脏器，能接受五脏六腑的精气并贮藏起来，所以只有五脏旺盛，肾脏才有精气排泄。老年人年纪大了，五脏都已衰退，筋骨懈怠无力，天癸也完全枯竭，所以发鬓斑白，身体沉重，步态不稳，不再有生育的能力。"

【原文】

帝曰：有其年已老而有子者，何也？

岐伯曰：此其天寿过度，气脉常通，而肾气有余也。此虽有子，男不过尽八八，女不过尽七七，而天地之精气皆竭矣。

帝曰：夫道者，年皆百数，能有子乎？

岐伯曰：夫道者能却老而全形，身年虽寿，能生子也。

黄帝曰：余闻上古有真人者，提挈天地，把握阴阳，呼吸精气，独立守神，肌肉若一，故能寿敝天地，无有终时，此其道生。中古之时，有至人者，淳德全道，和于阴阳，调于四时，去世离俗，积精全神，游行天地之间，视听八达之外，此盖益其寿命而强者也，亦归于真人。其次有圣人者，处天地之和，从八风之理，适嗜欲于世俗之间，无恚嗔之心，行不欲离于世，被服章，举不欲观于俗，外不劳形于事，内无思想之患，以恬愉为务，以自得为功，形体不敝，精神不散，亦可以百数。其次有贤人者，法则天地，象似日月，辨列星辰，逆从阴阳，分别四时，将从上古合同于道，亦可使益寿而有极时。

【译文】

黄帝又问："有的人年纪已经很大，但仍然能生育子女，这是什么道理呢？"

岐伯说："这是因为他先天禀赋超常，气血经脉能保持通畅，而且肾气有余的缘故。不过，这种人虽然能较长时间保持生育能力，但一般男子不会超过六十四岁，女子不会超过四十九岁。到这个时候，天地所赋予的精气都已竭尽，也就不再有生育能力了。"

黄帝说："那些掌握了养生之道的，年龄超过一百岁，还能不能有生育能力呢？"

岐伯回答说："掌握了养生之道的人能延缓衰老，保持肌体的旺盛，年寿虽然已高，仍然有生育能力。"

黄帝说："我听说上古时代有一种叫真人的，他能把握天地自然变化之机，掌握阴阳消长之要，吐故纳新，保养精气，精神内守，超然独立，肌肉形体，永远不变，所以能与天地同寿，永无终结。这是因为契合养生之道，因而能够长生。中古时代有一种叫至人的，他有淳厚的道德，并懂得一套完整的养生方法，能应和于阴阳的变化，调适于四时气候的递迁，远离世俗的纷扰，聚精会神，悠游于天地之间，视听所及，达于八荒之外。这是一类能增益寿命而自强不息的人，可以归属于真人。其次有称作圣人的，安处于天地间的和气，顺合于八风的变化，让自己的嗜欲喜好同于世俗，也就不会产生恼恨的情绪，行为并不脱离世俗，但举动又不受世欲牵制，在外不使形体过度劳累，在内不让思想有所负担，务求精神安逸愉悦，以悠然自得为己功，形体不会衰惫，精神不会耗散，也可以活到一百岁。其次有称作贤人的，他以天地为法则，观察日月的运行，分辨星辰的位置，顺从阴阳的消长，根据四时气候的变化来调养身体，希望追随上古真人，以求符合于养生之道，这样也能够使寿命延长到一定的限度。"

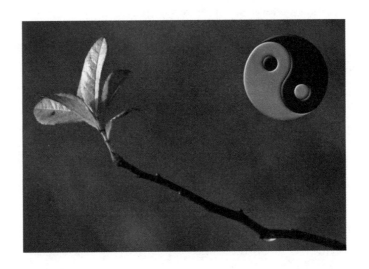

2. 宝命全形论

本文选自《素问》，主要谈论人体气血虚实与自然界阴阳五行变化的密切联系，指出人要保护自己的形体和生命，就必须遵循自然界阴阳五行运行规律来养生和预防疾病，在《黄帝内经》中也是非常重要的一篇。

【原文】

黄帝问曰：天覆地载，万物悉备，莫贵于人，人以天地之气生，四时之法成，君王众庶，尽欲全形，形之疾病，莫知其情，留淫日深，著于骨髓，心私虑之。余欲针除其疾病，为之奈何？

【译文】

黄帝问道：天地之间，万物俱备，没有一样东西比人更宝贵了。人依靠天地之大气和水谷之精气生存，并随着四时生长收藏的规律而生活着，上至君主，下至平民，都想要保全形体的健康，但是有了病时，却因病轻而难于察知，让病邪稽留，逐渐发展，日益深沉，乃至深入骨髓，我为之甚感忧虑。我要想解除他们的痛苦，应该怎样办才好？

【原文】

岐伯对曰：夫盐之味咸者，其气令器津泄；弦绝者，其音嘶败；木敷者，其叶发；病深者，其声哕。人有此三者，是谓坏腑，毒药无治，短针无取，此皆绝皮伤肉，血气争黑。

【译文】

岐伯回答说：比如盐味是咸的，当贮藏在器具中的时候，看到渗出水来，这就是盐气外泄；比如琴弦将要断的时候，就会发出嘶败的声音；内部已溃的树木，其枝叶好像很繁茂，实际上外盛中空，极容易萎谢；人在疾病深重的时候，就会出现呃逆。人要是有了这样的现象，说明内脏已有严重破坏，药物和针灸都失去治疗作用，皮肤肌肉受伤败坏，血气枯槁，就很难挽回了。

【原文】

帝曰：余念其痛，心为之乱惑，反甚其病，不可更代，百姓闻之，以为残贼，为之奈何？

岐伯曰：夫人生于地，悬命于天，天地合气，命之曰人。人能应四时者，天地为之父母；知万物者，谓之天子。天有阴阳，人有十二节；天有寒暑，人有虚实。能经天地阴阳之化者，不失四时；知十二节之理者，圣智不能欺也；能存八动之变，五胜更立；能达虚实之数者，独出独入，呿吟至微，秋毫在目。

【译文】

黄帝道：我很同情病人的痛苦，但思想上有些慌乱疑惑，因治疗不当反使病势加重，又没有更好的方法来替代，人们听闻会认为我残忍粗暴，究竟怎么办才好呢？

岐伯说：一个人的生活，和自然界是密切相关的。人能适应四时变迁，则自然界的一切，都成为他生命的泉源；能够知道万物生长收藏道理的人，就有条件承受和运用万物。所以天有阴阳，人有十二经脉；天有寒暑，人有虚实盛衰。能够应天地阴阳的变化，不违背四时的规律，了解十二经脉的道理，就能明达事理，不会被疾病现象弄糊涂了；能掌握八风的演变，五行的衰旺，通达病人虚实的变化，就一定能有独到的见解，哪怕只有病人呵欠呻吟这些极微小的动态，也能够明察秋毫，洞明底细。

【原文】

帝曰：人生有形，不离阴阳，天地合气，别为九野，分为四时，月有小大，日有短长，万物并至，不可胜量，虚实呿吟，敢问其方？

岐伯曰：木得金而伐，火得水而灭，土得木而达，金得火而缺，水得土而绝，万物尽然，不可胜竭。故针有悬布天下者五，黔首共余食，莫知之也。一曰治神，二曰知养身，三曰知毒药为真，四曰制砭石小大，五曰知腑脏血气之诊。五法俱立，各有所先。今末世之刺也，虚者实之，满者泄之，此皆众工所共知也。若夫法天则地，随应而动，和之者若响，随之者若影，道无鬼神，独来独往。

【译文】

黄帝道：人生而有形体，离不开阴阳的变化，天地二气相合，从经纬上来讲，可以分为九野，从气候上来讲，可以分为四时，月形有小大，日影有短长，这都是阴阳消长变化的体现。天地间万物的生长变化更是不可胜数，根据患者微细呵欠及呻吟，就能判断出疾病的虚实变化。请问运用什么方法，能够提纲挈领，来加以认识和处理呢？

岐伯说：可根据五行变化的道理来分析。木遇到金，就会被折伐；火遇到水，就会被熄灭；土被木植，就会被疏松；金遇到火，就会被熔化；水遇到土，就会被遏止。这种变化，万物都是一样，不胜枚举。所以用针刺来治疗疾病，能够嘉惠天下人民的，有五大关键，但人们都弃置不顾，不懂得这些道理。所谓五大关键：一是要精神专一，二是要了解养身之道，三是要熟悉药物真正的性能，四是要注意制取砭石的大小，五是要懂得脏腑血气的诊断方法。能够懂得这五项要道，就可以掌握缓急先后。近世运用针刺，一般用补法治虚，泻法制满，这是大家都知道的。若能按照天地阴阳的道理，随机应变，那么疗效就能更好，如回声的响应，如影子随形，医学的道理并没有什么神秘，只要懂得这些道理，就能运用自如了。

【原文】

帝曰：愿闻其道。

岐伯曰：凡刺之真，必先治神，五脏已定，九候已备，后乃存针，众脉不见，众凶弗闻，外内相得，无以形先，可玩往来，乃施于人。人有虚实，五虚勿近，五实勿远，至其当发，间不容瞚。手动若务，针耀而匀，静意视义，观适之变。是谓冥冥，莫知其形，见其乌乌，见其稷稷，从见其飞，不知其谁，伏如横弩，起如发机。

帝曰：何如而虚？何如而实？岐伯曰：刺虚者须其实，刺实者须其虚。经气已至，慎守勿失，深浅在志，远近若一，如临深渊，手如握虎，神无营于众物。

【译文】

黄帝道：希望听你讲讲用针刺的道理。

岐伯说：凡用针的关键，必先集中思想，了解五脏的虚实，三部九候脉象的变化，然后下针。还要注意有没有真脏脉出现，五脏有无败绝现象，外形与内脏是否协调，不能单独以外形为依据，更要熟悉经脉血气往来的情况，才可施针于病人。病人有虚实之分，见到五虚，不可草率下针治疗，见到五实，不可轻易放弃针刺治疗，应要掌握针刺的时机，不然在瞬息之间就会错过机会。真刺时手的动作要专一协调，针要洁净而均匀，平心静意，看适当的时间。血气的变化幽隐难寻，不能准确知道它的形体，气至之时，好像鸟一样集合，气盛之时，好像稷一样繁茂。气之往来，正如见鸟之飞翔，而无从捉摸他形迹的起落。所以用针之法，当气未至的时候，应该留针候气，正如横弩之待发，气应的时候，则当迅速起针，正如弩箭之疾出。

　　黄帝道：怎样治疗虚证？怎样治疗实证？岐伯说：刺虚证，须用补法，刺实证，须用泻法。当针下感到经气至，则应慎重掌握，不失时机地运用补泻方法。针刺无论深浅，全在灵活掌握，取穴无论远近，候针取气的道理是一致的，针刺时都必须精神专一，好像面临万丈深渊，小心谨慎，又好像手中捉着印符那样坚定有力、全神贯注，不为其他事物所分心。

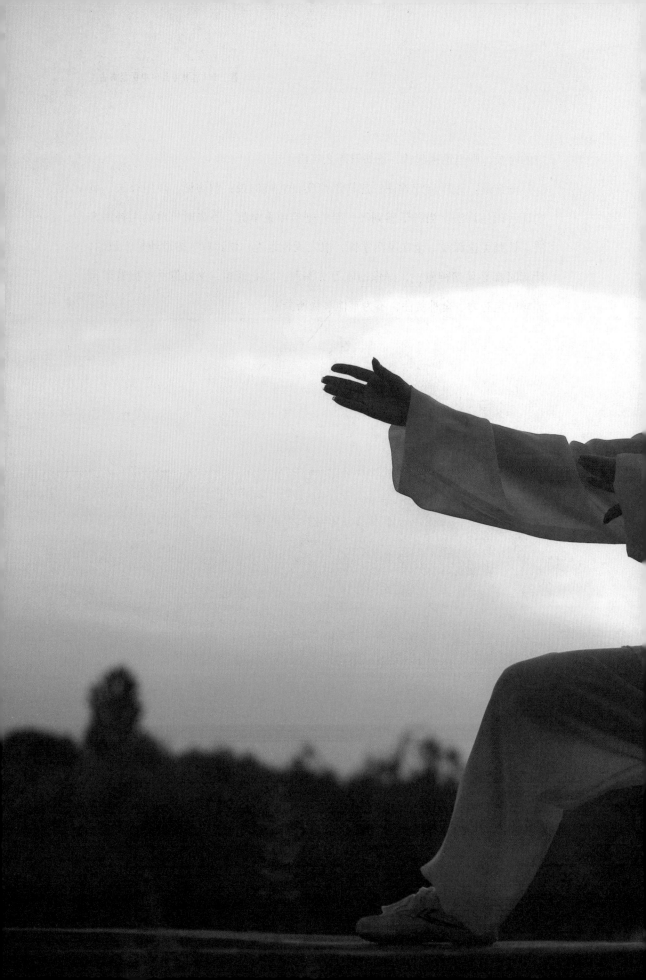

第四章

把握根本的
中医养生理念

本章配有学习课件，手机等电子设备微信扫码即可阅览文字、图片等数字资源。

扫一扫 看课件

顺应自然

中国古代哲学认为世界是一个和合的整体，由一元之气构成，受阴阳、五行法则支配，人与自然息息相通。中医学吸收这一思想，形成了"天人一体""天人相应"的独特理念。这里的"天"指的就是自然环境。自然环境包括气候环境、地理环境和生物环境等，人与这些环境互相通应、息息相关。人们只有将自身融入大自然中，与之和谐融洽，才能尽终天年。

一、天人一体

天人一体观认为，人生于天地间，是自然界的重要组成部分，因此其生成与运行，与天地自然遵守相同的基本规律。天人一体的物质基础在于一元精气。中国古代哲学家，尤其以道家为代表，将精气作为天地自然产生的物质源头。中医学引入这一思想，从唯物主义哲学的高度提出气是组成天地万物最根本的物质，人和自然都是一元精气所化生。养生只要设法获得精气、保持精气，使精气互生、形充神旺，就能延年益寿。

天人一体的运行规律是阴阳五行，阴阳五行是中国传统文化特有的哲学观念，用以概括天地自然的运行规律。人作为天地的一部分，也遵循阴阳五行的基本规律，因此中医将其引入，成为基础理论之一，用于广泛解释人的生理病理及人与自然的一体性和通应性。万物通过阴阳五行变化的共同法则密切相关、相互依存、相互制约，使整个自然界充满了一片生生不息、欣欣向荣的景象。养生正是在这个万物一体的环境下进行的。

所以，在《素问·宝命全形论》中说："人以天地之气生，四时之法成。"人体要靠天地之气提供的物质条件而孕育生命、获得生存，还要适应四时阴阳的变化规律，才能发育成长。生命禀承于天地而生！

当然，人与自然也具有一体性和通应性。如《素问·生气通天论》中说："夫自古通天者生之本，本于阴阳。天地之间，六合之内，其气九州、九窍、五脏、十二节，皆通乎天气。其生五，其气三，数犯此者，则邪气伤人，此寿命之本也。"也就是说，人体阴阳之气与自然界阴阳是相互通应的，生命的根本在于阴阳二气的协调统一。"传精神，服天气，而通神明"，提示养生必须在内精神专一，在外则必须顺应天地阴阳，保持人与自然的和谐，如此"则阳气固，虽有贼邪弗能害也"。若违背了这一规律，则内致脏腑阴阳气血失调，九窍功能障碍；外致肌肉壅阻而不滑利，卫气不固而腠理疏松，则邪气为害，正气削弱，疾病丛生而短寿。

那么，既然人受阴阳、五行等自然环境的支配，具体到中医的"人"，又是怎样关联呢？当然是将天地之气通过五行、五脏、五色、五味等作用于人体了。《素问·六节藏象论》中说："天食人以五气，地食人以五味。五气入鼻藏于心肺，上使五色修明，音声能彰。五味入口，藏于肠胃，味有所藏，以养五气，气和而生，津液相乘，神乃自生。"也就是说，是"天之五气"和"地之五味"让人体的五脏六腑得以正常工作，生命得以维持。所以，天人本是一体。

❀ 二、天人相应

在天人合一的基础上进行生命活动，天和人必须"相应"。这点在中华文化中也有诸多体现，比如做事时要讲究顺天应时，从事农业劳作时要"因地制宜"等。那么，中医预防疾病及诊治疾病时，也应注意自然环境及阴阳、四时、气候等诸因素对健康与疾病的关系及其影响，养生更是如此。因此，《灵枢·本神》曰："智者之养生也，必顺四时而适寒暑，和喜怒而安居处，节阴阳而调刚柔，如是则僻邪不至，长生久视。"《素问·生气通天论》中也说："一日而主外，平旦人气生，日中而阳气隆，日西而阳气已虚，气门乃闭。"人体的生命规律与天地同时同步。

天人相应，具体体现在人与气候环境、地理环境、自然生物相应三个层面。正如《灵枢·百病始生》所言："夫百病之始生也，皆生于风雨寒暑、清湿喜怒。"

1. 人与气候环境相应

自然气候的运动变化有一定的规律性，人体在自然气候变化的影响下，自身也会随之发生生理、病理的改变。在生理上，春夏之时，阳气与温热之气候相应而发泄于外；秋冬之时，阳气与寒冷之气候相应而敛藏于内。在病理上，一些慢性疾病往往在气候剧烈变化时发作或加重。这都说明人体生命活动与自然界息息相关，人必须依据自然的变化来调整自身的阴阳平衡，使之与外界阴阳变化和谐，才能达到益寿延年的目的。例如，《素问·脉要精微论》中就提到："四时之动，脉与之上下。以春应中规，夏应中矩，秋应中衡，冬应中权。"它的意思是说，一年四季人的脉象也会有不同的变化，医生在诊病时要注意。在这一理论的指导下，中医提出了顺应四时变化、顺应昼夜变化等因时制宜的养生法则。具体可以从以下几个方面

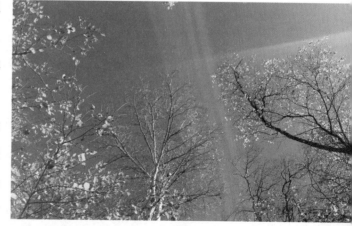

进行层层细分。

（1）十二时辰与养十二经脉

中医先贤们在长时间的诊疗过程中发现了一种规律——子午流注，人体中十二条经脉对应着每日的十二个时辰，由于时辰在变，因而不同经脉中的气血在不同的时辰也有盛有衰。这个规律是以"人与天地相应"的观点为理论基础，认为人体功能活动、病理变化受自然界气候变化、时日等影响而呈现一定的规律。根据这种规律，选择适当时间治疗疾病，可以获得较佳疗效，因此提出"因时施治""因时养生""按时针灸""按时给药等。这个规律把人的脏腑在十二个时辰中的兴衰联系起来看，环环相扣，十分有序。具体体现是：

亥时（晚9～11时），为三焦经当令。十二时辰和十二生肖中，"亥"对应着猪，意思是这个时辰要像小猪一样上床呼呼大睡方为养生之道。

子时（夜11～凌晨1时），胆经当令。《黄帝内经》里有一句话叫"凡十一脏皆取于胆"。意思是说，我们全身的脏腑气血运行皆取决于胆的生发，胆气生发起来，全身气血才能随之而起。所以，子时切勿熬夜，而应及早入睡。

丑时（凌晨1～3时）为肝经当令。卧，则血归于肝。躺在床上，在这个时辰进入沉睡之中，养好肝血，这样人才不容易焦虑、烦躁。

寅时（凌晨3～5时），肺经当令。中医讲，肺主一身之气，这时候也要通过深睡眠来让肺脏把人体的气血统一分配，这样人才能健健康康。如果有些人在这个时间出现咳嗽、喘息等症状，最好及时上医院诊治。

卯时（早晨5～7时），大肠经当令。这个时间我们就要起床了，然后上厕所、排大便，让大肠经通畅，帮助全身排毒一身轻。

辰时（上午7～9时），胃经当令。这个时间是胃经工作的时间，所以要吃早餐，否则容易生胃病。

巳时（上午9～11时），脾经当令。胃主受纳，脾主运化。吃完早餐以后，脾脏会把胃腐熟后形成的水谷精微运送到全身各处。所以，这个时辰大家会感觉是一天当中精神最好、精力最旺盛的时候，就是这个道理。

午时（上午 11 时～午后 1 时），心经当令。午时，日正中，一天中阳气最盛，这个时辰一是要吃午餐，要注意营养均衡。二是要睡午觉，时间不用太久，一刻钟到两刻钟的时间就可以了，对养心非常重要。

未时（午后 1～3 时），小肠经当令。小肠的功能，一是受盛、化物，二是泌别清浊，这个时候可以喝点茶，补一杯水，帮助肠道吸收分配营养物质到全身各处。

申时（午后 3～5 时），膀胱经当令。当小肠把营养送到全身以后，我们就迎来了一天当中第二个黄金时辰，就是申时，这个时间是学习、工作等最好的时间。

酉时（午后 5～7 时），肾经当令。这是肾虚者补肾的最好时机。肾藏精、生髓，主生殖。为什么这个时间青年人会给自己喜爱的人打电话、约时间相会？就是这个道理。

戌时（晚 7～9 时），心包经当令。心包的作用就是保护心脏，心包经当令的意思是我们要去散散步，放松一天的心情，洗脸刷牙泡脚，为一天的休息做准备了。

（2）春夏养阳，秋冬养阴

《素问·四气调神大论》中说："夫四时阴阳者，万物之根本也。所以，圣人春夏养阳，秋冬养阴，以从其根，故与万物沉浮于生长之门。"《黄帝内经》中有此观点，后人在注解中说："圣人春夏养阳，使少阳之气生，太阳之气长；秋冬养阴，使太阴之气收，少阴之气藏。"具体来讲，春天阳气始生，但是风寒之邪尚在，因此要注意御寒保暖，古人常说"春捂"即此理。夏天阳气最盛，人容易贪凉喜阴，比如喜欢吃冷食、洗冷水澡等，现代人更是如此，这时候容易使寒湿之邪伤及阳气。所以，春夏之季要注意养阳。到了秋冬时节，寒燥之邪为患，容易伤阴，这时候要注意滋阴润燥，既要预防伤阴，又要养阴。

（3）四季养生

古人将一年划分为五个部分，分别是春、夏、长夏、秋、冬，以应五脏，春应肝，夏应心，长夏应脾，秋应肺，冬应肾。由于每个部分对应一脏，所以我们在每部分养

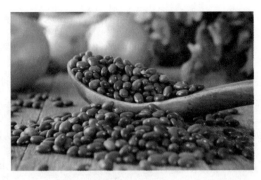

生的时候应有所偏重。比如春天饮食宜少酸多甘，以免肝木过盛；夏天多吃苦味食物利降心火；长夏多食薏米等利于祛湿邪；秋季多食百合、梨等白色食物利于润肺；冬天多食黑芝麻、黑豆等黑色食物利于养肾等。

（4）二十四节气养生

二十四节气分别为立春、雨水、惊蛰、春分、清明、谷雨、立夏、小满、芒种、夏至、小暑、大暑、立秋、处暑、白露、秋分、寒露、霜降、立冬、小雪、大雪、冬至、小寒、大寒。二十四节气，天人合一，秉承天地之元气，调

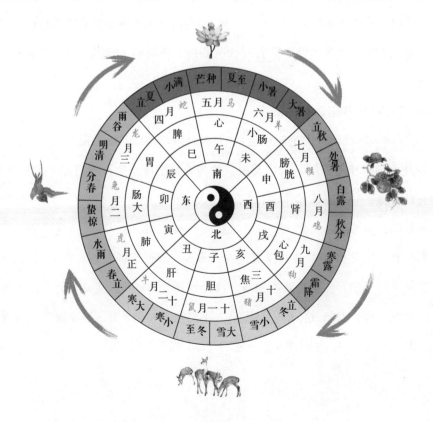

节人体之经脉，中国古代的历法，根据动植物的生长周期确定季节，是世界上极其富有科学内涵的历法。民间也有很多跟二十四节气有关的健康谚语，比如"处暑十八盆，白露勿露身"等。

2. 人与地理环境相应

地理环境对人的生命活动有非常重要的影响。《素问·六微旨大论》指出："天气下降，气流于地；地气上升，气腾于天。故高下相召，升降相因，而变作矣。"意思是说天为阳，天气从上而降，下降是天气的作用；地为阴，地气由下而升，上升是地气的作用。天气下降，化为水流淌于地；地气（水）上升，化为气，蒸腾于天。所以天地阴阳之气相互感召，上升与下降互为因果。如此循环往复，便产生了自然界的各种运动和变化。天地阴阳之气如何作用于人体？那就是"清阳出上窍，浊阴出下窍；清阳发腠理；浊阴走五脏，清阳实四肢，浊阴归六腑。"所以，古人常说"人与天地相参"。

另外，由于地域的差异、居住条件的不同，人的生活风俗习惯、人文环境和生理病理也不相同。不同地域的人，在与当地理环境长期适应的过程中，会在整体上表现出一定的相似性，或称地域性。由于长期的环境作用和饮食的偏嗜，造成了各地域的人有不同的体质和特殊的地方病与多发病。在这里必须强调中医的"同病异治"。

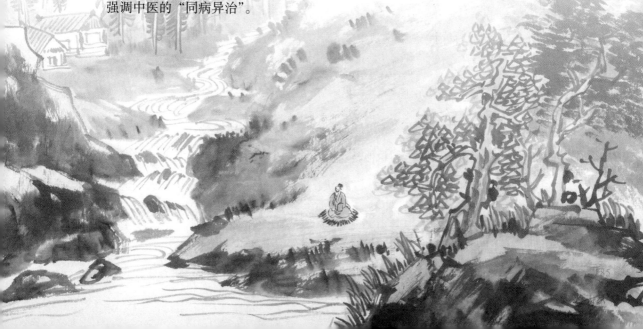

（1）同一种疾病在不同的地域治疗方法不同

《素问·五常政大论》中说："西北之气，散而寒之，东南之气，收而温之，所谓同病异治也。"西北方天气寒冷，其病多外寒而里热，应散其外寒，而凉其里热；东南方天气温热，因阳气外泄，故生内寒，所以应收敛其外泄的阳气，而温其内寒。虽然病症相同，但是在治疗方法上是有所不同的。

（2）同一种疾病在不同的地势治疗方法不同

《素问·五常政大论》中言："高下之理，地势使然也。崇高则阴气治之，污下则阳气治之，阳盛者先天，阴胜者后天，此地理之常，生化之道也。"大意就是居住在空气清新、气候寒冷的高山地区的人多长寿，而那些住在空气污浊、气候炎热的低洼地区的人则寿命相对较短，这是地理因素造成的。

所以，中医治病，必须"明天道地理，阴阳更胜，气之先后，人之寿夭，生化之期，乃可以知人之形气矣"。

另外，初到一个新的地域，由于暂时对地理环境不适应，会出现所谓"水土不服"的现象。但经过一段时间后，多数人都能够逐渐适应，表现出符合当地地理的身体甚至心理特点。人欲得长寿，就必须因地制宜，适应居处环境，在此基础上进一步合理改良、优化生存环境，并施以符合自己居处环境的养生方法。所以《素问·上古天真论》告诉我们上古之人的长寿秘诀是："法于阴阳，和于术数，食饮有节，起居有常，不妄作劳。""虚邪贼风，避之有时；恬惔虚无，真气从之；精神内守，病安从来。"

3. 人与自然生物协调

人虽为"万物之灵"，但生物的基本特征在人体也有所体现，因此人在结构和功能上与动、植物有一定的相似性。人与自然生物共生于天地之间，二者在顺应自然环境的同时也对对方产生了极大的影响。人的生存除依赖气候、地理环境外，和谐的生物环境也必不可少。自然生物与人在互利互用却又相互制约的关系中达到和谐融洽，形成内在良性循环的整体，这是人类正常生存的必备条件。一旦这种良性循环被打破，人的健康就会受到威胁，甚至生命堪忧。这种失常现象在当今社会表现得尤为突出，因此养生应保持与生物环境的协调性，使人类与其他生物一体相应、和谐共存。

现在中国正处在城市化进程的高速发展期，人与动物的接触已经越来越少，而人际关系对健康的影响越来越大，所以一定要注意情志疾病与养生。中医有五脏主五志，心主喜，肺主悲，肾主恐，肝主怒，脾主思。所以，大喜伤心，大悲伤肺，大恐伤肾，大怒伤肝，思虑过度伤脾。比如，《灵枢·邪气脏腑病形》说："若有所大怒，气上而不下，积于胁下，则伤肝。"中国历史上因为情志生病死亡的不胜枚举。伍子胥过韶关的时候，后有追兵，前是关口，生死就在瞬间，因此一夜白头。林黛玉老是悲伤，所以患有肺病，最后仍然是死于肺病。现实生活中也亦是如此，工作中与同事相处，家庭中与亲人相处，生活中与朋友相处，都要避免情志生病。

总之，"水火有气而无生，草木有生而无知，禽兽有知而无义，人有生有知亦且有义，故最为天下贵也"，人为天下之贵，要"人欲去凶而远害，得长寿者，本当保知自爱自好自亲，以此自养，乃可无凶害也"。只有通过自我养护和锻炼，才能得到长寿。《素问·宝命全形论》说："人以天地之气生，四时之法成。"意思就是人体要靠天地之气提供的物质条件而获得生存，同时还要适应四季阴阳的变化规律，才能发育成长。天地、四时、万物对人的生命活动都会产生影响，从而使人的身心产生反应，时间久了，就容易生病。因此，我们要做到"人与气候环境相应，人与地理环境相应，人与自然生物协调"。就像《灵枢·本神》中说的"智者之养生也，必顺四时而适寒暑，和喜怒而安居处，节阴阳而调刚柔，如是僻邪不至，长生久视"。

形神共养

传统中医养生学对健康状态的认识相当深刻，一言以蔽之，健康就是"形与神俱"，即形体强健而无病，精神健旺而心态平和，同时，精神与形体之间和谐相济，配合正常。

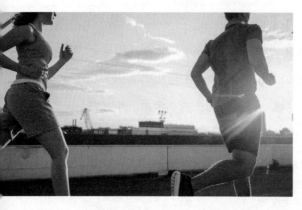

形体健康是健康的基础。中医学认为，"人生有形，不离阴阳"（《素问·宝命全形论》），阴阳是万事万物的根本规律，健康也以阴阳为根，所以健康的人应该是"阴阳匀平，以充其形，九候若一"（《素问·调经论》），即阴阳和调，阴平阳秘，机体功能保持正常且稳定、有序、协调。具体而言，健康人体的脏腑、经络、肌肉筋骨、皮毛官窍等各组织器官都结构完备、发育良好、功能盛旺，精、气、血、津液等生命物质都充足而运行有序，形体强健有力、比例正常，运动和劳作能力强。形体养生的方法多种多样，可以通过饮食调养、保持良好的起居习惯、培养广泛而雅致的兴趣爱好、坚持锻炼等保持形体的健康。

除此之外，中医养生学历来重视心理和精神健康。精神，是指人类特有的内心世界现象，包括思维、意志、情感及其他各种心理活动，中医学将其归属于神的范畴。五脏皆藏神，而"神发于心"，故心、神常统称或互代表述。人体的形与神互为依存，协调统一，形是神的物质基础，神是形的生命表现。中医学更强调神的主导地位，"神明则形安"，认为神为形之主，神可驭形。神不仅主导着人体的精神活动，也主宰着物质能量代谢，以及调节适应、卫外抗邪等脏腑组织的功能活动。人只有在神的统帅下，才能保持内外环境的相对平衡，其生命活动才能表现出整体特性、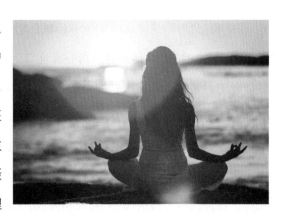
整体功能和整体规律。因此，中
医养生既重视养形，更强调养神。

　　所谓精神养生就是指在中医
养生基本原则的指导下，通过主
动修德怡神、积精全神、调志摄
神等，保护和增强人的精神心理
健康；通过节制、疏泄、移情、开导、暗示等措施及时排解不良情绪，恢复心
理平衡，达到情志和调、心安神怡的养生方法。精神养生是中医养生学的核心
内容，贯穿于中医养生之始终。养神得当，则人体七情调和、脏腑协调、气顺
血充、阴平阳秘，"形与神俱"，福寿绵长。但人的精神世界最为隐秘、复杂，
精神养生需潜心领悟，持之以恒，道德日全，方可达到"不祈善而有福，不求
寿而自延"（《备急千金要方·养性》）的理想境界。

　　这里说的形，当然指的是我们的身体，神就是我们的精神活动。具体的对
应关系是五脏藏（主）五神。《素问·本病论》中说："人犯五神易位，即神光
不圆也。"五神代表人的五个精神方面的活动。五神（神、魄、魂、意、志）与
五脏有着密切的内在联系，各有所主。心主神，肺主魄，肝主魂，脾主意，肾
主志。神即神明，是指人的精神、意识、思维活动的总称；魂是意识活动的一
部分，如梦中的精神活动属于魂的作用；意即意念；魄是神的一种表现形式；
志即志向、意志。

1. 心藏神

　　《素问·调经论》说："心藏神。"《素问·灵兰秘典论》记载："心者，君主
之官也，神明出焉。""君主"表示高于一切的含义。意思就是说心在脏腑中居
首要地位。

"神明""神"是指高级中枢神经机能活动。这些功能由心主持和体现，所以说"心主神明"。具体而言，指心有统率全身脏腑、经络、形体、官窍的生理活动和主司精神、意识、思维和情志等心理活动的功能。人体之神有广义和狭义之分。心所藏之神，既是主宰生命活动的广义之神，又包括精神、意识、思维、情志等狭义之神。故说心为"五脏六腑之大主"，"所以任物者谓之心"。心主血脉与藏神功能密切相关。血液是神志活动的物质基础之一，心血充足则能化神、养神而使心神灵敏不惑。而心神清明，则能驭气并调控心血的运行，以濡养全身及心脉自身。有个成语叫"心神不宁"，中医治病常说要"养心安神"。生活中遇到一些事情会让我们感觉到心烦意乱、心慌焦躁、紧张不安，不用怕，下面给大家推荐一些经典的中医方法。

（1）保持心态平衡

保持心理平衡的人五脏淳厚，气血匀和，阴平阳秘，所以能健康长寿。"心理平衡"是健康长寿的基石。《黄帝内经》认为人应该保持"恬惔虚无"，即平淡宁静、乐观豁达、凝神自娱的心境。孟子曰："养心莫善于寡欲。其为人也寡欲，虽有不存焉者，寡矣。其为人也多欲，虽有存焉者，寡矣。"

（2）食疗补心安神——莲子百合粥

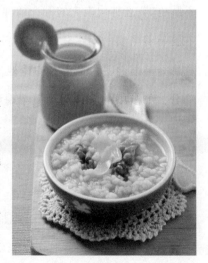

用莲子50g，凉水浸泡半日，加干百合50g与大米少量煮粥，至莲子烂熟，米粥黏稠，酌加少量白糖，即可食用。这个方子可以补益心脾，养心安神。在生活中很多人因气血亏虚、心神失养出现不易入睡、早醒多梦、睡眠不实、心悸健忘等症都可用此方食疗。另外，荔枝、枣、龙眼肉等都有补心安神的作用，可以多吃一些。

（3）穴位按摩——神门穴

握紧拳头，手掌缘靠近小指侧，腕横纹上的凹陷就是神门穴，以拇指掐按穴位150次。神门穴是手少阴心经上的一个重要穴位，它除了可以治疗心痛、心烦、惊悸、怔忡等病证外，还可以调理健忘、失眠、痴呆、癫狂痫、晕车等心与神志病证。

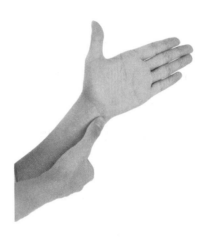

2. 肺藏魄

魄是什么？是神的一种表现形式。讲起来比较虚幻，但是提到与魄有关的一个词大家就明白了，这个词就是气魄。而肺主一身之气，这也从另一方面佐证了魄与肺有关。

魄有什么用？它对一个人工作、生活、学习中遇事时的决断、抉择有关。比如说，当一个人遇到一件突发事情时，他能发挥自身能动性，忽略不重要的细节对整体的影响而做出正确的决定或选择，从而显示自身才干、思维和特点，从不拖泥带水，这就叫有魄力。所以，在形容一些伟大的人物时，我们会说他们有气魄；当我们觉得一个人体力或者精力特别旺盛的时候会说这个人有强健的体魄；当我们说某个人做事非常果敢的时候，说这个人非常有魄力。

所以，肺藏魄。要想在工作、生活中争取更大的空间，要想拥有强健的体魄，工作中有魄力，取得家庭、事业、学习上的成功，那就要养好肺脏。因为魄是肺的神。肺脏越强，魄自然就越强。打个比方，肺就像是一个企业，魄就像是企业主。当一个企业只有10个人的时候，企业主的魄力很一般；但是当企业发展到1000人、1万人的时候，企业主的魄力就更加强大了。咱们再看看身边那些成功人士，哪个是整天病恹恹、少气无力的？没有！因为整天病恹恹的人在关键时刻的决断能力比较差，当然不容易成功。

（1）情志养肺

中医讲，肺主悲。遇事时尽量往好处想，遇悲伤之事时尽量少忧愁。一定要注意，大悲伤肺，久悲伤肺。

（2）食物养肺

在咱们身边有很多润肺的食物，比如梨、荸荠、甘蔗、百合、银耳、麦冬、天冬、玉竹、黑木耳、海带、蛋类、牛奶、猪肉、鱼类、乌鸡、猪肚、脑花、豆类、

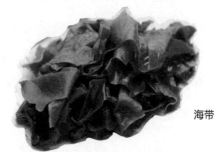

海带

核桃、黑芝麻、胡萝卜、韭菜、豆腐、柑橘、西红柿、土豆、豌豆、红薯、燕麦片、菠菜、莴笋、麦芽等，可以多吃一些，尤其是本身患有呼吸系统疾病的人。

（3）运动强肺

中医讲，肺主气，司呼吸，所以大家在生活中要注意加强锻炼，肺活量这个词大家都听过，中西医有相通之处。要加强运动，增强肺活量。肺活量越大，肺脏的功能也就越强。

（4）锻炼肺魄

明白了肺与魄的关系，在生活中就要注意，遇到需要抉择的事情时，要明白不可能照顾到所有的人，不可能任何事都完美无瑕。两害相权取其轻，两利相权取其重，不要犹豫不决、瞻前顾后。时间久了，肺魄也会变得更加强大。

（5）预防肺病

魄神是藏在肺脏里的，肺脏就好像一座城池，魄就好比城池的统领。城池越是坚固，城池统领的地位当然就越牢固。相反，如果城池千疮百孔，统领时时刻刻都在担心会不会被攻破，他的地位当然就朝不保夕。所以，在生活中要注意预防肺病，平时要注意根据气温的波动增减衣物，注意预防呼吸道疾病的发生。生活中要注意勤洗手，家中要注意勤通风。

3. 肝藏魂

提到魂，我们常常会想到灵魂、魂不守舍、丢了魂等。所以，魂可以理解为人的正常言语和行为能力。中医讲，肝主怒，怒伤肝。当我们发怒的时候，会影响到魂，所以人在发怒的时候会气得说不出话来，会气得浑身发抖，会气得怒发冲冠等。

在这里举个历史上有名的典故。《三国演义》中，曹操亲率百万大军南下。诸葛亮奉命到吴国，欲说服孙权联蜀抗魏。为了促成联合，诸葛亮故意对主战派的周瑜讲了一件事情。诸葛亮说："我在隆中时，就听说曹操在漳河新建了一座十分壮丽的楼台，称之为'铜雀台'，并且广选天下美女置于其中。曹操原本就是个好色之徒，他很早就听说江东乔公有两个女儿，长曰大乔，次曰小乔，都有沉鱼落雁之容，闭月羞花之貌。曹操曾经发誓说：'我一愿扫平四海，以成帝业；一愿得江东二乔，置之于铜雀台，以乐晚年。如此，虽死也没有什么可恨的了。'可见，他率百万雄兵，虎视江南，其实不过是为得到这两个女子。将军何不去找那乔公，用千金买下这两个女子，派人送给曹操。曹操得到她们之后，心满意足，必然班师回朝。"

而这二乔，大乔是孙权兄长孙策的妻子，小乔则是周瑜的妻子。周瑜听罢大怒，站起来指着北方大骂道："老贼欺人太甚！"就这样，诸葛亮成功激怒了周瑜。周瑜道："我与老贼誓不两立，希望先生助我一臂之力。"于是，二人遂订下联合抗击曹军的大计。

由此可见，一个人发怒的时候，会影响到言行、思维等，也就是会影响到魂。事实上，不光是发怒，受惊吓（肾主恐）的时候也会让人魂不附体，过度思念（脾主思）一个人的时候是魂牵梦绕，过度高兴（心主喜）会让人魂飞天外，过度悲伤（肺主悲）的时候会让人失魂落魄。由此可见，五脏都会对魂产生影响。所以，养好肝魂异常重要。

（1）用好太冲穴

太冲穴是人体的一个穴道，位于足背，第一、二跖骨结合部之前凹陷处。

太冲穴为人体足厥阴肝经上的重要穴道之一，喝酒、发怒、头痛的时候都可以按这个穴位，有利于疏通肝经，调养形神。

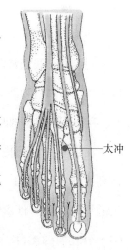

太冲

（2）保持情绪平和

前面说了，五脏产生的喜、怒、思、悲、恐五种情志都会伤及肝魂，会影响肝的疏泄和阳气的生发，导致脏腑机能紊乱，疾病丛生。所以遇事时，要保持情绪平和，克制易怒烦躁的情绪。

（3）保持充足的睡眠

肝藏血，夜卧则血归于肝，夜间的23时至凌晨1时是胆经当令，1时至3时是肝经当令，而肝和胆互为表里。因此，要保证充足的睡眠，不熬夜。在饮食上，养肝血的首选食物为谷类，其次为桂圆、栗子、红枣、核桃；蔬菜有绿豆芽、黄豆芽、菠菜、芹菜、莴笋、香椿、香菜、春笋等。

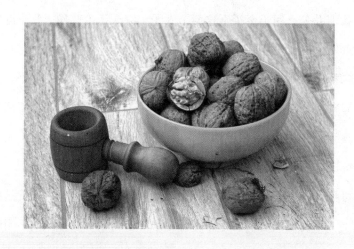

4.脾藏意

意指的就是意识、思想、思维。《灵枢·本神》中说："心有所忆谓之意。"脾藏意，在志为思。意，是意识；思，是思考。正常的思考有赖脾的健运。思考过度或所思不遂则能导致情绪抑郁，饮食不思等，即所谓"思虑伤脾"，进而也会伤及意。另外还有一些伤脾的因素。一是暴饮暴食，应酬过多，整日肥甘厚腻，脾的运化负担过重，容易伤脾。二是过食寒凉，脾喜温恶寒，喜燥恶湿，每天吃太多生冷寒凉之品容易伤脾。

脾虚的危害非常大。

一是令人少气懒言，因为脾藏意，所以脾虚时容易影响思考等。

二是脾虚容易导致身体虚弱、百病丛生，金元时期著名医家李东垣在其《脾胃论》中指出："内伤脾胃，百病由生。"

三是使人气血亏虚，中医讲，脾为后天之本、气血生化之源。人出生后，所有的生命活动都有赖于后天脾胃摄入的营养物质。脾运化水谷精微的功能旺盛，则机体的消化吸收功能才健全，才能为化生精、气、血、津液提供足够原料，才能使脏腑、经络、四肢百骸，以及筋肉、皮、毛等组织得到充分的营养。反之，若脾运化水谷精微的功能减退，则机体的消化吸收机能亦因此而失常，故说脾为气血生化之源。脾虚容易影响气血的生化，时间久了容易气血亏虚。

四是易生湿邪，脾主运化水湿，脾虚容易导致湿邪内停，使人食欲不振、腹满腹胀、精神萎靡、嗜睡、易怒、烦躁等，四肢也会感觉到比较沉重。

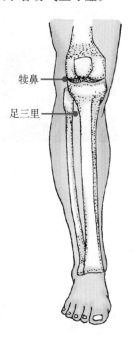

犊鼻

足三里

（1）穴位健脾

一是揉足三里。足三里在小腿前外侧，当犊鼻下3寸，距胫骨前缘一横指（中指）。主治：胃痛、呕吐、腹胀、肠鸣、消化不良、下肢痿痹、泄泻、便秘、痢疾、疳积、癫狂、中风、脚气、水肿、下肢不遂、心悸、气短、虚劳羸瘦。是"足阳明胃经"的主要穴位之一，是一个强壮身心的大穴，传统中医认为，按摩足三里有调节机体免疫力、增强抗病能力、调理脾胃、补中益气、通经活络、疏风化湿、扶正祛邪的作用。

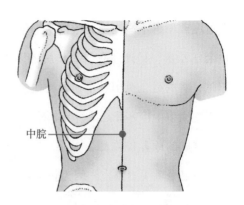

二是揉中脘。中脘穴很好找，胸骨下端和肚脐连线中点即为此穴，有疏肝养胃、消食导滞、和胃健脾、降逆利水、去眼袋、美容养颜、延缓衰老等作用。

（2）健脾小验方

健脾的食物首选谷类，如糯米、黑米、高粱、黍米、燕麦；也可选蔬果类，如刀豆、南瓜、扁豆、红枣、桂圆、核桃、栗子；还有肉鱼类，如牛肉、猪肚、鲫鱼、花鲤、鲈鱼、草鱼、黄鳝等。

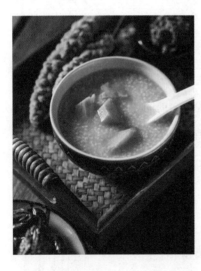

还可以用红枣小米粥和莲子山药粥健脾养胃。

红枣小米粥：红枣 10 个，小米 50g，先将小米清洗后，放入锅内用小火炒至略黄，然后加红枣及水适量，用大火烧开后再改用小火熬成粥食用。

莲子山药粥：莲子 30g，山药 80g，粳米 50g。将莲子去心，与山药、粳米、水共煮粥食用。

5. 肾藏志

一个人的形和神是一体的，神是依附于形的精神活动。这点大家切勿忘记。在生活中谈到某个人的时候人们常会说："某个人真有志气，从小做事就有恒心，将来上大学、成大事是必然的。"或者说："某个人真没志气，做事情要么朝秦暮楚，要么三天打鱼两天晒网，总之意志不坚定。"

这里说的志，就是肾中藏的神。正是因为一个人的志愿坚定、志向远大，才能取得成功，扬名立万。据说，名医叶天士自恃医术高明，看不起同行薛雪。有一次，叶天士的母亲病了，他开方施药，却毫无疗效，正在束手无策之时，多亏薛雪不计前嫌，治好了他母亲的病。从此，叶天士明白了天外有天、人上有人的道理。于是他立下志向寻访天下名医，虚心求教，终于成为名垂青史的名医大家。

中医讲，肾为先天之本。肾虚的时候，就会影响肾主所藏的志。所以，要想使一个人的神志强大，补肾犹为重要。

（1）锻炼补肾

一是搓耳。中医讲，肾开窍于耳，按摩耳郭能调节肾的功能。把两手搓热后，用手心搓揉耳郭，然后用拇指和食指夹住耳朵，搓揉耳郭 3 分钟，再用两手交替经头顶拉扯对侧耳郭上部 1 分钟。

二是搓腰。中医讲，腰为肾之府，刺激肾俞穴和命门穴可壮腰健肾。将两手搓热，捂于双侧肾俞穴（第 2 腰椎棘突下旁开 1.5 寸）上，再以命门穴（腰部，当后正中线上，第 2 腰椎棘突下凹陷处）和肾俞穴为中心，左右搓腰，也可上下搓。

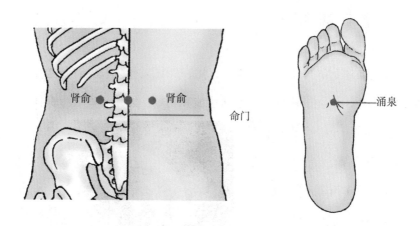

三是擦涌泉。涌泉穴是足少阴肾经的井穴，中医认为体内肾经的经水是由此外涌而出的，故可开窍宁神，交通心肾。涌泉穴很好找，就在足前部凹陷处，每天用热水泡脚后，用左手中、食指稍稍用力擦右足心，再以右手擦左足心，令脚掌发热即可。

（2）补肾食物

生活中，补肾的食物非常多，如黑芝麻、黑豆、韭菜、板栗、海参等。有很多经典的补肾食疗方也非常不错。比如当归生姜羊肉汤等。当归生姜羊肉汤是一道常见的经典药膳，有补气养血、温中暖肾的作用。做法

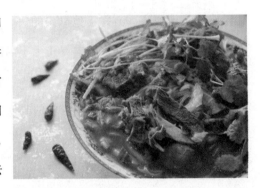

很简单，当归20g，生姜30g，羊肉500g，黄酒、调料适量。将羊肉洗净，切块，加入当归、生姜、黄酒及调料，炖煮1～2小时，吃肉喝汤。

药食同养

一、药膳渊源

膳食是人体营养物质的主要来源，用以保证人体生长发育及生命活动；而药物的重要作用，在于药品具有不同性能和功效，能用于调节生命体的各种生理功能，防病治病，促进机体健康。将药物的保健、治疗、预防及增强体质的作用融入日常膳食，使人们在必需的膳食中享受到食物营养和药物防治调节两方面的作用，这就是药膳食疗的魅力

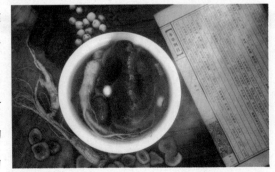

所在。

中药多属天然药物，包括植物、动物和矿物，而可供人类饮食的食物，同样来源于自然界的动物、植物及部分矿物质，因此，中药和食物的来源是相同的。有些东西，只能用来治病，就称为药物，有些东西只能作饮食之用，就称为食物。但其中的大部分东西，既有治病的作用，同样也能当作饮食之用，叫作药食两用。由于它们都有治病功能，所以药物和食物的界线不是十分清楚。比如橘子、粳米、赤小豆、龙眼肉、山楂、乌梅、核桃、杏仁、饴糖、花椒、小茴香、桂皮、砂仁、南瓜子、蜂蜜等，它们既属于中药，有良好的治病疗效，又是大家经常吃的富有营养的可口食品。知道了中药和饮食的来源和作用以及二者之间的密切关系，我们就不难理解药食同源的说法了。

中华民族的先人们很早就认识到了"药食同源""食养""食治"的道理，可见于文字记载的最早医官——食医，也早已存在于周代帝王宫廷中。古人把中药与食料按照一定的理论与原则有机组合，产生食养、食治的作用，形成独具特色的"药膳"。伴随着中医学的不断发展兴盛，在中医理论指导下的这种饮食文化不仅未被淘汰，反而越加完善和系统，成为一门具有独特体系的学科。

药膳的配伍，始终遵循中医学辨证论治、辨证组方的理论原则与方法，在辨证的基础上配伍组方；始终注重机体阴阳气血、脏腑经脉的偏盛偏衰，用药膳以补偏救弊，使其达到平衡协调的目的。中医药膳有别于现代营养学，它不仅提供机体所需的营养物质，同时融入了治疗手段，可单独治疗或辅助药物治疗疾病。它也有别于单纯的药物疗法，创造了以饮食为主治疗疾病的新途径，避免了人们对药物治疗的紧张心理，于日常餐饮中即可获得疗效。这种双效作用在理论上的依托就是辨证施膳。

古代医家非常注重药食同源的作用。在《素问·五常政大论》中说：病有久新，方有大小，有毒无毒，固宜常制矣。大毒治病，十去其六；常毒治病，十去其七；小毒治病，十去其八；无毒治病，十去其九；谷肉果菜，食养尽之。

无使过之，伤其正也。不尽，行复如法。"这段话的大意是：患病的时间有长短，在给病人用药时开方也应有大有小，有时要用到药性偏盛的药物，有时要用到药性无偏盛的药物，这些都是有一定限度的。用药性过盛的药物治病，到病去六分的时候，就要停止使用；用药性偏盛的药物治病，到病去其七就要停止使用；用药性稍微偏盛的药物治病，到病去其八，应该停止使用；只有无偏盛的药物，才能用到病去其九。然后再以"谷肉果菜"的饮食疗法，以清除病后余邪，使机体完全恢复健康。总的来说，在治疗上不宜过分依靠药物，因为太过了，便要伤及正气。如果没有全部好，可以再用以前的方法。

另外，在《素问·脏气法时论》中也讲道："毒药攻邪，五谷为养，五果为助，五畜为益，五菜为充，气味合而服之，以补益精气。"意思是说，药物为治病攻邪之物，其性偏。在治疗的时候要通过饮食来培养正气，其中以五谷为主要营养，并配合五果、五畜、五菜作为适当的辅助和补充。气味和合，可以补益精气，促使早日恢复健康。

关于食疗药膳治病，中国历史上亦有不少典故。例如医圣张仲景发明饺子。相传在东汉末年，各地灾害严重，很多人身患疾病。张仲景在长沙为官时，常为百姓除疾医病。有一年当地瘟疫盛行，他在衙门口垒起大锅，舍药救人，深得长沙人民的爱戴。张仲景从长沙告老还乡后，走到家乡白河岸边，见很多穷苦百姓忍饥受寒，耳朵都冻烂了。他心里非常难受，决心救治他们。张仲景回到家，求医的人特别多，他忙得不可开交，但他心里总挂记着那些冻烂耳朵的穷苦百姓。他仿照在长沙的办法，叫弟子在南阳东关的一块空地上搭起医棚，架起大锅，在冬至那天开张，向穷人舍药治伤。张仲景的药名叫"祛寒娇耳汤"，其做法是用羊肉、辣椒和一些祛寒药材在锅里煮熬，煮好后再把这些东西捞出来切碎，用面皮包成耳朵状的"娇耳"，下锅煮熟后分给乞药的病人。每人两只娇耳，一碗汤。人们吃下祛寒汤后浑身发热，血液通畅，两耳变暖。吃了一段时间，病人的烂耳朵就好了。

张仲景舍药一直持续到大年三十。大年初一，人们庆祝新年，也庆祝烂耳康复，就仿娇耳的样子做过年的食物，并在初一早上吃。人们称这种食物为"饺耳""饺子"或扁食，在冬至和年初一吃，以纪念张仲景开棚舍药和治愈病人的日子。一直到现在，寒冷的冬天里饺子仍然是很多家庭的最爱。

药膳的基本立足点，是通过药物与食物的结合，对机体进行缓渐调理，尤其适用于药物治疗后的康复调理、某些慢性病的缓渐治疗、机体衰弱时的逐步改善、平常状态下的滋补强壮，对中华民族的繁衍起到了重要作用，广泛流传于我国各民族中。即使在国外其他民族中亦具有深远影响，如今意大利仍盛行的"大黄酒""杜松子酒"就是 700 年前马可·波罗从我国带回的药膳方。目前在东南亚、日本、韩国，乃至欧美等国家和地区，越来越多的人开始青睐中医药膳。

◉ 二、用膳须知

明白了药食同源的道理，我们调养身体时也应注重药食同养。在进行药食同养时应注意以下几方面的问题。

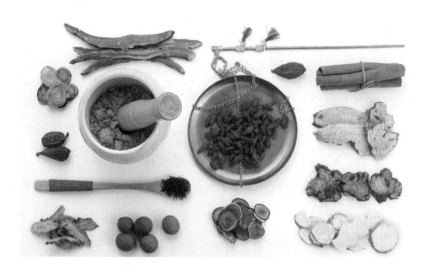

1. 可作为药食同源的食物的四气

既然食物具有一定的药性，那它便有了寒、热、温、凉四种药性，也叫四气。常见的寒性食物包括螃蟹、牡蛎、鸭肉、蒲公英、马齿苋、藕、绿豆芽、柿子、哈密瓜、无花果、猕猴桃、柚子等；常见的热性食物包括辣椒、胡椒、肉桂、鹿茸等；常见的温性食物包括羊肉、狗肉、鳝鱼、乌鸡、韭菜、蒜苔、洋葱、干姜、砂仁、小茴香、红糖、葱、蒜、花椒、八角等；凉性的食物有荞麦、薏苡仁、绿豆、芹菜、菠菜、冬瓜、黄瓜、丝瓜等。

2. 可作为药食同源的食物的五味

中医有五味入五脏之说，具体是指酸味入肝、甘（甜）味入脾、苦味入心、咸味入肾、辛味入肺。《素问·至真要大论》说："夫五味入胃，各归所喜，故酸先入肝，苦先入心，甘先入脾，辛先入肺，咸先入肾。"这说明不同性味的食物对不同内脏的亲和力，在运用食疗药膳调养时应有所区别。例如，婴幼儿出生后因为脾胃比较虚弱，所以爱吃甜的食品，因为甜味入脾，有健脾的作用。夏天天气炎热，可以吃些苦瓜之类的食物，利于养心。得了风寒感冒的时候，可以用生姜红糖熬水喝，因为辛味的生姜入肺经，有温阳散寒解表的作用。

3. 可作为药食同源的食物的五色

《素问·脏气法时论》中说："肝色青，宜食甘，粳米、牛肉、枣、葵皆甘。心色赤，宜食酸，小豆、犬肉、李、韭皆酸。肺色白，宜食苦，麦、羊肉、杏、薤皆苦。脾色黄，宜食咸，大豆、豕肉、栗、藿皆咸。肾色黑，宜食辛，黄黍、鸡肉、桃、葱皆辛。"这句话明确指出了五色入五脏，治病调养时所宜进食的谷肉果蔬。结合后世医家经验，可知带颜色的食物与五脏的一些规律（注意，并不绝对）：红色食物养心，常见的食物有西红柿、红薯、红豆、红枣、草莓等；

黑色食物养肾，比如黑豆、黑米、黑芝麻、紫菜、黑木耳、海带等。黄色食物养脾，如南瓜、玉米等；白色食物养肺，如冬瓜、梨、白萝卜、银耳、藕、百合等；绿色食物养肝，如绿豆、菠菜、西兰花、黄瓜、丝瓜、芹菜、青椒、茼蒿、莴笋、油菜、四季豆等。

需要注意的是，虽然不同颜色的食物对不同的脏腑有一定的补益，但也不是多多益善。如果过食反而会伤害到对应的器官。如《素问·五脏生成》指出过食五味之害："多食咸，则脉泣而变色；多食苦，则皮槁而毛拔；多食辛，则筋急而爪枯；多食酸，则肉胝䐢而唇揭；多食甘，则骨痛而发落。"

三、药膳举隅

乌梅粥

【来源】《圣济总录》。

【组成】乌梅 10～15g，粳米 60g，冰糖适量。

【制法用法】

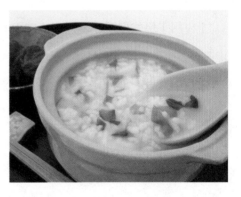

1. 先将乌梅洗净，拍破，入锅煎取浓汁去渣。

2. 再入粳米煮粥，粥熟后加冰糖少许，稍煮即可。

3. 空腹温服，早、晚各 1 次。

【功效】涩肠止泻，敛肺止咳，生津止渴。

【应用】肠虚不固证，肺气不固证。用于泻痢不止、倦怠食少，或久咳不止，咳甚则气喘汗出，以及消渴或暑热汗出、口渴多饮等。

【使用注意】凡外感咳嗽、泻痢初起及内有实邪者不宜食用。

参枣米饭

【来源】《醒园录》。

【组成】党参15g，糯米250g，大枣30g，白糖50g。

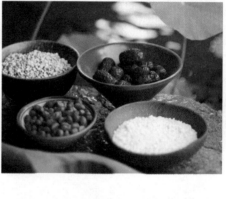

【制法用法】

1. 先将党参、大枣煎取药汁备用。

2. 再将糯米淘净，置瓷碗中加水适量，煮熟，扣于盘中。

3. 将煮好的党参、大枣摆在饭上。

4. 加白糖于药汁内，煎成浓汁，浇在枣饭上即成。空腹食用。

【功效】补中益气，养血宁神。

【应用】脾气虚弱证。适用于脾虚气弱所致的倦怠乏力、食少便溏，以及血虚所致的面色萎黄、头晕、心悸、失眠、浮肿等。

【使用注意】本方甘温壅中，且糯米黏滞难化，故脾虚湿困、中气壅滞、脾失健运者不宜服。

儿科姜糖饮

【来源】《儿科证治简要》。

【组成】生姜3～5片，红糖3～6g。

【制法用法】水煎或开水冲服。

【功效】温中散寒，暖血益胃。

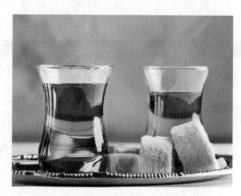

【应用】不乳症。先天虚寒或后天为寒邪所伤，致脾阳不振，运化失职，

出生后两三日内不吮乳，面色灰暗或微青，四肢发凉，哭声无力，指纹青暗，舌质淡，苔白润。

【使用注意】热证忌用。

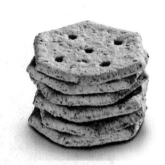

益脾饼

【来源】《医学衷中参西录》。

【组成】白术四两，干姜二两，鸡内金二两，熟枣肉半斤。

【制法用法】上药四味，白术、鸡内金皆用生者，每味各自轧细、焙熟，再将干姜轧细，共和枣肉，同捣如泥，做小饼，木炭火上炙干，空心时，当点心，细嚼咽之。

【功效】健脾利湿，散寒止泻。

【应用】治脾胃湿寒，饮食减少，长作泄泻，完谷不化。

【使用注意】热证忌用，勿久服。

体质养生

　　体质养生即辨体质施养，是在中医理论指导下根据不同的体质，采用相应的养生方法和措施，纠正体质之偏，以达到祛病延年之目的。

　　体质是指人群及人群中个体禀承于先天、受后天多种因素影响，在其生长发育和衰老过程中，所形成的结构上和功能上相对稳定的特殊状态，这种特殊状态往往决定其生理反应的特异性及对某些致病因素的易感性和病变过程的倾向性。"体质"是在中医理论发展过程中形成的病理生理学概念，充分体现了中医学"天人合一"的整体观和"形神合一"的生命观。

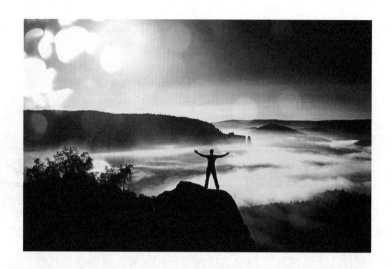

现代中医常用的体质分类法着眼于阴阳、气、血、津液的盛衰虚实，把人体分为平和质、气虚质、阴虚质、阳虚质、痰湿质、湿热质、气郁质、血瘀质、特禀质9种体质，每种体质有其明显的特征，其养生方法也不尽相同。

1. 平和体质

平和体质之人阴阳气血调和，以体态适中、面色红润、精力充沛为特征，可根据年龄、性别、职业等差异，采用不同的养生方法。

以下重点介绍其他8种体质的养生方法。

2. 气虚体质

（1）体质特征

元气不足之人，以语音低微、面色苍白、精神不振、体倦乏力、气短、自汗等表现为主要特征，体能、耐力常不足。性格多内向、胆小，缺乏决断能力，情绪不稳定，时常精神不振、健忘、注意力不集中。

（2）易发疾病

气是人体最基本的物质，由肾中的精气、脾胃吸收运化水谷之气和肺吸入的空气几部分结合而成。人体的气包括元气、宗气、营气、卫气，有气化作用、防御作用、温煦作用、固摄作用。简单举例来讲，比如"卫气"，卫，就是保卫的意思，所以卫气即具有保卫作用的气。卫气能够护卫肌表，防御外邪入侵。所以说，气有防御作用，人体要有气才能抵御外面的邪气。一方面，正气充足就可以保护肌表，防止细菌、病毒等外邪入侵；另一方面，生病之后，气还能与入侵的病毒等邪气作斗争，使人体战胜疾病。所以有"正气存内，邪不可干"之说。气还有固摄作用，正是因为有了气，脏器才不会下垂，血液才能在经脉中流动而不溢出，汗、尿、唾液等才能正常分泌和排泄等。

所以，气虚体质的人正气不足，身体比较虚弱，容易感冒，爱生病，生病以后疾病容易迁延不愈。容易出现喘息、内脏下垂、慢性疲劳、遗精、过敏、自汗盗汗等病证。

（3）调养原则

补益脾肺，升阳举陷。

（4）养生要点

应振奋精神，培养乐观豁达的生活态度。保持平和的心态，避免过度思虑、精神紧张。由于气虚的缘故，该类人容易变懒，出现少气懒言、不爱活动等情况，此时反而应适当运动。可以选择

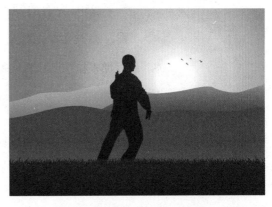

较为柔缓的锻炼方式，如太极拳、散步、慢跑等，应防止过度运动。可以经常做一做提肛运动，全身放松，注意力集中在会阴肛门部。首先吸气收腹，收缩并提升肛门，停顿2～3秒之后，再缓慢放松呼气，如此反复10～15次。生活调摄方面要做到，起居有规律，谨避风寒之邪。古人云，人活一口气。只有活动才能补气养气。

（5）饮食宜忌

饮食上应选择性质平和或略偏温补的食物，如大枣、山药、龙眼肉、薏苡仁、芡实、白扁豆、粳米、大米、小米、南瓜、胡萝卜、大枣、香菇、莲子、白扁豆、豆腐、鸡肉、鸡蛋、牛肉等。要少食生冷、肥甘厚腻、苦寒、辛辣刺激、不易消化的食物，如西瓜、香瓜、梨、黄瓜、苦瓜、田螺、螃蟹、绿豆、海带等。可选用味甘、性温，具有健脾益气作用的药物，如人参、黄芪等。气虚明显者加用补气方剂，如四君子汤、玉屏风散等。

这里推荐两道食疗方。

一是山药粥，做法很简单，用新鲜山药 100g，粳米 100g，熬粥即可食用。山药有平补脾、肾、肺的作用。中医讲，脾为生气之源，肺司一身之气，肾精化一身元气，所以可以经常用山药熬粥，可以健脾益肺、补肾养虚。

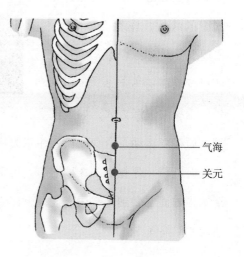

二是参芪鲫鱼汤，取黄芪 15g，党参 10g，250g 左右的鲫鱼 1 条。把鲫鱼清洗内脏后起锅煎香，加入党参、黄芪、水，大火煮开，改小火煮 30 分钟，最后加入盐等调味料。每月吃上 3～5 次。

（6）推荐穴位

有两个穴位补气效果较好，分别是气海和关元。

气海穴：顾名思义，气之海洋。此穴有温阳益气，化湿理气，益肾补虚的作用，很好找，在下腹部，脐中下 1.5 寸，前正中线上即是。用点、按、揉、摩法，按摩至腹部有热感均可。

关元穴：此穴在下腹部，脐中下 3

气海

关元

寸，前正中线上。"关"可以理解为关口、门户，古人认为它为先天之气海，是养生吐纳吸气凝神的地方。老子称之为"玄之又玄，众妙之门"。元，就是元气、元阳。所以，关元穴的意思就是先天元气的关口、门户，古人又称为"下丹田"，可用点、按、揉、摩法，疏通下焦气机，培补元气。

3. 阴虚体质

（1）体质特征

阴液亏少之人，以口燥咽干、手足心热等虚热表现为主要特征。性情急躁、心烦易怒，遇事易激惹。

（2）易发疾病

阴是指人体的精血、津液等，阴虚是指精血或津液亏损时的病理现象。阴和阳是对立的，阴虚的时候，阴不制阳，人容易出现五心烦热、午后潮热、盗汗、颧红、口渴欲饮、咽干、失眠、头昏眼花、心烦气躁、脾气差、皮肤枯燥无光泽、形体消瘦、盗汗、小便黄、大便干、便秘、耳鸣、健忘、耐冬不耐夏等病证。

（3）调养原则

滋阴降火，镇静安神。

（4）养生要点

平素加强自我修养，自觉地养成冷静、沉着的习惯。学会控制自己的情绪，尽量避免参加争胜负的文娱活动。减少上网次数，缩短在线时间，远离辐射。注意节制欲念，保持心态平和。应尽量避免剧烈、耗氧量大的运动方式，以平缓柔和的锻炼方式较为适合。多做一些舒缓、柔和的锻炼，如固精功、保健功、长寿功等有利于改善阴虚体质。

（5）饮食宜忌

饮食调理以保阴潜阳为原则，宜食用清淡滋阴之品，以使阴阳调和，比如绿豆、藕、白菜、黑木耳、银耳、豆腐、甘蔗、李、桃子、西瓜、黄瓜、百合、甲鱼、海参、鲍鱼、螃蟹、牛奶、牡蛎、蛤蜊、海蜇、鸭肉、猪皮等。不宜食用温燥、辛辣、香浓、油腻的食物，如狗肉、羊肉、海马、海龙、炒瓜子、爆米花、荔枝、龙眼肉、韭菜、辣椒、薤白、胡椒、花椒、肉桂、大茴香、小茴香、丁香等。不宜采用油煎、油炸、烧烤等烹调方式，火锅等要少吃。还有一点需要特别提醒，阴虚的人喜凉恶热，吃凉食会比较舒服，但是仍然要注意少食冷饮冰镇之品。

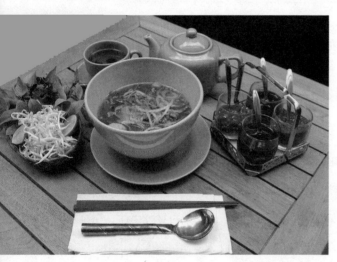

推荐一道具有滋阴作用的食疗方：沙参老鸭汤。取老鸭半只，沙参 25g。先将鸭肉剁成块，焯水，油锅爆炒入料酒，炒出香味。在锅中加入清水后，把沙参洗净，用纱布包好放入锅中。将沙参与鸭肉同煮，烂熟后加入调料即可食用。沙参有滋阴清热、益胃生津的作用；鸭肉性寒，味甘、咸，可大补虚劳，滋五脏之阴，清虚劳之热，补血行水，养胃生津。整个方子既可滋阴清热，又可补益五脏。阴虚人群可以常食。

（6）推荐穴位

有两个穴位滋阴效果较好，分别是涌泉穴和三阴交。

涌泉穴：在人的足底，蜷起肢趾后，脚心的凹陷处即是。《黄帝内经》中说："肾出于涌泉，涌泉者足心也。"意思是说，肾经之气犹如源泉之水，来源于足下，涌出灌溉周身四肢各处。所以，涌泉穴在人体养生、防病、治病、保健等各方面都显示出重要作用。用法很简单，每天晚上临睡前用热水泡脚后，搓涌泉穴即可。

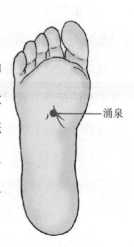

涌泉

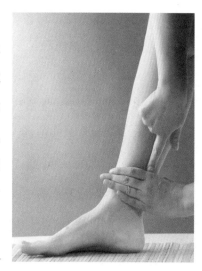

三阴交：三阴交在小腿内侧，足内踝尖上3寸，胫骨内侧缘后方。三阴交的意思是足太阴脾经、足少阴肾经、足厥阴肝经三条阴经的交汇之处。按摩此穴可以健脾益血，调肝补肾。亦有滋阴安神之效，可帮助睡眠。另外，三阴交穴亦称"妇科三阴交"，对多种妇科疾病都有治疗作用，女性可常按之。

4.阳虚体质

（1）体质特征

阳气不足之人，以畏寒怕冷、手足不温等虚寒表现为主要特征。性格多沉静、内向，常表现出精神萎靡不振、情绪明显低落、注意力不集中、思维能力下降等。

（2）易发疾病

中医讲，动为阳，静为阴；热为阳，寒为阴；火为阳，水为阴。所以，阳虚的人容易出现四肢冰冷、畏寒、少气懒言、乏力、唇色苍白、排尿频繁、大便稀溏、腹泻、五更泻、易出汗、男性遗精、女性白带清稀等。

（3）调养原则

温补脾肾，温阳化湿。

（4）养生要点

要善于运用多种方法振奋精神、调节情绪、消除或减少不良情绪的影响。要加强体育锻炼，宜采取能振奋、提升阳气的运动锻炼方式，具体项目可视体力强弱而定。在运动的同时可结合日光浴、空气浴以强壮卫阳。锻炼方面，可坚持做强壮功、站桩功等。要选择在温暖明媚的天气进行户外锻炼，不宜于阴冷天气或潮湿之地进行长时间运动锻炼。运动量不宜过大，运动形式不宜过激、过猛，切忌大汗淋漓。

（5）饮食宜忌

应多食味甘、辛，性温热，具有温补作用的食品，如羊肉、狗肉、冬虫夏草、人参、核桃、姜、肉桂、花生、韭菜、大蒜、辣椒、香菜、扁豆、生姜、南瓜、洋葱、胡萝卜等。不宜多食生冷、苦寒、黏腻的食物，如苦瓜、西瓜、螃蟹等，饮料以白开水为主，不宜饮用凉茶及可乐等碳酸饮料以及冰镇饮品。药物调养可选用补阳祛寒、温养肝肾之品，方药可选用金匮肾气丸、右归丸、全鹿丸等。慎用甘寒、苦寒药物。

推荐一道比较经典亦是比较常见的温阳食疗方：当归生姜羊肉汤。取当归 20g，生姜 30g，羊肉 500g。将当归清洗干净，用清水浸软，切片备用。生姜切成一元硬币大小的薄片。羊肉切成小片，在清水中除去血水后捞出。把当归、生姜、羊肉一起放入砂锅中，加清

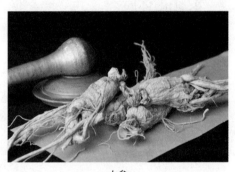

人参

水及其他调味品，大火烧开后换成小火煮至熟烂即可食用。

（6）推荐穴位

明代医家张介宾说："天之大宝，只此一丸红日；人之大宝，只此一息真阳。"所以，阳虚体质人群，可选用具有温补肾阳作用的穴位来调治，分别是命门穴和神阙穴。

命门穴：此穴在第 2 腰椎棘突下凹陷中，后正中线上。按摩这个穴位可以温肾壮阳，强腰固本。

神阙穴：神阙穴就在肚脐处，可

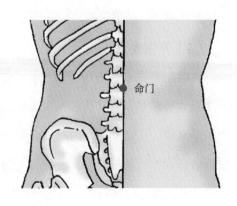

命门

用艾炷灸之。此穴有温补元阳、健运脾胃、复苏固脱之效，可使人体真气充盈、精神饱满、体力充沛、腰肌强壮、面色红润、耳聪目明、轻身延年。

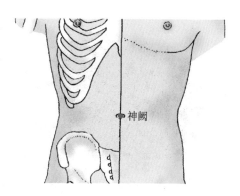

神阙

5.痰湿体质

（1）体质特征

痰湿凝聚之人，以形体肥胖、腹部肥满、身重易倦、口黏苔腻等痰湿表现为主要特征，可见精神抑郁、情绪低落等。

（2）易发疾病

要想理解痰湿体质，需先理解何为痰湿。中医学认为，痰是人体水液代谢出现故障的产物。五脏之中脾脏相当于全身气机的中央枢纽，负责水谷的转输。脾虚的时候容易津液转输不利，化成痰湿，上输于肺。但是，脾为生痰之源，肺为贮痰之器，肾为生痰之本。所以痰湿主要与脾有关。痰湿体质的人，容易出现胸脘痞闷、咳喘痰多、食少，恶心呕吐、大便溏泄、四肢浮肿、小便不利或浑浊、头身重困、关节疼痛等，在现代医学看来多表现为慢性支气管炎、支气管哮喘、肺气肿、动脉硬化、慢性胃炎、慢性肠炎、肥胖症等疾患。

（3）调养原则

健脾利湿，化痰降浊。

（4）养生要点

要调节心境，以主动积极的心态来面对生活和工作，多与家人和朋友沟通。生活中要避免雨水等外湿的侵袭，居所要尽量避免阴暗潮湿的环境，应长期坚持体育锻炼，活动量应逐渐增强。锻炼方面，以站桩功、保健功、长寿功为宜，散步、慢跑、球类等均可，古人语"千寒易去，一湿难除"，因此痰湿体质的人需长期坚持锻炼。

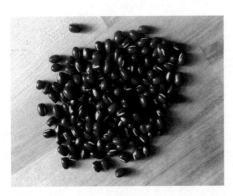

赤小豆

（5）饮食宜忌

常食用具有健脾利湿、化痰降浊的食物，如赤小豆、扁豆、蚕豆、冬瓜等，饮食以清淡为主，可多吃水果蔬菜，如生姜、木瓜、山药、粳米、小米、薏苡仁、玉米、芡实、豇豆等。尽量减少肉类、海鲜等肥甘厚味之品的摄入，如肥肉、砂糖等，戒酒同样重要。药物调养以调补肺、脾、肾三脏为重点，可用六君子汤、二陈丸等。

（6）推荐穴位

痰湿体质的人可多按摩丰隆穴和阴陵泉。

丰隆穴：该穴位于小腿前外侧，外踝尖上8寸，胫骨前缘外二横指（中指）处。丰隆，意为轰隆打雷之声。按摩这个穴位能够把脾胃上的浊湿像打雷下雨一样排出去。所以按摩丰隆穴可以调和脾胃，健脾利湿化痰。

阴陵泉：该穴属足太阴脾经，位于小腿内侧，胫骨内侧下缘与胫骨内侧缘之间的凹陷中，按摩该穴可以健脾、利湿。

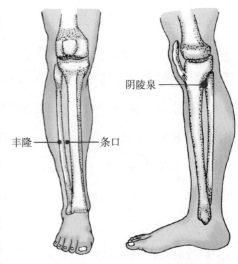

6. 湿热体质

（1）体质特征

湿热内蕴之人，以面垢油光、苔黄腻等湿热表现为主要特征。性格多外向，情绪易激动，多怒，好动，不喜静。

（2）易发疾病

湿热体质，顾名思义，既有湿邪又有热邪。所以此类人多表现为面色发黄发暗、面部痤疮、口干、口臭、口苦、大便燥结或黏滞不爽，男性多有阴囊潮湿，女性常有白带多及外阴瘙痒等。

（3）调养原则

清热化湿，分消走泄。

（4）养生要点

平日要加强道德修养和意志锻炼，培养良好的性格，陶冶情操，沉静心智。有意识地控制自己，遇到可怒之事，用理性克服情感上的冲动。可经常进行大运动量的锻炼，游泳是首选项目。

（5）饮食宜忌

饮食以清淡为主，可多食蔬菜、水果，主食多选择清热利湿之品，比如薏苡仁、莲子、茯苓、紫菜、赤小豆、绿豆、扁豆、鸭肉、鲫鱼、冬瓜、苦瓜、黄瓜、芹菜、白菜、莲藕等。可以常用黄连、苦丁茶等以沸水泡服，代茶饮。少食油炸、烧烤及肥甘滋腻、助湿生热的食物，如酒、奶油、动物内脏、辣椒、生姜、大葱、大蒜、狗肉、羊肉、辣椒、荔枝、芒果等。减少甜食、咸食和酒、碳酸类饮料等的摄入，以免助湿生热。勿过度饱食。应戒除烟酒，因为烟酒生湿生热。

在此推荐冬瓜荷叶水鸭汤作为药膳。取水鸭肉 100g，冬瓜 20g，干荷叶 5g，薏米 10g，生姜 3 片。薏米清水浸泡 3 小时备用。鸭肉、冬瓜切块，然后放入锅中，加入荷叶、薏米、生姜，大

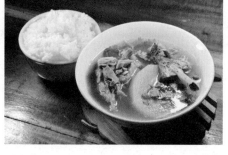

火烧开后换成小火慢煮。30 分钟后加入盐等调料即可食用。水鸭肉滋阴解毒、利水消肿，冬瓜健脾渗湿，荷叶清热，生姜辛香走窜，清中有补，整道药膳清

热利湿效果极佳。

（6）推荐穴位

推荐曲池穴，此穴位于屈肘成直

角、肘弯横纹尽头处。此穴有清热解

表、散风止痒、消肿止痛、调和气

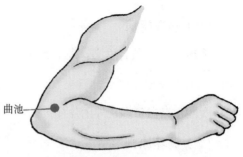

血、疏经通络的作用。此穴是手阳明大肠经穴，有清热利湿的作用，还可以帮

助大肠经排毒。

7. 气郁体质

（1）体质特征

气机郁滞之人，以神情抑郁、忧虑脆弱等气郁表现为主要特征。性格多内

向，神情常处于抑郁状态。

（2）易发疾病

气郁体质是由于长期情志不畅、气机郁滞而形成的以性格内向不稳定、忧

郁脆弱、敏感多疑为主要表现的体质状态。现在，生活中气郁体质的人非常多，

这与现代生活节奏快，社会竞争激烈，生活压力过大，起居饮食不规律，人们

经常处于繁忙的劳务之中，致使人体长期气机运行失调，加之突发应激事件，

情绪长期处于郁滞状态有关。这类人容易出现食欲不振、心慌、失眠、多梦、

抑郁等病证。

（3）调养原则

疏肝理气，调畅气机。

（4）养生要点

应主动寻求快乐，培养开朗、豁达的性格。多参加体育锻炼及旅游活动，

多参加亲朋好友的集体活动，可以多看一些喜剧、滑稽剧以及富有鼓励和激励

意义的电影、电视剧。多听欢快的音乐，多读书。要注意主动去放松心情，不

要过分计较名利得失。锻炼方面以强壮功、保健功、站桩功为主，着意锻炼呼吸吐纳功法。

（5）饮食宜忌

气郁体质多与肝脾两脏有关。因为脾为生气之源，肝主疏泄，因此应多食一些健脾益气、疏肝行气的食物，如刀豆、柑橘、橄榄、萝卜、洋葱等。少食寒凉、油腻之品，如肥肉、油炸食品等。还可以逍遥丸、越鞠丸等疏肝理气解郁的方剂调理。

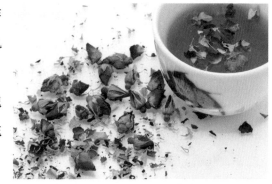

推荐两个茶疗方：常以玫瑰花、佛手花等具有解郁作用的花类泡茶饮即可。

（6）推荐穴位

可以多揉揉膻中穴和太冲穴。

膻中穴：此穴位于胸部前正中线上，平第4肋间，两乳头连线之中点。膻中穴是宗气聚会之处，有宽胸理气的作用，对调畅气机效果显著。若感觉气机不畅，可以多揉膻中穴。

太冲穴：此穴又名"消气穴"，是肝经的穴位，位于大脚趾和二脚趾后方的凹陷处，具有疏肝理气的作用。太冲穴是肝经的原穴，原穴的含义有发源、原

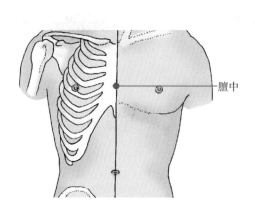
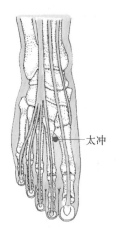

膻中

太冲

动力的意思，所以按揉太冲穴可以让肝经疏通，气血顺畅。

8. 血瘀体质

（1）体质特征

血行不畅之人，以肤色晦暗、身体刺痛、舌质紫暗等血瘀表现为主要特征。常心烦、焦躁、健忘或忧郁、苦闷、多疑，内心孤独感强烈。

（2）易发疾病

由于血瘀内阻，所以这类人容易出现心慌、胸闷、胃痛、胁痛、身痛、月经不调、痛经、耳鸣、耳聋等病证。

（3）调养原则

活血化瘀，通经止痛。

（4）养生要点

应培养积极、乐观的生活态度。可常食桃仁、玫瑰花等活血祛瘀的食物，米酒、黄酒和红酒等低度酒可少量常饮。中医讲，寒则凝，凝则瘀，所以在生活中要注意根据天气的变化增减衣物，规避寒邪。另外，要注意增加运动，调养气血。可加强体育锻炼，各种舞蹈、太极拳、八段锦、站桩功、长寿功、内养操、保健按摩术，均可实施。要劳逸结合，保证充足睡眠，做到动中有静。

（5）饮食宜忌

可以多吃些温阳活血的食物，如韭菜、洋葱、桂皮、生姜、羊肉、山楂、醋、红糖等。可选用活血化瘀药物，如红花、丹参等，可选用四物汤、桃红四物汤等活血化瘀的方剂。

丹参

（6）推荐穴位

中医讲"气为血之帅，气行则血行"，所以按摩可选用气海穴（上文已述）

和血海穴。

血海穴：血海穴属于足太阴脾经，屈膝时位于大腿内侧，髌底内侧上 2 寸，股四头肌内侧头的隆起处，是治疗血证的要穴，具有活血化瘀、补血养血、引血归经之功效。每天早晨 9 ～ 11 时是脾经当令，此时辰按揉此穴效果更佳。

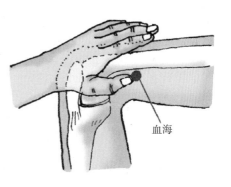

血海

9. 特禀体质

（1）体质特征

先天失常之人，以生理缺陷、过敏反应等为主要特征。对外界环境的适应能力较差，常表现出自我封闭、自卑、焦虑、敏感、抑郁等心理反应。

（2）易发疾病

这类人多表现为过敏性鼻炎、过敏性哮喘、过敏性紫癜、湿疹、荨麻疹等疾病，以及有家族遗传基因缺陷的疾病。

（3）调养原则

益气固表，养血消风。

（4）养生要点

应多与他人交流，培养积极向上的人生观。根据各种特禀体质的宜忌选择有针对性的运动锻炼项目，逐渐改善体质。可选择于室内进行太极拳、瑜伽等和缓的运动锻炼方式。在生活中要保持合理的作息、规律的睡眠，避免情绪紧张等不良因素。

（5）饮食宜忌

应根据自身实际情况制订相应的保健食谱。过敏体质者应避免食用致敏食物，饮食以清淡为主，同时要注意饮食均衡，忌食生冷、辛辣、肥甘厚腻之品，

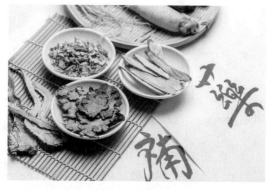

牛奶、螃蟹、虾等异体蛋白食物应慎用。可服用党参、黄芪、当归、何首乌等补益气血的药物。

易患过敏性鼻炎者可选用玉屏风散；精血不足，易患荨麻疹者，可服用消风散。近年来，诸多临床中医专家发现，对特禀体质的人运用中药调理数个疗程，可有效减轻过敏等症状，因此特禀体质的人群如果症状明显，可用中医整体调治。

（6）推荐穴位

推荐足三里穴，此穴在小腿前外侧，当犊鼻下 3 寸，距胫骨前缘一横指（中指）。足三里穴是"足阳明胃经"的主要穴位之一，它具有调理脾胃、补中益气、通经活络、疏风化湿、扶正祛邪之功能。坚持按摩此穴，可以鼓舞正气，增强预防疾病的能力。

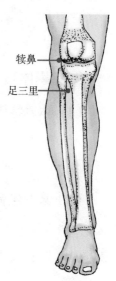

五脏养生

五脏调养是在中医藏象理论指导下，以五脏为核心，以维持脏腑功能稳定协调为目的的综合养生方法。中医养生强调以五脏为中心进行调养，各种养生方法的最终目的或效验，都是要使五脏坚固、气血平和，进而使以五脏为中心的整个人体生命系统保持正常与协调。

1. 肝之养生

肝位于腹部，横膈之下，右胁下而偏左。与胆、目、筋、爪等构成肝系统。肝为阴中之少阳，体阴而用阳，主藏血，具有贮藏血液和调节血量的功能，还能根据人体各脏腑器官的活动状态，对血液进行合理的调节和输布。调养肝脏，最主要的就是要顺应肝喜条达的特性，保持其正常的疏泄，从而维持人体气血津液和精神情志的条达顺畅。

（1）调和情志法

在正常生理情况下，肝的疏泄功能正常，肝气升发，既不亢奋，也不抑郁，舒畅条达，则人就能较好地协调自身的精神情志活动，表现为精神愉快，心情舒畅，理智清朗，思维灵敏，气和志达，血气和平。《黄帝内经》中说："肝者，将军之官，谋虑出焉。"将军是要在战场上杀敌的，所以将军一怒，战场上就会血流成河。但是，将军不光要会发怒，会在战场上杀敌，还要懂得兵法谋略。否则，一遇到战况就知道发怒，那肯定要打败仗。因此，在情志养肝方面，一是发怒时要注意疏泄，二是遇事时要注意克制情绪，抑制自己的怒火，主要包括培养积极乐观的人生态度以及调节、控制不良情绪两个方面。

先说其一，发怒时要注意疏泄。遇事时生气，是很正常的情绪波动，所以"发脾气"也是身体自身的一种正常反应，但是，发怒也是有一定限制的，不能怒不可遏，否则就"大怒伤肝"了。再说其二，遇事时要注意克制情绪，抑制自己的怒火。怒是一种情志反应，但是不怒是一种修养，遇到事情时不能被愤怒冲昏了头脑。当然，也不能过分压抑自己的怒火，否则就容易肝气郁结了。把怒气憋在心里，对健康也非常不利。总之，主观上应要求自己保持积极向上、愉悦宁静的精神状态，常保平常心，同时还要注意戒怒，减少焦虑，以保护肝

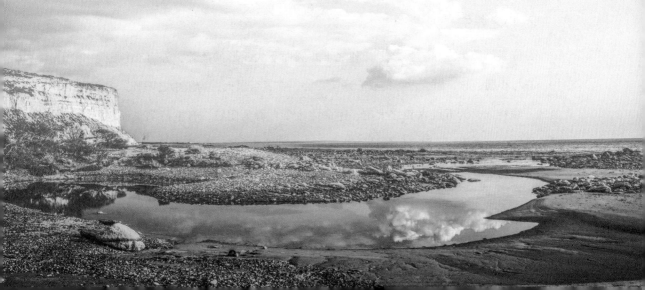

脏功能。

（2）日常调养法

养护肝脏，一是顾护肝血，舒畅肝气。平时要生活规律，早睡早起，23:00前就寝。适当运动，时常按摩保肝穴位，如太冲、肝俞等，可配合搓两胁以疏肝解郁。二是规律饮食。肝主疏泄，关系到一身气机的调畅。胃气主降，受纳腐熟水谷以输送于脾；脾气主升，运化水谷精微以灌溉四旁，而肝脏疏泄功能的正常是保障脾胃升降枢纽能正常运行的重要条件。肝与胆互为表里，肝脏功能的正常还保障了胆汁的正常分泌排泄，帮助食物消化。另外，肝脏还有维持气血运行的作用，肝气条达舒畅，才会血随气行，周流不停。而脾胃为气血生化之源，所以要规律饮食。当然，还要注意避免过量饮酒，勿盲目服用伤肝的药物。

（3）饮馔服食法

养肝宜适当服食味酸、甘，或色青的药食。如绿豆色青，可以降低胆固醇、保肝、抗过敏，又可帮助肝脏排毒，可以将之煮成绿豆粥服用。养肝忌过食酸、辛，宜适当选择补血、行气或清肝之品，如阿胶、生麦芽等。

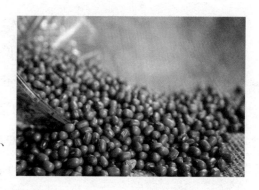

2. 心之养生

心位于胸腔偏左，膈膜之上，肺之下，圆而下尖，形如莲蕊，外有心包卫护。心与小肠、脉、面、舌等构成心系统。心，在五行属火，为阳中之阳脏，主血脉，藏神志，为五脏六腑之大主、生命之主宰。心为阳脏，有主持阳气而恶热的特性。心之阳气不但可以维持心脏自身的生理功能，而且对全身具有温煦作用，可推动血液，维持人体生命活动。心对全身各脏腑的功能活动起着指挥和协调作用，心血充，心脉畅，则心神明。

（1）心神保养法

保养心神就是要保持心脏清静澄明的本性，发挥其任物应事的主宰作用。

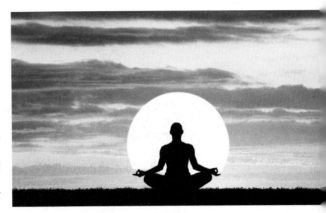

首先要寡欲，节制嗜欲以保养心神。中医讲，心者，君主之官，神明出焉。张景岳注："心为一身之君主……脏腑百骸，惟所是命，聪明智慧，莫不由之。"心，是人体一切生命活动的中心，这其中包括着身体和精神两方面的活动。孟子曰："养心莫善于寡欲。其为人也寡欲，虽有不存焉者，寡矣。其为人也多欲，虽有存焉者，寡矣。"因此，在生活中，不要过度地追求物质上的富足，同时要注重精神保养。退一步海阔天空，忍一时风平浪静。少要一些，少争一些，对养心才有帮助。

其次是少思虑，理性地分析处理事物，避免无谓的伤神之虑。现在是信息大爆炸的时代，人们每天要面对大量的信息，要处理工作、家庭、教育、医疗等很多方面的事情，如果每天要思考过多的事情，很容易让人心神涣散。

最后要调情志，保持乐观愉悦、平和宁静的精神状态，化解不良情绪。心主喜，但是过喜容易伤心。"范进中举"的故事人所周知，当屡试不中的范进得知自己中了举人以后，大喜之余却痰迷心窍，变得疯疯癫癫。医生们在临床中，也经常遇到大喜伤心、乐极生悲之悲剧。例如：有一位65岁的老人，平时4个子女都在外面忙碌，平时清静惯了。过年时，儿女们想着应该回去一大家人团聚一下。结果儿女、孙子孙女、外孙等都回来了，老人太高兴了，忙着洗菜做饭，却突发心脏病，虽然紧急送到医院抢救，却依然失去了生命。因此，要保持乐观愉悦、平和宁静的精神状态，避免大喜伤心。

（2）日常调养法

运动要适度，心脏不好的人不宜在清晨锻炼。注意劳逸结合，养成良好的生活习惯。每天 11:00 ～ 13:00 小睡片刻，以养足心气。要避免极寒极热的天气。冬夏季节是心脑血管疾病高发的时期，要注意根据气温的变化增减衣物。要戒烟限酒。季节交替时及时增减衣物。有高血压、心脏病史的老年人排便时不可用力过猛，洗澡时不可密闭门窗过久。可按摩穴位保护心脏，如内关、心俞。

（3）饮馔服食法

有心悸、胸痛等不适的人，一定要少吃盐及咸味的食物和药物。心火易亢，而莲子心是祛心火佳品，可以泡水代茶饮或煮汤。应注意补养心血、心神，可用龙眼肉、核桃等。此外，还应注意不可长期食用动物脂肪，可多吃些含优质蛋白质、微量元素的食物。

3.脾之养生

脾位于腹腔上部，膈膜之下，与胃以膜相连，"形如犬舌，状如鸡冠"，与胃、肉、唇、口等构成脾系统。主运化、统血，输布水谷精微，为气血生化之源，人体脏腑百骸皆赖脾以濡养，故有后天之本之称。在五行属土，为阴中之至阴。脾为后天之本，为气血生化之源。脾为五脏之一，胃为六腑之一，两者关系密切。只有脾胃功能健旺，人体才能气血充足，自然健康长寿。

（1）调和胃气法

其一，脾主运化水谷，胃初步腐熟消化的饮食物，经小肠的泌别清浊作用，通过脾的磨谷消食作用使之化为水谷精微，然后把吸收的水谷精微转输至全身，所以，脾亦主肌肉四肢；脾还将水谷精微上输心肺而化为气血等重要生命物质，所以脾为气血生化之源。

其二，脾主运化水湿，脾脏有调节人体水液代谢的作用。因此在日常饮食中要饮食有节，细嚼慢咽。不可过饥或过饱，不可饮食无规律，不可偏嗜五味。天气寒冷时，要顾护阳气，重点做好腰腹保暖。忌食生冷食物，可服些温经暖胃的香料，如生姜、胡椒等。否则容易造成脾胃虚弱，诱发腹胀、不思饮食、大便稀溏、身体沉重、少气懒言等不适。

（2）日常调养法

注意防暑、防湿。保持恬惔虚无的精神状态，不可思虑过度。脾在志为思，平时可以多听听舒缓的音乐。长夏运动时注意以下几点：运动前喝些预防中暑的饮料，做好防晒措施；运动时间可选择早上6时或下午5～6时；可配合按摩脾俞、足三里。

（3）饮馔服食法

在饮食中"不吃贵的，只吃对的"。脾字的左边为"月"，表示器官；右侧为"卑"，可以理解为低下、平常、普通的意思，它的反义词就是高贵、贵重，因此要想养好脾，就得多吃些日常生活中常见的食物，如萝卜、白菜、高粱、牛肉等。另外，平时应

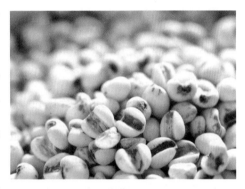

薏苡仁

多食甘、苦味，少食酸味食物、药品。应常食健脾消食之品，如鸡内金、山楂等。脾胃虚弱时，当益气健脾，可用薏苡仁、莲子肉等。宜多食祛湿药食，如陈皮、冬瓜等。食积腹胀时，可以多吃白萝卜，或用莱菔子熬水，有消除食积、健脾、行气的作用。脾胃受寒时，可以熬生姜红糖水常饮。感觉身体困重、湿邪困脾时可以常用薏米、粳米熬粥以健脾利湿。

4. 肺之养生

肺，位居胸中，左右各一，呈分叶状，质疏松。与心同居膈上，上连气管，通窍于鼻，与自然界之大气直接相通。与大肠、皮、毛、鼻等构成肺系统。在五行属金，为阳中之阴脏。主气司呼吸，助心行血，通调水道。在五脏六腑中，位居最高，为五脏之长。且外主皮毛，上通鼻窍。但肺质柔嫩，不能耐受过寒

或过热的刺激，所以触冒六淫寒热等邪气，肺往往容易先病。

（1）保养肺气法

首先要避邪气。中医认为，"肺为娇脏"，"温邪上受，首先犯肺"。为什么呢？因为肺为华盖。华盖的意思是帝王坐车的车盖，《灵枢·九针论》指出："肺者五脏六腑之盖也。"也就是形容肺像雨伞一样，是给五脏六腑挡风遮雨的。另外，肺脏也是五脏中唯一直接和外部相通的脏器。因此，肺是最容易受到外来有害物质侵害的脏器。肺部受到侵害，除了影响呼吸道的健康外，还可能引发感冒等疾病。因此要避邪气，冬春季节避寒邪，春夏季节避温邪，秋季避燥邪。

其次要少言。中医讲，脾生气，肺主气，说话多容易伤及肺气，因此久言伤气损肺脏。

最后要远离悲伤情绪。《红楼梦》中的林黛玉，因母亲早逝，一生都处在悲伤之中，因此早早患上了肺病，最终也因肺病大量咯血而死。《素问·举痛论》说："悲则心系急，而肺布叶举，上焦不通，荣卫不散，热气在中，故气消矣。"因此，要远离悲伤情绪，遇事时多笑一笑，想开一些，尤其是秋季。

（2）日常调养法

重视运动，多选择有氧运动，如太极拳、五禽戏等。注意避风寒，尤其是背部不能受寒。保持室内空气清洁干爽。空气污染时出行，注意佩戴防尘口罩。哭是宣发悲伤情绪的一个重要方法，所以遇到悲伤之事，想哭就哭出来，不要忍着。当然，也不能大哭，我们在生活中经常说，某个人哭得"上气不接下气"，这就容易伤肺了。另外，肺主一身之气，心主一身之血，气行则血行，如果过度悲伤哭泣，还容易伤及心脏。

在锻炼方面，一是摩鼻。中医讲，肺开窍于鼻，意思是说，鼻子是呼吸系统的大门。平常可以用冷水洗鼻，然后按揉迎香穴，或者用大拇指在鼻翼两侧上下反复擦摩。二是擦肺。可以让家人经常把前胸后背的肺区经常擦一擦，擦热为止。这个方法尤其对婴幼儿预防感冒等呼吸道疾病效果非常好。

（3）饮馔服食法

多食辛、苦味药食，如薄荷、生姜等，不可过食生冷。应常补气阴，针对性地多食滋肺润燥之品。若是肺热咳喘有痰，可用川贝炖雪梨，润肺化痰。另外，肺属金，脾属土，土能生金。所以也应多吃健脾益气的食物，以养肺脏。

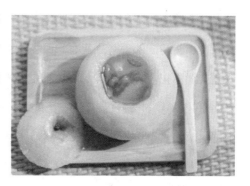

再者，肺喜润恶燥。因此生活中要注意多喝水，多吃润肺的食物，如甘蔗、梨、百合等。

5. 肾之养生

肾，位于腰部脊柱两侧，左右各一，右微下，左微上，外形椭圆弯曲，状如芸豆。与膀胱、骨髓、脑、发、耳等构成肾系统。主藏精，主水液，主纳气，为人体脏腑阴阳之本，生命之源，故称为先天之本；在五行属水，为阴中之阴。肾主藏精，而精能生髓，髓居于骨中，骨赖髓以充养。肾精充足，则骨骼坚固有力；若肾精虚少，骨则失养，表现为不能久立。齿为"骨之余"，若骨骼失养，牙齿常会松动，甚至脱落。只有肾精充足，阴阳平衡，人才能健康长寿。

（1）保养肾精法

中医讲，肾主生殖，要想保养肾精，应注意节制性生活，可以选择吃熟地黄、黄精等补肾填精的药食，也可以选择艾灸，按摩关元、肾俞、涌泉等有补肾益精作用的穴位。

需要特别强调的是，肾为先天之本，世人不知保养，故而肾常虚。但是，肾不能乱补。

其一，中医的肾是一个系统，西医的肾是一个器官，所以不能盲目使用一些壮阳药物来补肾，尤其是现在壮阳的保健品鱼龙混杂，更不堪用。

其二，要分清肾阳虚和肾阴虚。凡是寒冷的、凝滞的、下沉的、静的为阴，炎热的、运动的、上升的为阳。所以，肾阳虚主要表现为腰膝酸痛，或腰背冷痛，畏寒肢冷，头目眩晕，精神萎靡，舌淡胖苔白，男性易阳痿早泄，妇女易宫寒不孕，大便久泄不止，完谷不化，五更泄泻，浮肿等。肾阴虚主要表现为腰膝酸软、两腿无力，眩晕耳鸣，脱发齿松，盗汗失眠，梦呓磨牙，口干，尿黄，男子阳强易举或阳痿、早泄、遗精，妇女经少经闭，或见崩漏，形体消瘦，潮热盗汗，五心烦热，咽干颧红，溲黄便干等。如果出现上述症状，最好到正规中医院找专业中医师调治。

（2）日常调养法

注意早睡，早晨或傍晚适当锻炼，保持良好的情绪。不要过度用腰。不宜直接坐在潮湿阴冷的草地或土地上。

有几个锻炼方法对肾脏养护具有一定的作用。一是搓耳，中医讲，肾开窍于耳，搓耳可以调节肾脏功能。二是按摩涌泉，每天用热水泡脚后，按摩足底涌泉穴。涌泉穴是足少阴肾经的井穴，揉此穴可以让肾经之水源源不断涌出，如泉一般。三是捶腰眼，每天把手握成空心状，轻捶腰眼，可以壮腰护肾。

（3）饮馔服食法

多吃天然咸味的食物，而非多吃盐，如海带、大豆、紫菜等，注意不要吃太多甘味食物，尤其对于已有腰膝酸软、耳鸣等肾虚表现的人，更当谨慎。另外，黑色入肾，故黑芝麻、黑米、黑豆等黑色食物有助于补肾，可以做豆浆，也可以煲汤服用。

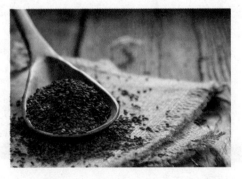

四季养生

四季养生，即四时养生，是根据一年四季的天地阴阳变化，通过对起居、饮食、情志等生命活动方式的调整，结合人自身的生理特点，达到与自然和谐统一的健康状态。

四时气候不同，人体之中、生理与病理亦有相应变化。季节不同，易发疾病不同，发病程度不同；人的情志变化亦是与四时变化密切相关的。因此，养生不仅要了解人体在四时的生理特点，更应了解和掌握四时的发病规律，从而采取积极主动的有针对性的预防保健措施，达到防病养生的目的。顺应四季规律并非被动地适应，而是采取积极主动的态度，与天地协调一致、和谐共存，掌握自然变化的规律，按照不同季节特点进行适时的调整，以期防御外邪的侵袭，保证身心健康。

1. 春季养生

春三月，阳气虽能生发万物，但尚未隆盛壮大，故称为少阳。春季属木，主生发、萌发；五脏应于肝，肝喜条达、恶抑郁，因此春季养生应生发自身阳气，条畅肝胆气机，同时也为夏季养生打下基础。在春天，肝气旺盛而升发，中医认为，春天是肝旺之时。所以，春天要注意养肝，否则容易"肝风

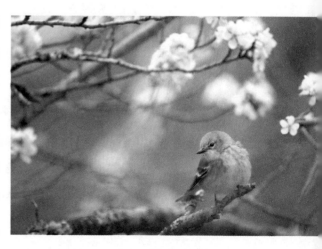

内动，上扰神窍"，人容易烦躁、焦虑，很多精神疾病患者容易旧病复发。古人说"菜花黄，疯子忙"就是这个道理。

　　具体的养生方法应参照《素问·四气调神大论》："春三月，此谓发陈，天地俱生，万物以荣，夜卧早起，广步于庭，被发缓形，以使志生，生而勿杀，予而勿夺，赏而勿罚，此春气之应，养生之道也。逆之则伤肝，夏为寒变，奉长者少。"它的意思是：春季的三个月谓之发陈，是推陈出新、生命萌发的时令。天地自然都富有生气，万物显得欣欣向荣。此时，人们应该入夜即睡眠，早些起身，披散开头发，解开衣带，使形体舒缓，放宽步子，在庭院中漫步，使精神愉悦，胸怀开畅，保持万物的生机。不要滥兴杀伐，多施与，少敛夺，多奖励，少惩罚，这是适应春季的时令，保养生发之气的方法。如果违逆了春生之气，便会损伤肝脏，使提供给夏长之气的条件不足，到夏季就会发生寒性病变。

　　（1）起居调养

　　人夜卧则血归于肝，因此春季应入夜即眠，天明即起，不可熬夜通宵，亦不可恋床贪睡。曾国藩说过，"养生之道，莫大于眠食"。初春不宜过早脱去棉衣，特别是年老体弱者，减脱冬装尤应审慎。春季中后期，是春季流行病、季节病高发之时；而花粉飘飞、杨柳絮满天，会诱发过敏性疾病。因此，出行时最好佩戴口罩，不要到人群密集的场所活动。

　　（2）饮食调养

　　此时可适当吃一些性味微辛微温的食物，但是不宜常吃，更不宜食用大温大热的食物。春季肝气生发，但木旺则易克伐脾土，饮食调养中，宜减酸味，益甘味，以养脾气。应注意改善和促进消化吸收功能，多吃点富含蛋白

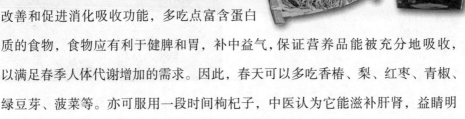

质的食物，食物应有利于健脾和胃，补中益气，保证营养品能被充分地吸收，以满足春季人体代谢增加的需求。因此，春天可以多吃香椿、梨、红枣、青椒、绿豆芽、菠菜等。亦可服用一段时间枸杞子，中医认为它能滋补肝肾，益睛明目，《本草纲目》记载："枸杞子甘平而润，性滋补……能补肾、润肺、生精、

益气。"此乃平补之药，如果是办公室一族，可以配上菊花，就是一道经典的杞菊茶了，养肝、清火、明目。

（3）运动调养

春季，晨起运动幅度应以缓和为主，动作宜轻动灵巧、舒展柔和，以轻灵为要，吸气以鼻，呼气以口，使气息调和，吐纳均匀；心中宜静，不宜躁；以微似汗出为宜、汗流淋漓为戒。锻炼之后应有精神爽慧、心情愉悦、推陈致新之感。活动场所可选公园、草地、湖边等清净之地，远离繁杂、污染之处。

（4）情志调养

肝主怒，大怒伤肝，春季养肝的关键是使自己的情志舒展条达，乐观恬愉，核心是要精神愉快。春季的情志以易变、易郁、易怒为特点，因此春季也是情志病的高发季节，亦会导致身体出现胸闷、心烦、容易发怒、头痛头晕、眼睛发红、牙痛或牙龈红肿、耳鸣、口干口苦、小便黄、大便干等不适。出户踏青是舒畅胸怀、宣发抑郁的良方。盛怒之后，嚎啕大哭亦是平肝息怒、宣发抑郁的方法。

2.夏季养生

夏三月，阳气由弱转强，盛大于夏至之时，称为太阳。夏季属火，主生长、壮大；五脏应于心，心属火而喜温，因此夏季养生应适当地活动使气血活跃，同时也可养护心阳，同时也是为秋季养生做好准备。《素问·四气调神大论》中说："夏三月，此谓蕃秀，天地气交，万物华实，夜卧早起，无厌于日，使志无怒，使华英成

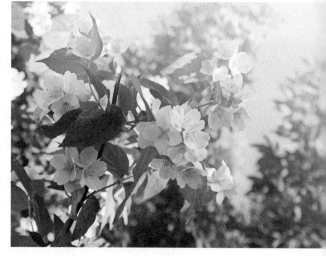

秀，使气得泄，若所爱在外，此夏气之应，养长之道也。逆之则伤心，秋为痎疟，奉收者少，冬至重病。"夏天的三个月，草木茂盛，果实成熟，此时宜夜睡早起，不要厌倦这长日，使志意静安无怒，使神光充盈明秀，使阳气开通宣泄，好像有所爱在外。这便是人与夏气相应的养生之道。违反这一法则就会损伤心气，秋时可能发生疟疾病，身体吸纳收藏营养的能力就会减弱。冬季到来的时候就会发生重病。

（1）起居调养

夏季入寝可稍晚，最晚在子时前；天明即起，出户活动，多运动，多晒太阳，适当增加汗出。衣着以轻薄、吸汗为好，材质可选棉质或麻质，亦可选用真丝质；若汗出后，需及时擦干汗液，衣物需勤洗勤换。防暑降温须有度，不能汗出当风，亦不可当风入睡。沐浴时，宜用温水洗浴，不可冷水冲淋，亦不可水温过高。夏季日长夜短，午时休息小眠有助于恢复精力，时间可稍长，取一小时左右甚佳。另外，还要注意避免长时间日晒，以免诱发中暑、光线性皮肤病等。

现代社会，夏季尤应注意寒凉之邪。一是要注意预防空调病。空调温度不宜过低，勿使面部、肩背、腰、腹部长时间对着空调冷风，否则易导致面瘫、颈腰椎病、肩周炎以及一些妇科疾病。夜间睡眠时要注意护好腹部，以免腹部受寒诱发腹泻、腹痛。另外，要注意开窗通风，以免因空调房间密封导致头晕、胸闷、过敏等不适。二是要少食冰镇食物。夏天阳气浮于外，而虚于内，所以中医特别强调春夏养阳。所以，要少吃冰淇淋、冰镇饮料、冰镇西瓜、冰镇啤酒等，以免损伤阳气。

（2）饮食调养

夏季饮食调养的重点，一为养阳，二为清暑，三为护心。饮食宜温不宜寒，宜食热餐，少食生冷。饮水应注意小口慢饮，温冷适宜。身边可常备人丹、风油精、藿香正气水、清凉油等祛暑药品。宜食用解暑清热、生津止渴的瓜果，但要适可而止，不可贪吃。可常备绿豆汤或赤豆汤，代茶饮用，是祛暑佳品。在日常饮食上应选择新鲜食物，陈旧、隔夜、酸腐食物不可食用。

（3）运动调养

夏季气温高、天气炎热，人体本身的体力消耗比较大。所以在运动方面要注意适可而止，不能大汗淋漓。若不胜高温，不能运动，则应恬静修养，散步、品茗、读书习字，虽不能活动气血、舒活筋骨，但静则养心、宁则养神。

（4）情志调养

夏季养神的关键是"使志无怒"，应使机体的气机宣畅、通泄自如、情绪外向。应保持心神的宁静，这样可调息守静，气息深长，从而静心；或登高而望，使心胸开阔、神志宁静。夏季宜保持神清气和及乐观、积极向上的情绪，但不可宣畅太过，遇事情绪不可过激，勿大喜大怒，也不可过于消极，或喜怒不溢于色，过度压抑情志。

3. 秋季养生

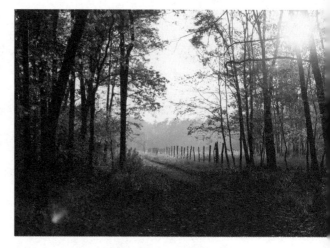

秋三月，阴气由生而渐长，为少阴。秋季属金，主肃杀、收敛。五脏应于肺，肺喜润恶燥，因此，秋季养生应当注意滋阴润燥，使阳气收敛，养护阴气，由此也为冬季养生做好准备。《素问·四气调神大论》中说："秋三月，此谓容平。天气以急，地气以明，早卧早起，与鸡俱兴，使志安宁，以缓秋刑，收敛神气，使秋气平，无外其志，使肺气清，此秋气之应，养收之道也。逆之则伤肺，冬为飧泄，奉藏者少。"意思是说，秋天的三个月，是万物果实饱满、已经成熟的季节。在这一季节里，天气清肃，其风劲急，草木凋零，大地明净。人应当早睡早起，跟群鸡同时作息。使情志安定平静，用以缓冲深秋的肃杀之气对人的影响；收敛此前向外宣散的神气，以使人体能适应秋气并达到相互平衡；不要让情志向外越泄，用以使肺气保持清肃。这是顺应秋气、养护人体收敛机能的法则。违背了这一法则，就会伤害肺气，到了冬天还会导致完谷不化的飧泄。究其原因，是由于身体的收敛机能在秋天未能得到应有的养护，以致供给冬天的闭藏之力不足的缘故。

（1）起居调养

秋季宜早入睡，鸡鸣即起。不要过早、过多地增添衣物。但体弱多病、阳气不足之人，仍应及早添衣，勿使受寒。但白露之后，需及时添衣加被。出门宜戴口罩，一则防灰防尘，二则减缓燥邪伤肺。早起洗漱之后，宜外用润肤霜擦拭，使皮肤滋润，减缓燥邪所伤。

古人有"多事之秋"之说，入秋以后，气温波动较大，要注意预防感冒，及时根据气温变化增减衣物。

（2）饮食调养

秋季饮食调养的重点，一为润燥，二为养肺。饮食上，根据燥邪性质不同，可食用相应的润燥之品加以调和。适当选食一些能够润肺清燥、养阴生津的食物，比如梨、甘蔗、荸荠、百合、银耳等。多数瓜果汁水较多，可润燥生津，但不宜食之过多或过度食用冰镇瓜果。一些辛燥的食物、香料、油炸食品、膨化食品等，都宜少食。为防金气太过克伐木气，饮食上宜少食辛味，多食酸味，以补益肝气。另外，肺属金，脾属土，土能生金。中医治病养生常用"培土生金"之法。因此在饮食上，入秋以后要少食寒凉生冷的水果蔬菜，尤其是本身就属脾胃虚寒的人群。

（3）运动调养

秋季运动应选动作缓和、趋静的运动，不必追求汗出，唯使气血流通、精神清爽即可。除日常锻炼外，秋季旅游不仅运动周身，还能陶冶情操，一举两得。运动调养之余，亦可以静养生，如观棋对弈、抚琴作画、赏花品香等，皆使人怡然自得、身心放松。切莫盲目运动，长途跋涉，以免使人大汗出而伤及阳气，损耗肺气。运动

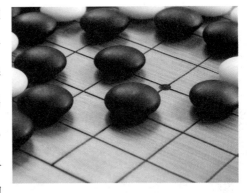

的过程中注意补充水分，运动量不宜过大，以免伤及肺阴。

（4）情志调养

秋季养神的关键是"使志安宁"，养神也必须不断地收敛神气，由振奋转为宁静，由活跃变为平和。秋季往往也是情志病多发季节，应注意两点。一是秋应肺，主悲，因此在秋季情志调养上，需抒发胸襟，可与人畅谈，或放声痛哭，使悲思释怀，使神志安宁。可登高望远，赏观秋景，令人心宁。二是秋乏，在秋天人们容易感觉到精神疲乏，这其实是补偿夏季人体超常消耗的保护性反应，人们此时常表现为倦怠、乏力、精神不振等。防秋乏的最好办法就是适当地进行体育锻炼，但要注意循序渐进，保持充足的睡眠。

4. 冬季养生

冬三月，阴气较少阴更为壮大，故称为太阴。冬季属水，主收引、闭藏、蛰伏；五脏应于肾，肾主水，因此冬季养生应当保养阴精，潜藏阳气，由此也为春季养生"厉兵秣马"。《素问·四气调神大论》中说："冬三月，此谓闭藏。水冰地坼，无扰乎阳，早卧晚起，必待日光，使志若伏若匿，若有私意，若已有得，去寒就温，无泄皮肤，使气亟夺，此冬气之应，养藏之道也。逆之则伤肾，春为痿厥，奉生者少。"意思是说，冬天的三个月，是万物生机闭藏的季节。在这一季节里，水面结冰，大地冻裂，所以人不要扰动阳气，要早睡晚起，

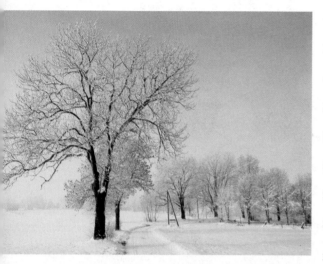

一定要等到日光出现再起床；使情志就像军队埋伏、鱼鸟深藏、人有隐私、心有所获等一样；还要远离严寒之地，靠近温暖之所，不要让肤腠开启出汗而使阳气大量丧失。这是顺应冬气、养护人体闭藏机能的法则。违背这一法则，就会伤害肾气，到了春天还会导致四肢痿弱逆冷的病症。究其原因，是由于身体的闭藏机能在冬天未能得到应有的养护，以致供给春天时焕发生机的能量少而不足的缘故。

（1）起居调养

冬季宜早睡晚起，待天明日出，方可起床。日常起居须注重保护阳气，避免过劳。冬季保暖尤为必要，老人、儿童为易感人群；腰、腿、胸背等处为保暖重点。外出需备厚的皮或棉手套、鞋袜，以防冻疮发生。身边需常备护肤用品，及时擦拭以缓解皮肤干燥。另外，现在空调、暖气非常普及，冬季要注意预防"暖气病"，因门窗紧闭，空气流通不好、干燥，加上暖气、空调、电暖气等取暖设施会造成室温过高，使得室内空气更加干燥、污染加剧，为病菌的滋生和传播提供了"温床"，从而导致烦躁不安、皮肤发紧、鼻咽干燥、胸闷、头晕眼花、出汗、血黏度增高、血压改变、尿量减少、软弱无力等病证。因此，要控制室内温度，及时开窗通风。还要注意使用加湿器等，增加室内的湿度。

需要特别提醒的是，冬季气候寒冷，寒气凝滞收引，易导致人体气机、血运不畅，而使许多旧病复发或加重。特别是那些严重威胁生命的疾病，如中风、脑出血、心肌梗死等，不仅发病率明显增高，而且死亡率亦急剧上升。所以冬季养生要注意防寒。素有心脑血管疾病的人，自身及周围亲朋，需密切伴护和观察身体状况，一旦出现心悸、胸闷、胸痛等不适时，应速就医。

（2）饮食调养

冬季应肾，肾为先天之本。冬季是补肾的最佳时机，饮食上可以适当温补，宜用甘温、辛温之品，但不可一味呆补，否则容易生痰火，此时不妨食用白萝卜，能顺气消食、化痰止咳、生津润燥，起到宽肠通便、理气化痰、清热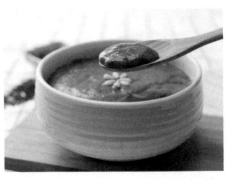生津的功效。"冬不藏精，春病必温"，冬季饮食可适当补益肾气，味咸的食物能入肾，色黑的食物能补肾，诸如黑芝麻、黑豆、黑米等，食用时可用盐等咸味之品加以调和，使之入肾。但需注意，咸味之品不可久食多食，否则易伤津血，应根据情况不同加以调整，适度为宜。

（3）运动调养

古人云：冬练三九，夏练三伏。俗话说，冬天动一动，少闹一场病；冬天懒一懒，多喝药一碗。所以冬天仍然要坚持锻炼。冬季锻炼可以用室内运动代替户外运动，但需要注意，锻炼场所要保持换气通畅；锻炼幅度和强度不可过大，取微汗即可；锻炼后及时保暖，以免受寒。身体强壮之人，可进行室外锻炼，但锻炼前需热身，锻炼幅度应循序渐进，由小至大，不可大汗淋漓，而锻炼时间、强度以适宜为好。若天气极冷，则不宜锻炼。

（4）情志调养

冬季养神的关键是"使志若伏若匿"，应着眼于"藏"。冬季人们要把神藏于内，减少欲望，保持安定、满足的情绪。藏神即包含少欲之意，除做到"神藏"外，还要防止季节性情感失调症，即人们熟知的冬季忧郁症。对此，首先应通畅阳气，避开阴冷潮湿的地方，远寒就温，多晒太阳；其次调畅情志，心中若有不快，可哭可诉，以排遣、抒发抑郁之情，使气机通畅，抑郁自散。

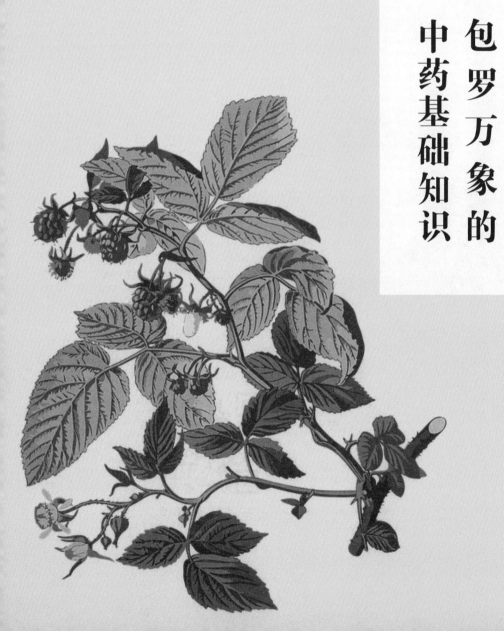

第五章

包罗万象的
中药基础知识

本章配有学习课件，手机等电子设备微信扫码即可阅览文字、图片等数字资源。

扫一扫　看课件

千差万别的中药性能

中医学认为，任何疾病的发生发展过程都是致病因素（邪气）作用于人体，引起机体正邪斗争，从而导致阴阳气血偏盛偏衰或脏腑经络功能活动失常的结果。因此，中药治病的基本作用不外是扶正祛邪，消除病因，恢复脏腑经络的正常生理功能；纠正阴阳气血偏盛偏衰的病理现象，使之最大程度上恢复到正常状态，达到治愈疾病、恢复健康的目的。

中药的性能是中药作用的基本性质和特征的高度概括，也是在中医药理论指导下认识和使用中药，并用以阐明其药效机制的理论依据。中药的性能也称药性，它包括药物发挥疗效的物质基础和治疗过程中所体现出来的作用。临证谙熟药性，才能准确用药，研究药性形成的机制及其运用规律的理论称为药性理论，其基本内容包括四气五味、升降浮沉、归经、中药毒性等。

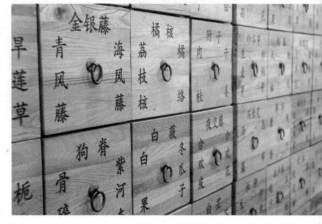

一、四气五味

《神农本草经》序例云："药有酸咸甘苦辛五味，又有寒热温凉四气。"这是有关药性基本理论之一的四气五味的最早概括。每味药物都有四气五味的不同，因而也就具有不同的治疗作用。历代本草在论述药物的功用时，首先标明其"气"和"味"，可见气与味是药物性能的重要标志之一，这对于认识各种药物的共性和个性以及临床用药都有实际意义。由于每种药物同时具有性和味，因此两者必须综合起来看。

1. 四气

四气，就是寒、热、温、凉四种不同的药性，又称四性。它反映了药物对人体阴阳盛衰、寒热变化的作用倾向，为药性理论的重要组成部分，是说明药物作用的主要理论依据之一。四气之中寓有阴阳含义，寒凉属阴，温热属阳。

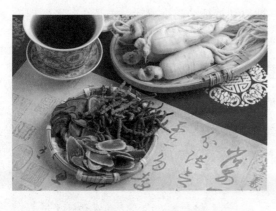

寒凉与温热是相对立的两种药性，而寒与凉之间、温与热之间则仅是程度上的不同，即"凉次于寒""温次于热"。有些本草文献对药物的四性还用"大热""大寒""微温""微寒"加以描述，这是对中药四气程度不同的进一步区分，示以斟酌使用。然从四性本质而言，只有寒热两性的区分。

四性以外还有一类平性药，它是指药性的寒热界限不很明显、药性平和、作用缓和的一类药，如党参、山药、甘草等。无论是文献记载，还是临床实践，均显示平性是客观存在的，"平"应入性。然而也有不少医家认为虽称平性，但实际上也有偏温、偏凉的不同，如甘草性平，生用性凉，炙用则性偏温，所以平性仍未超出四性的范围，是相对而言的，它不是绝对的平性，因此仍称四气（四性）而不称五气（五性）。

药性的寒热温凉是由药物作用于人体所产生的不同反应和所获得的不同疗效而总结出来的，它与所治疗疾病的寒热性质是相对而言的。故药性的确定是以用药反应为依据，以病证寒热为基准。能够减轻或消除热证的药物，一般属于寒性或凉性；反之，能够减轻或消除寒证的药物，一般属于温性或热性。如病人表现为高热烦渴、面红目赤、咽喉肿痛、脉洪数，这属于阳热证，用石膏、知母、栀子等药物治疗后，上述症状得以缓解或消除，说明它们的药性是寒凉的；反之，如病人表现为四肢厥冷、面色白、脘腹冷痛、脉微欲绝，这属于阴寒证，用附子、肉桂、干姜等药物治疗后，上述症状得以缓解或消除，说明它们的药性是温热的。

2.五味

所谓五味，是指药物有酸、苦、甘、辛、咸不同的药味，因而具有不同的治疗作用。有些还具有淡味或涩味，因而实际上不止五种。但由于酸、苦、甘、辛、咸是最基本的五种药味，所以仍然称为五味。

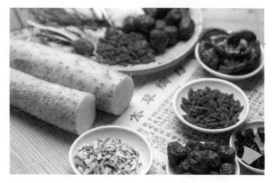

五味与四气一样，也具有阴阳五行的属性。具体来说：酸味属木，苦味属火，甘味属土，辛味属金，咸味属水。

现据前人的论述，结合临床实践，将五味的作用及主治病证分述如下。

辛："能散能行"，即具有发散、行气、行血的作用。一般来讲，解表药、行气药、活血药多具有辛味。因此，辛味药多用治表证及气血阻滞之证。如紫苏叶发散风寒、木香行气止痛、川芎活血化瘀等。

甘："能补能和能缓"，即具有补益、和中、调和药性和缓急止痛的作用。一般来讲，滋养补虚、消食和胃、调和药性及缓解疼痛的药物多具有甘味。甘味药多用治正气虚弱、食积不化、脘腹挛急疼痛及调和药性、中毒解救等几个方面。如人参大补元气、熟地黄滋补精血、神曲消食和胃、饴糖缓急止痛、甘草调和药性并解药食中毒等。

酸："能收能涩"，即具有收敛、固涩的作用。一般固表止汗、敛肺止咳、涩肠止泻、固精缩尿、固崩止带的药物多具有酸味。酸味药多用治自汗盗汗、肺虚久咳、久泻久痢、遗精滑精、遗尿尿频、崩带不止等滑脱不禁的病证。如五味子固表止汗、乌梅敛肺止咳、五倍子涩肠止泻、山茱萸涩精止遗、金樱子固精缩尿止带等。此外，部分酸味药具有生津的作用，也可用治津亏口渴，如乌梅、酸枣仁等。《素问·宣明五气》还指出："五味所入，酸入肝。"故有些药用醋制可以增强其引药入肝的作用，如醋制香附、柴胡增强疏肝解郁之功。

苦："能泄、能燥、能坚"，即具有清泄火热、泄降气逆、通泄大便、燥湿、坚阴（泻火存阴）等作用。一般来讲，清热泻火、下气平喘、降逆止呕、通利大便、清热燥湿、散寒燥湿、泻火存阴的药物多具有苦味。苦味药多用治火热证、喘咳、呕恶、便秘、湿证、阴虚火旺等证。如黄芩、栀子清热泻火，苦杏仁、葶苈子降气平喘，半夏、陈皮降逆止呕，大黄、芒硝泻热通便，龙胆草、黄连清热燥湿，苍术、厚朴苦温燥湿，知母、黄柏泻火存阴等。

咸："能下、能软"，即具有泻下通便、软坚散结的作用。一般来讲，泻下通便及软化坚硬、消散结块的药物多具有咸味。咸味药多用治大便燥结、痰核、瘿瘤、癥瘕痞块等证。如芒硝泻热通便，海藻、牡蛎消散瘿瘤，鳖甲软坚消癥等。此外，《素问·宣明五气》还有"咸走血"之说。肾属水，咸入肾，心属火而主血，咸走血即以水胜火之意。如大青叶、玄参、紫草、青黛、白薇都具有咸味，均入血分，同具有清热凉血解毒之功。《素问·至真要大论》又云："五味入胃，各归所喜……咸先入肾。"故不少入肾经的咸味药如紫河车、海狗肾、蛤蚧、龟甲、鳖甲等都具有良好的补肾作用。同时为了引药入肾，增强作用，不少药物如知母、黄柏、杜仲、巴戟天等药用盐水炮制也是这个意思。

淡："能渗、能利"，即具有利水渗湿的作用，故有些利水渗湿的药物具有淡味。淡味药多用治水肿、脚气浮肿、小便不利之证。如薏苡仁、通草、灯心草、茯苓、猪苓、泽泻等。由于《神农本草经》未提淡味，后世医家主张"淡附于甘"，故只言五味，不称六味。

涩：与酸味药的作用相似，具有收敛、固涩的作用。多用治自汗盗汗、久泻久痢、遗尿尿频、遗精滑精、崩带不止等滑脱不禁的病证。如莲子固精止带，赤石脂、禹余粮涩肠止泻，海螵蛸收敛止血等。故本草文献常以酸味代表涩味功效，或与酸味并列，标明药性。

◉ 二、升降浮沉

升降浮沉是表示药物对人体作用的不同趋向性。升，即上升提举，趋向于上；降，即下达降逆，趋向于下；浮，即向外发散，趋向于外；沉，向内收敛，趋向于内。升降浮沉也就是指药物对机体有向上、向下、向外、向内四种不同作用趋向。它是与疾病所表现的趋向性相对而言的。其中，升与降、浮与沉是相对立的。升与浮，沉与降，既有区别，又有交叉，难以截然分开，在实际应用中，升与浮、沉与降又常相提并论。

药物升降浮沉作用趋向性的形成，虽然与药物在自然界生成禀赋不同，形

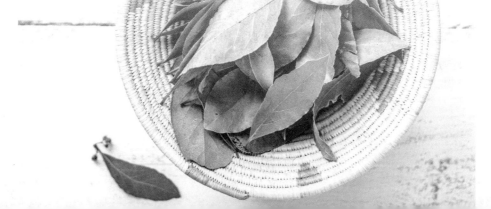

成药性不同有关，并受四气、五味、炮制、配伍等诸多因素的影响，但更主要是与药物作用于机体所产生的不同疗效、所表现出的不同作用趋向密切相关。与四气、五味一样，也同样是通过药物作用于机体所产生的疗效而概括出来的用药理论。影响药物升降浮沉的因素主要与四气五味、药物质地轻重有密切关系，并受到炮制和配伍的影响。

升降浮沉代表不同的药性，标示药物不同的作用趋向。

一般升浮药，其性主温热，味属辛、甘、淡，质地多为轻清至虚之品，作用趋向多主上升、向外。就其所代表药物的具体功效而言，分别具有疏散解表、宣毒透疹、解毒消疮、宣肺止咳、温里散寒、暖肝散结、温通经脉、通痹散结、行气开郁、活血消癥、开窍醒神、升阳举陷、涌吐等作用。故解表药、温里药、祛风寒湿药、行气药、活血祛瘀药、开窍药、补益药、涌吐药等多具有升浮药性。

一般沉降药，其性主寒凉，味属酸、苦、咸，质地多为重浊坚实之品，作用趋向多主下行向内。就其所代表的药物的具体功效而言，分别具有清热泻火、泻下通便、利水渗湿、重镇安神、平肝潜阳、息风止痉、降逆平喘、止呕、止呃、消积导滞、固表止汗、敛肺止咳、涩肠止泻、固崩止带、涩精止遗、收敛止血、收湿敛疮等作用。故清热药、泻下药、利水渗湿药、降气平喘药、降逆和胃药、安神药、平肝息风药、收敛止血药、收涩药等多具有沉降药性。

药物具有升降浮沉的性能，可以调整脏腑气机的紊乱，使之恢复正常的生理功能，或作用于机体的不同部位，因势利导，驱邪外出，从而达到治愈疾病的目的。升降浮沉的用药原则是顺着病位，逆着病势。就病位而言，病变部位在上在表者宜升浮不宜沉降，如外感风热则应选用薄荷、菊花等升浮药来疏散；病变部位在下在里者宜沉降不宜升浮，如热结肠燥大便秘结者则应选用大黄、芒硝等沉降药来泻热通便。就病势而言，病势上逆者，宜降不宜升，如肝阳上亢头晕目眩则应选用代赭石、石决明等沉降药来平肝潜阳；病势下陷，宜升不宜降，如气虚下陷久泻脱肛，则应用黄芪、升麻、柴胡等升浮药来升阳举陷。

总之，必须针对疾病发生部位有在上在下在表在里的区别，病势上有上逆下陷的区别，根据药物有升降浮沉的不同特性，恰当选用药物，这也是指导临床用药必须遵循的重要原则。

三、归经

　　归经是指药物对于机体某部分的选择性作用，即某药对某些脏腑经络有特殊的亲和作用，因而对这些部位的病变起着主要或特殊的治疗作用，药物的归经不同，其治疗作用也不同。归经指明了药物治病的适用范围，也就是说明了药效所在，包含了药物定性定位的概念。

　　由于经络能沟通人体内外表里，所以一旦机体发生病变，体表病变可以通过经络影响到内在脏腑；反之，内在脏腑病变也可以反映到体表上来。由于发病所在脏腑及经络循行部位不同，临床上所表现的症状则各不相同。由此可见，归经理论是通过脏腑辨证用药，从临床疗效观察中总结出来的用药理论。

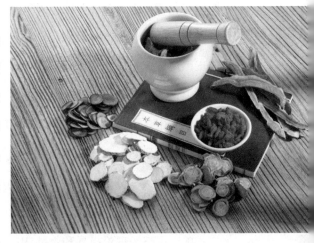

　　归经理论与临床实践密切相关，它是伴随着中医理论体系的不断发展而日臻完善的，如《伤寒论》创立了六经辨证系统，临床上便出现了六经用药的归经方法。如麻黄、桂枝为太阳经药，石膏、知母为阳明经药等。随着温病学派的崛起，又创立了卫气营血、三焦辨证体系，临床上相应出现了卫气营血、三焦用药的归经方法。如石膏、知母为气分药，水牛角、生地黄为营血分药，黄芩主清上焦、黄连主清中焦、黄柏主清下焦等。此外，还有依据药物自身的特性，即形、色、气味等不同进行归经的方法。

经络与脏腑虽有密切联系，但又各成系统。故有经络辨证与脏腑辨证的不同，经络辨证体系的形成早于脏腑辨证。因而历史上不同时期，不同医家在确定药物归经时，或侧重于经络系统，或侧重于脏腑系统。这样一来，便造成某些药物归经的含义有所不同。例如，本草文献记载，羌活、泽泻皆归膀胱经，羌活能治疗外感风寒湿邪所致的头痛、身痛、肢体关节酸楚之证，其归膀胱经，是依经络辨证，盖足太阳膀胱经主表，为一身之藩篱。泽泻利水渗湿，其归膀胱经，是指膀胱之腑。羌活与泽泻，一为解表药，一为利水药，虽都归膀胱经，但两者所包含的意义是不同的。至于有的药物只归一经，有的药物则归数经，这正说明不同药物的作用范围有广义、狭义之分。

掌握归经便于临床辨证用药，即根据疾病的临床表现，通过辨证审因，诊断出病变所在脏腑经络部位，按照归经来选择适当药物进行治疗。如病患热证，有肺热、心火、胃火、肝火等的不同，治疗时用药不同。若肺热咳喘，当用桑白皮、地骨皮等肺经药来泻肺平喘；若胃火牙痛当用石膏、黄连等胃经药来清泻胃火；若心火亢盛心悸失眠，当用朱砂、丹参等心经药以清心安神；若肝热目赤，当用夏枯草、龙胆草等肝经药以清肝明目。再如，外感热病，热在卫分，发热、微恶风寒、头痛、咽痛，当用金银花、连翘等卫分药以辛凉解表，清热解毒；若热入气分，面赤恶热、高热烦渴，则当用石膏、知母等气分药以清热泻火、生津止渴，等等。可见，归经理论为临床辨证用药提供了方便。

在运用归经理论指导药物临床应用时，还必须与四气五味、升降浮沉学说结合起来，才能做到全面准确。

四气、五味只是说明药物具有不同的寒热属性和治疗作用，升降浮沉只是说明药物的作用趋向，三者都缺乏明确的定位概念，只有归经理论才把药物的治疗作用与病变所在的脏腑经络部位有机地联系起来了。事实证明，掌握好归经理论对于指导临床用药意义很大。然而，由于历代医家对一些药物功效的观察、认识上所存在的差异，归经方法的不同，以及药物品种的混乱，因此出现了本草文献中对某些药物归经的记载不够统一、准确，造成归经混乱的现象。据不完全统计，仅大黄一味就有十四种归经的说法，涉及十经之多，这充分说明归经学说有待整理和提高，但绝对不能因此而贬低归经学说的科学价值。正如徐灵胎在《医学源流论》中所说："不知经络而用药，其失也泛，必无捷效；执经络而用药，其失也泥，反能致害。"既承认归经理论的科学性，又要看到它的不足之处，这是正确对待归经理论的态度。

四、中药的毒性

历代本草书籍中，常在每一味中药的性味之下，标明其"有毒""无毒"。"有毒无毒"也是中药性能的重要标志之一，它是掌握药性必须注意的问题。

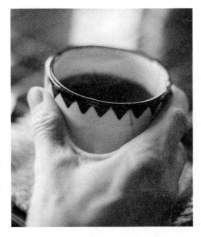

古代中药毒性的含义较广，既认为毒药是药物的总称，毒性是药物的偏性，又认为毒性是药物毒副作用大小的标志。而后世本草书籍在其药物性味下标明"大毒""有毒""小毒"等记载，则大都指药物的毒副作用的大小。

中药的副作用是指中药在常用治疗剂量下出现的与治疗需要无关的不适反应，一般比较轻微，对机体危害不大，停药后可自行消失。如临床常见服用某些中药可引起恶心、呕吐、胃痛、腹泻或皮肤瘙痒等不适反应。中药副作用的产生与药物自身特性、炮制、配伍、制剂等多种因素有关。此外，由于中药常见一药多效能，如常山既可解疟，又可催吐，若用治疟疾，则催吐就是副作用，可见中药副作用还有一定的相对性。

药物的毒性反应一般系指药物对机体所产生的不良影响及损害性。包括急性毒性、亚急性毒性、亚慢性毒性、慢性毒性和特殊毒性（如致癌、致突变、致畸胎、成瘾等）。所谓毒药一般系指对机体发生化学或物理作用，能损害机体引起功能障碍疾病甚至死亡的物质。剧毒药系指中毒剂量与治疗剂量比较接近，或某些治疗量已达到中毒剂量的范围，因此治疗用药时安全系数小；二是指毒性对机体组织器官损害剧烈，可产生严重或不可逆的后果。

过敏反应症状轻者可见瘙痒、皮疹、胸闷、气急等，重者可引起过敏性休克，除药物因素外，多与患者体质有关。

伴随临床用药经验的积累，对毒性研究的深入，中药毒性分级情况各不相同。如《素问·五常政大论》把药物毒性分为"大毒""常毒""小毒""无毒"四类。现代通常按照大毒、有毒、小毒三级分类法。

正确对待中药的毒性是安全用药的保证。首先要正确总体评价中药毒性，其次要正确对待本草文献记载，重视中药中毒的临床报道，还要加强对毒性中药的使用管理。

中药中毒的主要原因：一是剂量过大，如砒霜、胆矾、斑蝥、蟾酥、马钱子、附子、乌头等毒性较大的药物，用量过大可导致中毒；二是误服伪品，如误以华山参、商陆代人参，独角莲代天麻使用；三是炮制不当，如使用未经炮制的生附子、生川乌、生草乌；四是制剂服法不当，如川乌、草乌、附子中毒，多因煎煮时间太短，或服后受寒、进食生冷；五是配伍不当，如甘遂与甘草同用，川乌与瓜蒌同用而致中毒。此外，药物贮存不当、品种不同、剂型不恰当、给药途径不同、药不对证、服药时间过长、自行服药、乳母用药、个体差异（病人的年龄、体质）以及管理不规范等也是引起中毒的原因。

掌握中药毒性强弱对指导临床用药的意义：①在应用毒药时要针对体质的强弱、疾病部位的深浅，恰当选择药物并确定剂量，中病即止，不可过服，以防止过量和蓄积中毒。同时要注意配伍禁忌，凡两药合用能产生剧烈毒副作用的禁止同用，并严格毒药的炮制工艺，以降低毒性；对某些毒药要采用适当的制剂形式给药。此外，还要注意个体差异，适当增减用量，告诫患者不可自行服药。医药部门要抓好药品真伪鉴别，防止伪品混用，注意保管好剧毒中药。从上述不同的环节努力，保证用药安全，以避免中毒的发生。②根据中医"以毒攻毒"的原则，在保证用药安全的前提下，也可采用某些毒药治疗某些疾病。如用雄黄治疗疔疮恶肿，水银治疗疥癣梅毒，砒霜治疗白血病等，让有毒中药更好地为临床服务。③掌握中药的毒性及其中毒后的临床表现，便于诊断中毒原因，以便及时采取合理、有效的抢救治疗手段，对于搞好中药中毒抢救工作具有十分重要的意义。

应变无穷的中药应用

按照病情的不同需要和中药的药性功用特点，有选择地将两种或两种以上的中药配合在一起应用，称作中药的配伍。

由于疾病可表现为数病相兼，或表里同病，或虚实互见，或寒热错杂的复杂病情，因而用药也就由简到繁出现了多种药物配合应用的方法，并逐步积累了配伍用药的规律，从而既照顾到复杂病情，又增进了疗效，减少了毒副作用。

前人将单味药的应用同药与药之间的配伍关系，总结为七个方面，称为中药的

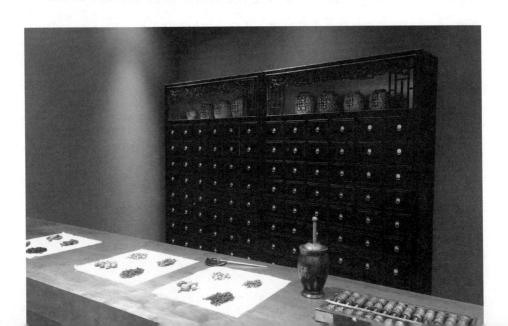

"七情"。它包括单行、相须、相使、相畏、相杀、相恶、相反七个方面。药物配合应用，相互之间会产生一定的作用，有的可以增进原有的疗效，有的可以相互抵消或削弱原有的功效，有的可以降低或消除毒副作用，也有的合用可以产生毒副作用。

◉ 一、单行

单行是单用一味中药来治疗某种病情单一的疾病。对于病情比较单纯的病证，往往选择一种针对性较强的中药即可达到治疗目的，它符合简便验廉的原则。如独参汤，即重用人参一味药，治疗大失血等所引起元气虚脱的危重病证；清金散，即单用一味黄芩，治疗肺热咳嗽的病证；再如马齿苋治疗痢疾，夏枯草膏消瘿瘤，益母草膏调经止痛，鹤草芽驱除绦虫，柴胡针剂发汗解热，丹参片治疗胸痹心绞痛等，都是行之有效的治疗方法。

◉ 二、相须

相须是两种性能功效类似的中药配合应用，可以增强原有药物的功效。如麻黄配桂枝，能增强发汗解表，祛风散寒的作用；附子、干姜配合应用，以增强温阳守中，回阳救逆的功效；陈皮配半夏以加强燥湿化痰，理气和中之功；全蝎、蜈蚣同用能明显增强平肝息风，止痉定搐的作用。像这种同类相须配伍应用的例证，历代文献有不少记载，它构成了复方用药的配伍核心，是中药配伍应用的主要形式之一。

◉ 三、相使

相使是在性能功效方面有某些共性，或性能功效虽不相同，但是治疗目的一致的中药配合应用，其中以一种中药为主，另一种中药为辅，两药合用，辅药可以提高主药的功效。如黄芪配茯苓治脾虚水肿，黄芪为健脾益气、利尿消肿的主药，茯苓淡渗利湿，可增强黄芪补气利水的作用；枸杞子配菊花治目暗昏花，枸杞子为补肾益精、养肝明目的主药，菊花清肝明目，可以增强枸杞子的补虚明目作用；又石膏配牛膝治胃火牙痛，石膏为清胃降火、消肿止痛的主药，牛膝引火下行，可增强石膏清火止痛的作用；黄连配木香治湿热泻痢，腹痛里急，黄连为清热燥湿、解毒止痢的主药，木香调中宣滞、行气止痛，可增强黄连清热燥湿、行气化滞的功效。可见，相使配伍药不必同类，一主一辅，相辅相成，辅药能提高主药的疗效，即是相使的配伍。

四、相畏

相畏是一种中药的毒性或副作用能被另一种中药降低或消除。如半夏畏生姜，即生姜可以抑制半夏的毒副作用，生半夏可"戟人咽喉"，令人咽痛音哑，用生姜炮制后成姜半夏，其毒副作用得到缓解；甘遂畏大枣，大枣可抑制甘遂峻下逐水，损伤正气的毒副作用；熟地黄畏砂仁，砂仁可以减轻熟地黄滋腻碍胃而影响消化的副作用；常山畏陈皮，陈皮可以缓和常山截疟而引起恶心呕吐的胃肠反应，这都是相畏配伍的范例。

五、相杀

相杀是一种中药能够降低或消除另一种中药的毒性或副作用。如羊血杀钩吻毒，金钱草杀雷公藤毒，麝香杀杏仁毒，绿豆杀巴豆毒，生白蜜杀乌头毒，防风杀砒霜毒等。由此可见，相畏和相杀没有本质的区别，是从自身的毒副作用受到对方的抑制和自身能消除对方毒副作用的不同角度提出来的配伍方法，它是同一配伍关系的两种不同提法。

🌸 六、相恶

相恶即两药合用，一种中药能使另一种中药原有功效降低，甚至丧失。如人参恶莱菔子，莱菔子能削弱人参的补气作用；生姜恶黄芩，黄芩能削弱生姜的温胃止呕作用。

🌸 七、相反

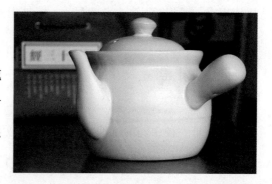

相反是两种中药同用能产生或增强毒性或副作用。如甘草反甘遂、贝母反乌头等，详见配伍禁忌"十八反""十九畏"中若干药物。

上述中药的七情配伍除单行外，相须、相使可以起到协同作用，能提高药效，是临床常用的配伍方法；相畏、相杀可以减轻或消除毒副作用，以保证安全用药，是使用毒副作用较强药物的配伍方法，也可用于有毒中药的炮制及中毒解救；相恶则是因为中药的拮抗作用，抵消或减弱其中一种中药的功效；相反则是中药相互作用，能产生或增强毒性反应或强烈的副作用，故相恶、相反是中医配伍用药的禁忌。

除上述所总结的中药七情配伍用药规律外，人们习惯将两药合用能起到协同作用，增强药效；或消除毒副作用，抑其所短，专取所长；或产生与原药各不相同的新作用等经验配伍，统称为"药对"或"对药"。中医在辨证审机、确立治法的基础上，按照组方原则，通过选择合适中药、确定适当剂量、规定适宜剂型及用法等一系列过程，最后完成的中药治疗处方，即是方剂。

配伍禁忌 "十八反" "十九畏"

所谓配伍禁忌，就是指某些中药合用会产生或增强剧烈的毒副作用或降低、破坏药效，因而应该避免配合应用，即《神农本草经》所谓"勿用相恶、相反者"。

目前医药界共同认可的中药配伍禁忌有"十八反"和"十九畏"。五代后蜀韩保昇修订《蜀本草》时，首先统计药物七情数目，提到"相恶者六十种，相反者十八种"。今人所谓"十八反"之名，盖源于此。至《证类本草》载反药24种，《本草纲目》载相反药物36种，但无论古代医籍所列举的相反药物如何增减，仍然沿用"十八反"的名称，可见"十八反"已经失去固定数量的含义。相畏为中药七情之一，内容已如前述。但从宋代开始，一些医药著作中，出现畏、恶、反名称使用混乱的状况，与《神农本草经》"相畏"的原义相悖。作为中药配伍禁忌的"十九畏"就是在这种情况下提出的。

"十八反歌诀"最早见于金·张子和《儒门事亲》："本草明言十八反，半蒌贝蔹及攻乌，藻戟遂芫俱战草，诸参辛芍叛藜芦。"十八反是指乌头（包括川乌、草乌、附子）反浙贝母、川贝母、平贝母、伊贝母、湖北贝母、瓜蒌、瓜蒌皮、瓜蒌子、天花粉、半

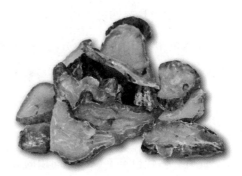

附子

夏、白及、白蔹；甘草反甘遂、京大戟、红大戟、海藻、芫花；藜芦反人参、西洋参、党参、丹参、玄参、南沙参、北沙参、苦参、细辛、白芍、赤芍。

"十九畏歌诀"首见于明·刘纯《医经小学》："硫黄原是火中精，朴硝一见便相争，水银莫与砒霜见，狼毒最怕密陀僧，巴豆性烈最为上，偏与牵牛不顺

情，丁香莫与郁金见，牙硝难合京三棱，川乌、草乌不顺犀，人参最怕五灵脂，官桂善能调冷气，若逢石脂便相欺，大凡修合看顺逆，炮爁炙煿莫相依。"十九畏是指：硫黄畏朴硝（芒硝），水银畏砒霜，狼毒畏密陀僧，巴豆畏牵牛，丁香畏郁金，川乌、草乌畏犀角（水牛角代），牙硝（芒硝）畏三棱，官桂（肉桂）畏赤石脂，人参畏五灵脂。

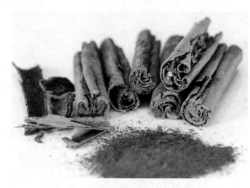

肉桂

此后，虽然《本草纲目》《药鉴》《炮炙大法》等书所记略有出入，但不如上述十八反、十九畏歌诀那样广为传诵。

反药能否同用，历代医家众说纷纭。一些医家认为反药同用会增强毒性、损害机体，因而强调反药不可同用。除《神农本草经》提出"勿用相恶、相反者"外，《本草经集注》也谓："相反则彼我交仇，必不宜合。"孙思邈则谓："草石相反，使人迷乱，力甚刀剑。"等等，均强调了反药不可同用，有的医家如《医说》甚则描述了相反药同用而致的中毒症状及解救方法。现代临床、实验研究也有不少文献报道反药同用（如贝母与乌头同用、巴豆与牵牛同用）引起中毒的例证。因此，《中国药典》1963年版"凡例"中即明确规定"注明畏、恶、反，系指一般情况下不宜同用。"

此外，古代也有不少反药同用的文献记载，认为反药同用可起到相反相成、反抗夺积的效能。如《医学正传》谓："外有大毒之疾，必有大毒之药以攻之，又不可以常理论也。如古方感应丸，用巴豆、牵牛同剂，以为攻坚积药；四物汤加人参、五灵脂辈，以治血块；丹溪治尸瘵二十四味莲心散，以甘草、芫花同剂，而妙处在此，是盖贤者真知灼见，方可用之，昧者不可妄试以杀人也。"《本草纲目》也说："相恶、相反同用者，霸道也，有经有权，在用者识悟尔。"

以上都强调了反药可以同用。正如上述，古今反药同用的方剂也是屡见不鲜的。如《金匮要略》甘遂半夏汤中甘遂、甘草同用治留饮；赤丸以乌头、半夏合用治寒气厥逆；《千金翼方》中大排风散、大宽香丸都用乌头配半夏、瓜蒌、贝母、白及、白蔹；《儒门事亲》通气丸中海藻、甘草同用；《外科正宗》海藻玉壶汤中海藻、甘草同用；《景岳全书》的通气散则以藜芦配玄参治时毒肿盛、咽喉不利。现代也有文献报道用甘遂、甘草配伍治肝硬化及肾炎水肿；人参、五灵脂同用治冠心病；芫花、大戟、甘遂与甘草合用治结核性胸膜炎，取得了较好的效果，从而肯定了反药可以同用的观点。

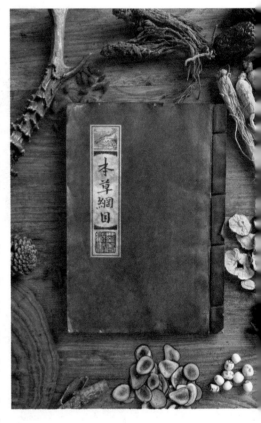

由此可见，无论文献资料、临床观察及实验研究目前均无统一的结论，说明对十八反、十九畏的科学研究还要做长期艰苦、深入、细致的工作，去伪存真，才能得出准确的结论。国家科技部将十八反配伍禁忌本质的研究列入了 2011 年度国家重点基础研究发展计划（973 计划），从文献、实验及临床等方面对十八反的内容展开了深入细致的研究工作。但目前在尚未搞清反药是否能同用的情况下，临床用药应采取慎重从事的态度，对于其中一些反药若无充分把握，最好不宜配伍使用，以免发生意外。

科学严谨的中药命名与分类

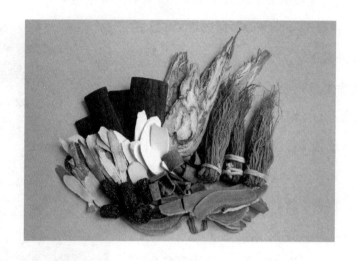

一、中药的命名

中药来源广泛，品种繁多，名称各异。其命名方法，总的来说都与医疗实践有着密切的关系。如有以功效命名的，有以药用部位命名的，有以产地命名的，有以生长特性命名的，有以形色气味命名的，有以进口国名或译音命名的，有以避讳命名的，有以隐喻法命名的，有以人名命名的等。

1. 因药物突出的功效而命名

如益母草功善活血调经，主治妇女血滞经闭、痛经、月经不调、产后瘀阻腹痛等，为妇科经产要药；防风功能祛风息风，防范风邪，主治风病；续断功善行血脉，续筋骨，疗折伤，主治筋伤骨折，为伤科要药；覆盆子能补肾助阳，固精缩尿，善治肾虚遗尿尿频、遗精滑精；决明子功善清肝明目，主治眼科疾病，为明目佳品，都是以其显著的功效而命名的。

2. 因药用部位而命名

中药材来源广泛，包括了植物、动物、矿物等，植物、动物类药材药用部位各不相同，以药用部位命名，是中药常用的命名方法之一。植物药中麻黄根、葛根药用其根；芦根、白茅根用根茎入药，苦楝根皮、桑根白

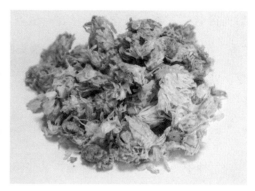

菊花

皮以根皮入药；菊花、旋覆花、款冬花、芫花等以花入药；桑叶、大青叶、苏叶等用叶片入药；紫苏梗、藿香梗、荷梗等以植物的茎入药；桑枝、桂枝等以植物的嫩枝入药；牛蒡子、苏子、莱菔子、枳实、榧实等以果实、种子入药。动物药如龟甲、鳖甲、刺猬皮、水牛角、羚羊角、熊胆粉、海狗肾、全蝎等则分别是以入药部分甲壳、皮部、角、胆、外生殖器、虫体等不同组织器官来命名的。

3. 因形态而命名

中药的原植物和生药形状，往往有其特殊之处，能给人留下深刻的印象，因而人们常常以它们的形态特征而命名。如大腹皮，即以形似大腹而命名；乌头，因其块根形似乌鸦之头而命名；人参乃状如人形，功参天地，故名；罂粟壳、金樱子都是因其形状似罂（口小腹大的瓶子）而得名；牛膝的茎节膨大，似牛的膝关节，故名牛膝；马兜铃则因其似马脖子下挂的小铃铛一样而得名；金毛狗脊，其根形似狗的脊梁，毛如狗毛，故得其名。

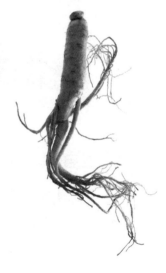

人参

4. 因气味而命名

某些中药具有特殊的气味，因而成了药物命名的依据。如麝香，因香气远

射而得名；丁香、茴香、安息香、檀香等香料药，因具有特殊的香气，故以"香"字命名；而败酱草、臭梧桐、墓头回等，则因具有特殊臭气而得名；鱼腥草，以其具有浓烈的鱼腥气味而命名。

5. 因滋味而命名

每种中药都具有一定的味道，某些药物就是以它们所特有的滋味来命名。如五味子，因皮肉甘酸，核中辛苦，全果皆有咸味，五味俱全而得名；甘草以其味甘而得名；细辛以味辛而得名；苦参以其味苦而得名；酸枣仁以其味酸而得名。

6. 因颜色而命名

许多中药都具有各种天然的颜色，因而药物的颜色就成了命名的依据。如色黄的中药有黄芩、黄连、黄柏、黄芪、大黄等；色黑的中药有玄参、黑丑、墨旱莲等；色白的中药有白芷、白果、白矾、葱白、薤白等；色紫的中药有紫草、紫参、紫花地丁等；色红的中药有红花、红枣、红豆蔻、丹参、朱砂、赤芍等；色青的中药有青黛、青皮、青蒿等；色绿的中药有绿萼梅、绿豆等。

玄参

7. 因生长季节而命名

如半夏在夏季的一半（农历五月间）采摘，故名半夏；夏枯草、夏天无等都是生长到夏至后枯萎，故冠以夏字；金银花以花蕾入药，花初开时洁白如银，数天后变为金黄，黄白相映，鲜嫩悦目，故名金

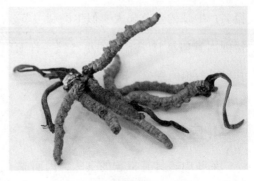

冬虫夏草

银花，其中以色白的花蕾入药为好，故简称银花；冬虫夏草是指冬虫夏草菌寄生在蝙蝠蛾科昆虫幼虫的菌座，因夏天在越冬蛰土的虫体上生出子座形的草菌而得名。

8. 因进口国名或译音而命名

某些进口药材是以进口国家或地区的名称来命名的。如安息香、苏合香就是以古代安息国、苏合国的国名来命名。有的在药名上冠以"番""胡""西"等字样，以说明最初并不是国产的药物，如番泻叶、番木鳖、胡椒、胡麻仁、西红花、西洋参等。有些外来药，由于没有适当的药名，则以译音为名，如诃黎勒、曼陀罗、破故纸等。

9. 因避讳而命名

在封建时代，为了避帝王的名讳，药物也改换名称。如延胡索，始载《开宝本草》，原名玄胡索，简称玄胡，后因避宋真宗讳，改玄为延，称延胡索、延胡，至清代避康熙（玄烨）讳，又改玄为元，故又称元胡索、元胡。玄参一药，因避清代康熙（玄烨）讳，改"玄"作"元"而得元参之名。山药原名薯蓣，至唐朝因避代宗（名预）讳改为"薯药"，至宋代又为了避英宗（名署）讳而改为山药。

10. 因人名而命名

有些中药的用名带有传说色彩，这些药多半是以发现者或最初使用者的名字来做药名。如使君子，相传是潘州郭使君治疗儿科病的常用药；刘寄奴是南朝宋武帝刘裕的小名，传说这个药是由刘裕带兵打仗时发现的；杜仲一药，相传是古代有一位叫杜仲的人，因服食此药而得道，后人遂以杜仲而命名；牵牛子传说是由田野老人牵牛谢医而得名；何首乌一药，据说是古代一姓何的老人，因采食此药，120岁仍然须发乌黑发亮，故名何首乌。它如徐长卿等，皆与传说有关。

11. 因秉性而命名

如肉苁蓉，为肉质类植物，补而不峻，药性从容和缓，故名肉苁蓉；急性子因秉性急猛异常而得名；王不留行性走而不守，其通经下乳之功甚速，虽有帝王之命也不能留其行，故名王不留行；沉香以体重性沉降，入水沉于底者为佳。它如浮小麦浮于水上者、磁石有磁性、滑石性滑腻、阿胶呈胶状等，均与秉性有关。

12. 因产地而命名

我国疆域辽阔，自然地理状况十分复杂，水土、气候、日照、生物分布等生态环境各地不完全相同，甚至南北迥异，差别很大。因而各种药材的生产，无论产量和质量方面，都有一定的地域

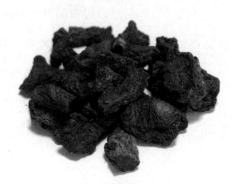

怀地黄

性，故自古以来医药学家就非常重视"道地药材"。如黄连、黄柏、续断等以四川产者为佳，故称川黄连、川黄柏、川续断；橘皮以广东新会产者为佳，故称新会皮、广陈皮；茯苓以云南产的最好，故名云苓；砂仁以广东阳春产的质量好，又名阳春砂；地黄以河南怀庆府所产者最佳，故称怀地黄；人参主产于东北三省，尤以吉林抚松产者为佳，故名吉林参；泽泻以福建产者为佳，故名建泽泻，等等，都是因该地所产的药材质量好，疗效高，因而常在药物名称之前冠以产地之名。

二、中药的分类

中药品种繁多，来源复杂，为了便于检索、研究和运用中药，古今医药学家采用了多种分类法。

古代中药分类法有：①自然属性分类法，是以药物的来源和性质为依据的分类方法，古代本草学多采用此法。②功能分类法，是《神农本草经》首先采

用的中药分类法。③脏腑经络分类法，是以药物归属于哪一脏腑、经络为主来进行分类，其目的是便于临床用药，达到有的放矢。

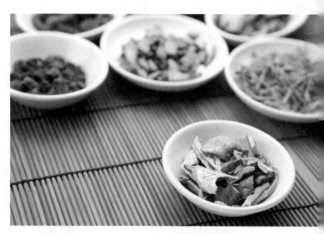

现代中药分类法有：①中药名称首字笔画排列法。如《中华人民共和国药典》（2015年版）、《中药大辞典》等即采用此种分类法。其优点是将中药归入笔画索引表中，便于查阅。②功效分类法。功效分类法的优点是便于掌握同一类药物在药性、功效、主治病证、禁忌等方面的共性和个性，更好地指导临床应用，它是现代中药学最普遍采用的分类方法。一般分解表药、清热药、泻下药、祛风湿药、化湿药、利水渗湿药、温里药、理气药、消食药、驱虫药、止血药、活血化瘀药、化痰止咳平喘药、安神药、平肝息风药、开窍药、补益药、收涩药、涌吐药、解毒杀虫燥湿止痒药、拔毒化腐生肌药。③化学成分分类法。它是按照中药材所含主要化学成分或有效成分的结构和性质进行分类。如《中草药化学成分》分为蛋白质与氨基酸类、脂类、糖及其衍生物、有机酸、酚类和鞣质、醌类、内酯、香豆精和异香豆精类、色原酮衍生物类、木脂素类、强心苷类、皂苷类、C_{21}甾苷类、萜类、挥发性成分、苦味素、生物碱类等。这种分类法便于研究中药材化学成分与药效间的关系，有利于中药材理化鉴定和资源开发利用的研究。④药用部分分类法。根据中药材入药部分分为根与根茎类、茎木类、皮类、叶类、花类、果实与种子类、全草类及树脂类、菌藻类、动物类、矿物类、其他等类。这种分类法便于掌握药材的形态特征，有利于同类药物的比较，便于药材经营管理。⑤自然分类法。根据生药的原植物或原动物在自然界中的位置，采用分类学的门、纲、目、科、属、种分类方法。这种方法便于研究药材的品种来源、进化顺序和亲缘关系，有利于中药材的分类鉴定和资源研究，有助于在同科属中研究和寻找具有类似化学成分的新药。

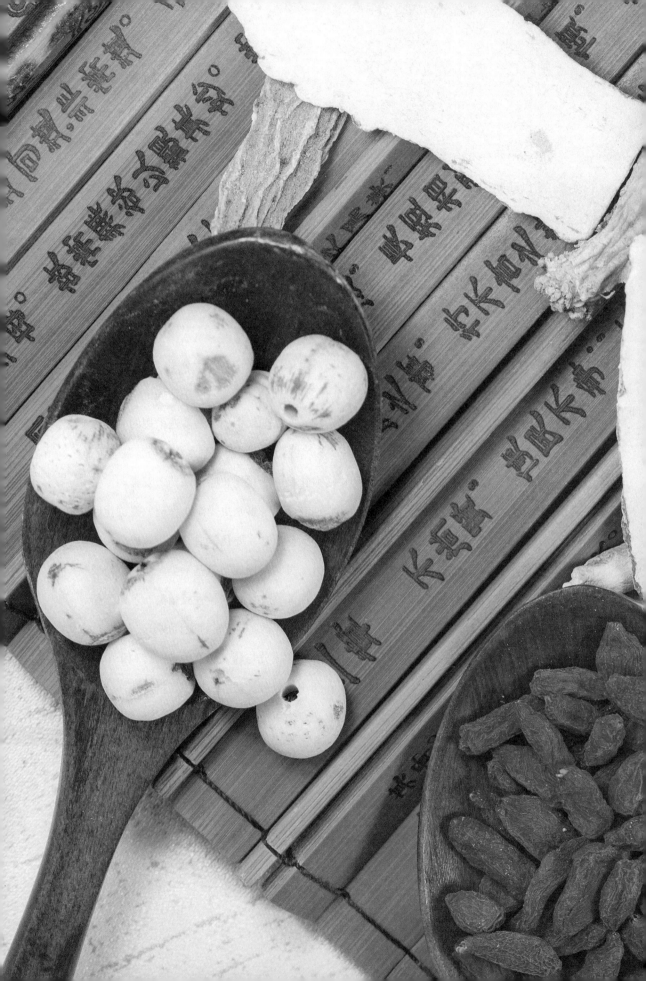

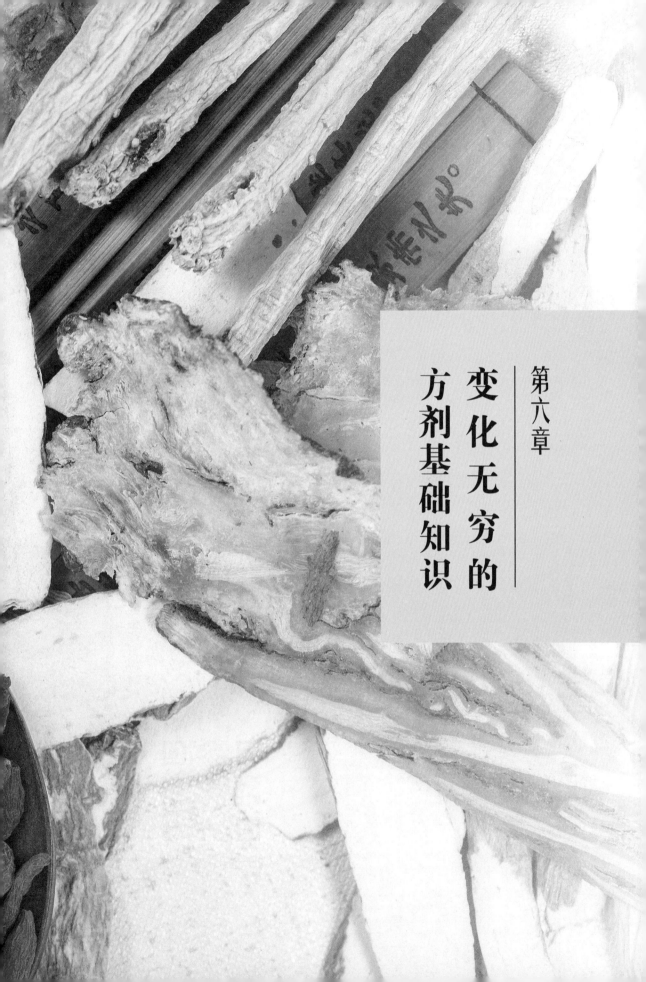

第六章

变化无穷的
方剂基础知识

扫一扫　看课件

本章配有学习课件，手机等电子设备微信扫码即可阅览文字、图片等数字资源。

遣方用药中的"孙子兵法"——君臣佐使

方剂的组方原则即君臣佐使，最早见于《黄帝内经》。《素问·至真要大论》曰："主病之谓君，佐君之谓臣，应臣之谓使。"

1. 君药是针对主病或主证起主要治疗作用的药物。是方中不可或缺且药力居首的药物。

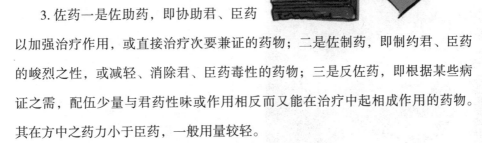

2. 臣药一是辅助君药加强治疗主病或主证作用的药物；二是针对兼病或兼证起治疗作用的药物。其在方中之药力小于君药。

3. 佐药一是佐助药，即协助君、臣药以加强治疗作用，或直接治疗次要兼证的药物；二是佐制药，即制约君、臣药的峻烈之性，或减轻、消除君、臣药毒性的药物；三是反佐药，即根据某些病证之需，配伍少量与君药性味或作用相反而又能在治疗中起相成作用的药物。其在方中之药力小于臣药，一般用量较轻。

4. 使药一是引经药，即能引方中诸药以达病所的药物；二是调和药，即具有调和诸药作用的药物。其在方中之药力较小，用量亦轻。

例：麻黄汤出自《伤寒论》，主治外感风寒表实证，症见恶寒发热、头痛身疼、无汗而喘、苔薄白、脉浮紧。其病机是风寒外束，卫闭营郁，毛窍闭塞，肺气失宣，治宜发汗解表，宣肺平喘。方用麻黄三两，桂枝二两，杏仁七十个，甘草一两。根据药物性能及用量分析，其药力最大者为麻黄，其他依次为桂枝、杏仁、甘草。

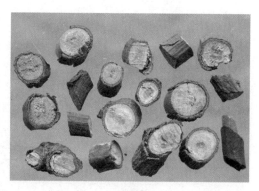

桂枝

君药：麻黄——辛温，发汗散风寒，兼宣肺平喘。

臣药：桂枝——辛甘温，解肌发表，透达营卫，助麻黄发汗。与麻黄合用，可使风寒去，营卫和。

佐药：杏仁——苦平，利肺气。配合麻黄宣肺散邪，利肺平喘，可使邪气去，肺气和。

使药：甘草——甘温，调和诸药。并可延缓药力，以防麻、桂之发汗太过。

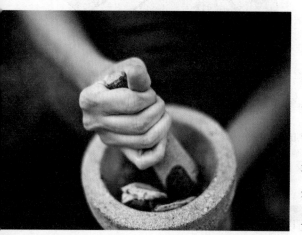

方剂中除君药外，臣、佐、使药均有两种或两种以上的意义，但在一首方中并非同时具有各种意义之臣、佐、使药，而一味药物在方中亦可同时具有臣佐、佐使等意义。每首方剂中的君、臣、佐、使药是否齐备及具体药味的多少，当视病情和治法的需要，以及所选药物的功效而定。一般而言，一首方剂中，君药是必备的，而臣、佐、使药并非齐备。有些方剂的君药或臣药本身就兼具佐药或使药的作用。

在组方体例上，君药宜少，一般只用一味。若病情较为复杂，亦可用至一味以上，但君药味数不宜过多，多则药力分散，影响疗效。臣药味数可多于君药，佐药常多于臣药，而使药则一两味足矣。

综上所述，方中药物君臣佐使之分以"药力"为依据。组方之核心原则是通过方中药物相互配伍，能最大限度地使每味药物与病证相宜之药力得以充分表达。首先，必须明确方中"药力"最大者为君药，其在方中所能发挥出的作用，乃为该方之主要作用，然其又赖于臣、佐、使药之协助、制约。当然，方剂之剂型、服法及调护方法等相关因素的综合作用，亦可在某种程度上对方中药物，尤其是君药之"药力"产生一定影响。有关影响"药力"之诸多因素，理应客观"定量化"，然囿于当下认识水平之所限，尚处于"定性"而难以准确定量之阶段，故要求研习者深刻领悟其中之玄机要妙，方能成为医之大家，正所谓"医之成，悟也"之理。

秩序井然、执简驭繁的方剂分类

方剂分类方法是随着方剂学科的发展而不断发展完善的。纵观历代方剂学文献，有以病证为纲分类者，有以病因为纲分类者，有以脏腑为纲分类者，有以组成为纲分类者，有以治法（功用）为纲分类者，现代亦有仅为检索之便而

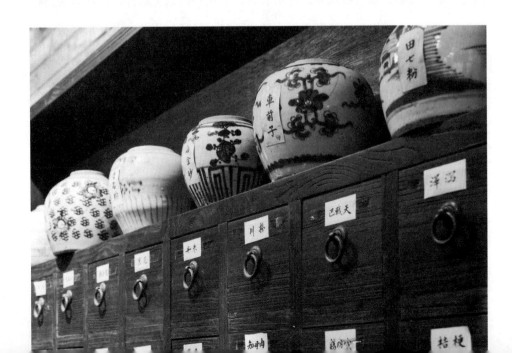

以方名汉字笔画为纲分类者。现主要以治法分为 21 种，以下进行详细介绍。

一、解表剂

凡以发汗、解肌、透疹等作用为主，用于治疗表证的方剂，统称为解表剂。根据《素问·阴阳应象大论》之"其在皮者，汗而发之"的原则立法，属于"八法"中之"汗法"。

解表剂适用于六淫外邪侵袭人体肌表、肺卫所致的表证。凡风寒外感或温病初起，以及麻疹、疮疡、水肿、痢疾等初起，症见恶寒、发热、头痛、身疼、苔薄白、脉浮者，均为其适用范围。

由于外邪有寒热之异，体质有强弱之别，故表证属风寒者，当辛温解表；属风热者，当辛凉解表；兼见气、血、阴、阳诸不足者，当辅以补益之法，以扶正祛邪。故本章方剂分为辛温解表剂、辛凉解表剂、扶正解表剂三类。具有疏散外风、轻宣外燥、祛风胜湿等作用的方剂，已分别列入治风剂、治燥剂、祛湿剂。

解表剂多用辛散轻扬之品组方，故不宜久煎，以免药力耗散，作用减弱。汤剂一般宜温服，服后避风寒，并增衣被，或啜热粥以助取汗。汗出以遍身微汗为佳，若汗出不彻，恐病邪不解；汗出太过，易耗气伤津。若汗出病瘥，即当停服，不必尽剂。同时，应注意禁食生冷、油腻之品，以免影响药物的吸收和药效的发挥。若表邪未尽，而又见里证者，一般原则应先解表，后治里；表里并重者，则当表里双解。若外邪已入于里，或麻疹已透，或疮疡已溃，或虚证水肿，均不宜使用。

1. 辛温解表剂

辛温解表剂，适用于风寒表证。代表方如麻黄汤、桂枝汤、九味羌活汤、小青龙汤等。

2. 辛凉解表剂

辛凉解表剂，适用于风热表证。代表方如银翘散、桑菊饮、麻黄杏仁甘草石膏汤等。

银翘散（《温病条辨》）

【组成】连翘一两（30g），银花一两（30g），苦桔梗六钱（18g），薄荷六钱（18g），竹叶四钱（12g），生甘草五钱（15g），芥穗四钱（12g），淡豆豉五钱（15g），牛蒡子六钱（18g）。

【用法】上杵为散。每服六钱（18g），鲜苇根汤煎，香气大出，即取服，勿过煮。肺药取轻清，过煮则味厚而入中焦矣。病重者，约二时一服，日三服，夜一服；轻者，三时一服，日二服，夜一服；病不解者，作再服（现代用法：作汤剂，加芦根18g，水煎服）。

【功用】辛凉透表，清热解毒。

【主治】温病初起。发热，微恶风寒，无汗或有汗不畅，口渴头痛，咽痛咳嗽，舌尖红，苔薄白或薄黄，脉浮数。

【证治机理】温病初起，邪在卫分，卫气被郁，开阖失司，则发热、微恶风寒、无汗或有汗不畅；肺位最高而开窍于鼻，邪自口鼻而入，上犯于肺，肺气失宣，则咳嗽；风热蕴结成毒，侵袭肺系门户，则咽喉红肿疼痛；温邪伤津，则口渴；舌尖红、苔薄白或微黄，脉浮数，均为温病初起之象。法当辛凉透表，清热解毒。

【方解】方中重用银花、连翘为君，二药气味芳香，既能疏散风热、清热解毒，又可辟秽化浊，在透散卫分表邪的同时，兼顾温热病邪易蕴而成毒及多夹秽浊之气的特点。薄荷、牛蒡子味辛而性凉，功善疏散上焦风热，兼可清利头目，解毒利咽；风温之邪居卫，恐惟用辛凉难开其表，遂入辛而微温之荆芥穗、淡豆豉协君药开皮毛以解表散邪，俱为臣药。芦根、竹叶清热生津；桔梗合牛蒡子宣肃肺气而止咳利咽，同为佐药。生甘草合桔梗利咽止痛，兼可调和药性，是为佐使。是方所用药物均系轻清之品，加之用法强调"香气大出，即取服，勿过煮"，体现了吴氏"治上焦如羽，非轻莫举"（《温病条辨》）的用药原则。

【配伍特点】辛凉与辛温相伍，主以辛凉；疏散与清解相配，疏清兼顾。

【运用】《温病条辨》称本方为"辛凉平剂"，是治疗风温初起之常用方。以发热，微恶寒，咽痛，口渴，脉浮数为辨证要点。方中药物多为芳香轻宣之品，不宜久煎，"过煮则味厚而入中焦矣"。原书记载本方加减："胸膈闷者，加藿香三钱，郁金三钱，护膻中；渴甚者，加花粉；项肿咽痛者，加马勃、玄参；衄者，去芥穗、豆豉，加白茅根三钱，侧柏炭三钱，栀子

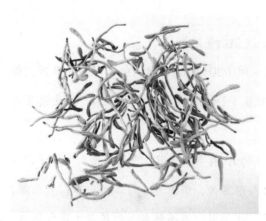

银花

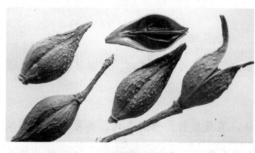

连翘

炭三钱；咳者，加杏仁利肺气；二三日病犹在肺，热渐入里，加细生地、麦冬保津液；再不解，或小便短者，加知母、黄芩、栀子之苦寒，与麦、地之甘寒，合化阴气，而治热淫所胜。"

3. 扶正解表剂

扶正解表剂，适用于正气不足而又感受外邪之证。代表方如败毒散、参苏

饮、再造散等。

二、泻下剂

凡以通便、泻热、攻积、逐水等作用为主，用于治疗里实证的方剂，统称为泻下剂。根据《素问·阴阳应象大论》"其下者，引而竭之""其实者，散而泻之"的原则立法，属于"八法"中之"下法"。

泻下剂是为有形实邪内结而设，凡燥屎内结、冷积不化、瘀血内停、宿食不消、结痰停饮、虫积之脘腹胀满、腹痛拒按、大便秘结或泻利、苔厚、脉沉实等属里实证者，均可用泻下剂治疗。里实证的证候表现有热结、寒结、燥结、水结之不同。热结者，当寒下；寒结者，当温下；燥结者，当润下；水结者，当逐水；里实而兼见正气不足者，当攻补兼施。故泻下剂相应地分为寒下剂、温下剂、润下剂、逐水剂、攻补兼施剂五类。

泻下剂多由药力迅猛之品组方，易伤胃气，故应得效即止，慎勿过剂。服药期间，应忌食油腻及不易消化的食物，以防重伤胃气。如表证未解，里未成实者，不宜使用泻下剂。若表证未解而里实已成，宜用表里双解法；如兼有瘀血者，配伍活血祛瘀药治之；兼有虫积者，配伍驱虫药治之。年老体虚、病后伤津、亡血者，以及孕妇、产妇、月经期女性，均应慎用或禁用。

1. 寒下剂

寒下剂适用于里热积滞实证。代表方如大承气汤、大陷胸汤等。

2. 温下剂

温下剂，适用于里寒积滞实证。代表方如大黄附子汤、温脾汤等。

3. 润下剂

润下剂，适用于津枯肠燥所致大便秘结证。代表方如麻子仁丸、五仁丸、济川煎等。

4. 逐水剂

逐水剂，适用于水饮壅盛于里之实证。代表方如十枣汤、禹功散等。

5. 攻补兼施剂

攻补兼施剂，适用于里实正虚证。代表方如黄龙汤、增液承气汤等。

增液承气汤（《温病条辨》）

【组成】玄参一两（30g），连心麦冬八钱（24g），细生地八钱（24g），大黄三钱（9g），芒硝一钱五分（4.5g）。

【用法】水八杯，煮取三杯，先服一杯，不知，再服（现代用法：水煎服，芒硝溶服）。

【功用】滋阴增液，泄热通便。

【主治】阳明热结阴亏证。大便秘结，下之不通，脘腹胀满，口干唇燥，舌红苔黄，脉细数。

【证治机理】本证系阳明温病，热结阴亏所致。胃肠燥热内结，传导失司，则大便秘结，脘腹胀满；燥屎不下，热结愈盛则阴津愈枯，热结津亏，肠道失于濡润，故下之不通，即"津液不足，无水舟停"（《温病条辨》）；口干唇燥，舌红苔黄，脉细数，皆为热伤津亏之象。治应甘

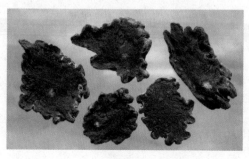

玄参

凉濡润以滋阴增液，咸苦润下以泄热通便。

【方解】方中玄参甘咸性寒，滋阴降火，泄热软坚，重用为君药。麦冬、生地黄甘寒质润，助君药滋阴增液，泄热降火，共为臣药（三药相合即增液汤）。热结既结，故以大黄、芒硝泄热通便，软坚润燥，共为佐药。诸药合伍，阴液得复，热结得除，诸症可愈。

【配伍特点】重用甘寒，佐以苦寒，寓攻下于增水行舟之中，攻补兼施。

【运用】本方为治疗热结阴亏，肠燥便秘证之基础方。以燥屎不行，下之不通，口干唇燥，苔黄，脉细数为辨证要点。津液不足，无水舟停者，《温病条辨》主张先服增液汤；再不下者，再服增液承气汤。方中玄参、生地黄、麦冬用量宜重，否则难达"增水行舟"之功。本方虽为攻补兼施之剂，但方中有攻伐之大黄、芒硝，不宜久服，中病即止。

◉ 三、和解剂

凡以和解少阳、调和肝脾、调和寒热等作用为主，用于治疗伤寒邪在少阳、肝脾不和、寒热错杂的方剂，统称为和解剂，属于"八法"中之"和法"。

本章所选之方主要适用于少阳证，肝郁脾虚、肝脾不和及寒热互结、肠胃不和等证。故本章方剂分为和解少阳剂、调和肝脾剂、调和寒热剂三类。

和方之制，和其不和也。故凡病兼虚者，补而和之；兼滞者，行而和之；兼寒者，温而和之；兼热者，凉而和之；兼表者，散而和之；兼里者，攻而和之。

凡邪在肌表，未入少阳，或邪已入里，阳明热盛者，皆不宜使用和解剂。和解之剂，总以祛邪为主，故劳倦内伤、气血虚弱等纯虚证者，亦非本类方剂所宜。

1. 和解少阳剂

和解少阳剂，适用于邪在少阳之证。代表方如小柴胡汤、蒿芩清胆汤等。

蒿芩清胆汤（《通俗伤寒论》）

【组成】青蒿脑钱半至二钱（4.5～6g），淡竹茹三钱（9g），仙半夏钱半（4.5g），赤茯苓三钱（9g），青子芩钱半至三钱（4.5～9g），生枳壳钱半（4.5g），陈广皮钱半（4.5g），碧玉散（滑石、甘草、青黛）三钱（9g）。

【用法】水煎服。

【功用】清胆利湿，和胃化痰。

【主治】少阳湿热痰浊证。寒热如疟，寒轻热重，口苦膈闷，吐酸苦水，或呕黄涎而黏，甚则干呕呃逆，胸胁胀痛，小便黄少，舌红苔白腻，间现杂色，脉数而右滑左弦。

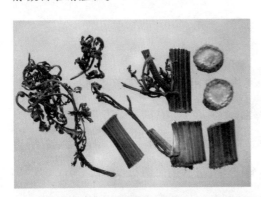

青蒿

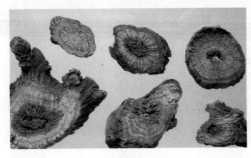

黄芩

【证治机理】湿遏热郁，阻于少阳胆与三焦。三焦之气机不畅，胆中之相火乃炽，以致少阳枢机不利。胆经郁热偏重，故寒热如疟、寒轻热重、口苦膈闷、胸胁胀痛；胆热犯胃，液郁为痰，胃气上逆，故吐酸苦水，或呕黄涎而黏，甚则干呕呃逆；湿阻三焦，水道不畅，以致小便短少，其色黄赤；病在少阳，湿热痰浊为患，故舌红苔白腻，或间现杂色，脉数而右滑左弦。治宜清胆利湿，和胃化痰。

【方解】本方为治少阳胆热偏

重，兼有湿郁痰浊内阻之证。方中青蒿苦寒芳香，既清透少阳邪热，又辟秽化浊；黄芩苦寒，善清胆热，并能燥湿，两药相合，既可内清少阳湿热，又能透邪外出，共为君药。竹茹善清胆胃之热，化痰止呕；枳壳下气宽中，除痰消痞；半夏燥湿化痰，和胃降逆；陈皮理气化痰，宽胸畅膈，四药相伍，使热清湿化痰除，共为臣药。赤茯苓、碧玉散清热利湿，导湿热从小便而去，为佐使药。综合全方，可使胆热清，痰湿化，气机畅，胃气和，则诸症均解。

【配伍特点】芳香清透以畅少阳之枢机，苦燥降利以化湿郁之痰浊。

【运用】本方为治疗少阳湿热证之常用方。以寒热如疟，寒轻热重，胸胁胀痛，吐酸苦水，舌红苔腻，脉弦滑数为辨证要点。

2. 调和肝脾剂

调和肝脾剂，适用于肝脾不和之证。代表方如四逆散、逍遥散、痛泻要方等。

3. 调和寒热剂

调和寒热剂，适用于寒热互结于中焦，升降失常，而致心下痞满、恶心呕吐、肠鸣下利等症。代表方如半夏泻心汤。

◎ 四、清热剂

凡以清热、泻火、凉血、解毒等作用为主，用于治疗里热证的方剂，统称为清热剂。本类方剂是根据《素问·至真要大论》"热者寒之""温者清之"的原则立法，属于"八法"中

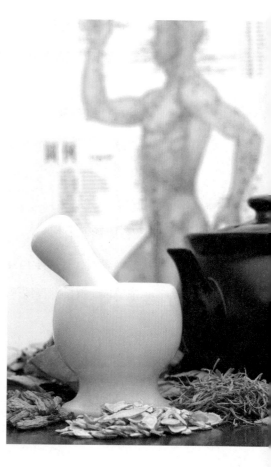

之"清法"。

清热剂适用于里热证。因里热有在气分、血分及脏腑之别,又有实热、虚热之分,故本章方剂分为清气分热剂、清营凉血剂、清热解毒剂、气血两清剂、清脏腑热剂、清虚热剂等六类。

应用清热剂,要辨别里热所在部位及热证之真假、虚实。凡屡用清热泻火之剂而热仍不退者,即如王冰所云"寒之不寒,是无水也",当用甘寒滋阴壮水之法,使阴复则其热自退。若邪热在表,治当解表;里热已成腑实,则宜攻下;表邪未解,热已入里,又宜表里双解。对于热邪炽盛,服寒凉剂入口即吐者,可用"治热以寒,温而行之"之反佐法。

1. 清气分热剂

清气分热剂,适用于热在气分证。代表方如白虎汤、竹叶石膏汤等。

2. 清营凉血剂

清营凉血剂,适用于邪热传营,或热入血分诸证。代表方如清营汤、犀角地黄汤等。

3. 清热解毒剂

清热解毒剂,适用于温疫、温毒、火毒及疮疡疔毒等证。代表方如黄连解毒汤、凉膈散、普济消毒饮等。

4. 清脏腑热剂

清脏腑热剂,适用于邪热偏盛于某一脏腑所产生的火热证。代表方剂有导赤散、龙胆泻肝汤、泻白散、清胃散、芍药散、白头翁汤。

5.清虚热剂

清虚热剂，适用于阴虚发热证。是证或因热病后期，邪热未尽，阴液已伤所致，症见暮热早凉、舌红少苔；或由肝肾阴虚，虚火内扰，以致骨蒸潮热、盗汗面赤、久热不退。代表方剂有青蒿鳖甲汤、清骨散、当归六黄汤。

6.气血两清剂

气血两清剂，适用于气热炽盛，气血两燔之候。症见壮热、吐衄血，甚或昏狂谵妄等。代表方剂有清瘟败毒饮、加味化斑汤。

五、祛暑剂

凡以祛除暑邪作用为主，用于治疗暑病的方剂，统称为祛暑剂。属于"八法"中之"清法"。

暑邪致病有明显的季节性，《素问·热论》曰："先夏至日者为病温，后夏至日者为病暑。"暑为阳邪，其性炎热，暑气通心，暑热伤人常直入气分，导致人体里热亢盛，心神被扰，故见身热、面赤、心烦、小便短赤、舌红脉数等症。又因暑性升散，易伤津耗气，常兼口渴汗多、体倦少气等症；夏季天暑下迫，地湿上蒸，故暑病多夹湿邪，兼见胸闷，或身体困重，小便不利，或泄泻，苔白腻；夏月贪凉露卧，不避风寒，加之腠理疏松，寒邪侵袭肌表，而伴见恶寒发热、头痛无汗、脉浮等症。故祛暑剂分为祛暑解表剂、祛暑利湿剂、祛暑益气剂三类。

在运用祛暑剂时，应注意暑病本证、兼证和主次轻重。单纯中暑受热，治宜清热祛暑，选用苦寒合甘寒的清热之品。暑病夹湿，应酌情在祛暑剂中配伍祛湿之品，若暑重湿轻，则湿易从热化，祛湿之品不宜过于温燥，以免损伤津液；若湿重暑轻，则暑易被湿遏，清热之品不宜过于甘寒，以免阴柔留湿。暑热耗气伤津，治宜祛暑清热、益气养阴，主选甘寒清热养阴或益气、甘酸敛津之品。

1. 祛暑解表剂

祛暑解表剂，适用于夏月外感风寒，暑湿伤中证。代表方如香薷散等。

2. 祛暑利湿剂

祛暑利湿剂，适用于感暑夹湿证。代表方如六一散、桂苓甘露饮等。

3. 祛暑益气剂

祛暑益气剂，适用于外感暑热、津气两伤证。代表方如清暑益气汤等。

清暑益气汤（《温热经纬》）

【组成】西洋参（5g），石斛（15g），麦冬（9g），黄连（3g），竹叶（6g），荷梗（15g），知母（6g），甘草（3g），粳米（15g），西瓜翠衣（30g）（原著本方无用量）。

【用法】水煎服。

【功用】清暑益气，养阴生津。

【主治】暑热气津两伤证。身热汗多，口渴心烦，小便短赤，体倦少气，精神不振，脉虚数。

【证治机理】本方所治之证乃暑热侵袭，耗伤气津所致。暑为阳邪，其性炎热，暑热伤人则身热；暑性升散，使腠理开泄，邪热迫津外泄，故见汗多；暑气通心，暑热扰心则心烦；暑易伤津耗气，故见口渴，小便短赤，体倦少气，精神不振，脉虚。此为暑伤气津之证。若单用益气生津，暑热不除；若只清热解暑，则气津难复。唯有清热解暑与益气生津并用，方可奏效。正如王士雄所

云："暑伤气阴，以清暑热而益元气，无不应手取效。"（《温热经纬》）

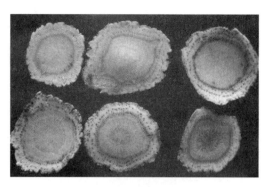

西洋参

【方解】方中以味甘性凉功同"白虎"之西瓜翠衣清解暑热，生津止渴；西洋参甘苦性凉，益气生津，养阴清热，共为君药。荷梗助西瓜翠衣清热解暑；石斛、麦冬甘寒质润，助西洋参养阴生津清热，共为臣药。少用黄连苦寒，清热泻火，以助清热祛暑之力；知母苦寒质润，泻火滋阴；竹叶甘淡，清热除烦，均为佐药。粳米、甘草益胃和中，调和诸药，为佐使药。诸药合用，共奏清暑益气、养阴生津之效。

【配伍特点】甘寒苦寒合法，清补并举，气津兼顾。

【运用】本方为治疗暑热气津两伤证之常用方。以身热汗多，口渴心烦，小便短赤，体倦少气，脉虚数为辨证要点。

🌸 六、温里剂

凡以温里助阳、散寒通脉作用为主，用于治疗里寒证的方剂，统称为温里剂。本类方剂是根据《素问·至真要大论》"寒者热之""治寒以热"的原则立法，属于"八法"中之"温法"。

温里剂适用于里寒证。里寒证系指寒邪停留体内脏腑经络间所致的病证。其或因素体阳虚，寒从中生；或因外寒直中三阴，深入脏腑；或因表寒证治疗不当，寒邪乘虚入里；或因过食寒凉，损伤阳气，皆可形成里寒证。其主要临床表现有畏寒肢冷，喜温蜷卧，口淡不渴，小便清长，舌淡苔白，脉沉迟或缓等。里寒证在病位上有脏腑经络之异，在病情上有轻重缓急之分，故温里剂可分为温中祛寒剂、回阳救逆剂和温经散寒剂三类。

温里剂多以温热之品为主组方。因里寒证之形成，多与素体阳气不足相关，故常配伍补益药以扶正；阳气欲脱，证属危急者，须配伍补气固脱之品；若营血虚弱，应配伍养血之药等。

温里剂多由辛温燥热之品组成，临床使用时必须辨别寒热之真假，真热假寒证禁用；素体阴虚或失血之人亦应慎用，以免重伤阴血。再者，若阴寒太盛或真寒假热，服药入口即吐者，可反佐少量寒凉药物，或热药冷服，避免格拒。

1. 温中祛寒剂

温中祛寒剂，适用于中焦虚寒证。代表方如理中丸、小建中汤、吴茱萸汤、大建中汤等。

2. 回阳救逆剂

回阳救逆剂，适用于阳气衰微，阴寒内盛，甚或阴盛格阳、戴阳的危重病证。代表方如四逆汤、回阳救急汤等。

四逆汤（《伤寒论》）

【组成】炙甘草二两（6g），干姜一两半（4.5g），附子（生用，去皮，破八片）一枚（15g）。

【用法】上三味，以水三升，煮取一升二合，去滓，分温再服。强人可大附子一枚，干姜三两（现代用法：水煎服）。

【功用】回阳救逆。

【主治】少阴病，心肾阳衰寒厥证。四肢厥逆，恶寒蜷卧，神衰欲寐，面色苍白，腹痛下利，呕吐不渴，舌苔白滑，脉微细。以及太阳病误汗亡阳者。

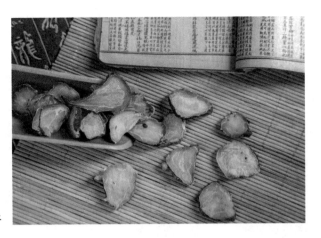

附子

【证治机理】本证系由少阴心肾阳衰，阴寒内盛所致；亦可太阳病误汗亡阳所为。阳气不能温煦周身四末，则四肢厥逆、恶寒蜷卧；无力鼓动血行，则脉微细。《素问·生气通天论》曰："阳气者，精则养神，柔则养筋。"若心阳衰微，神失所养，则神衰欲寐；肾阳衰微，不能暖脾，升降失调，则腹痛吐利；面色苍白，口中不渴，舌苔白滑，亦为阴寒内盛之象。此阳衰寒盛之证，法当回阳破阴救逆。非纯阳大辛大热之品，不足以破阴寒，回阳气，救厥逆。

【方解】方中生附子大辛大热，入心、脾、肾经，温壮心肾之阳，回阳破阴以救逆，为君药，生用则能迅达内外以温阳逐寒。臣以辛热之干姜，入心、脾、肺经，既与附子相须为用，以增温里回阳之力；又温中散寒，助阳通脉。炙甘草一者益气补中，与姜、附温补结合，治虚寒之本；二者甘缓姜、附峻烈之性，使其破阴回阳而无暴散之虞；三者调和药性，并使药力持久，是为佐药而兼使药之用。三药合用，药少力专而效捷，大辛大热，使阳复厥回，故名"四逆汤"。

【配伍特点】大辛大热以速挽元阳，少佐甘缓防虚阳复耗。

【运用】本方为治疗少阴心肾阳衰寒厥证之基础方。以四肢厥逆，神衰欲寐，面色苍白，脉微细为辨证要点。若服药后出现呕吐拒药者，可将药液置凉后服用。本方纯用辛热之品，中病手足温和即止，不可久服。真热假寒者禁用。

3. 温经散寒剂

温经散寒剂，适用于寒凝经脉证。代表方如当归四逆汤、黄芪桂枝五物汤、暖肝煎等。

七、表里双解剂

凡以表里同治、内外分解等作用为主，用于治疗表里同病的方剂，统称为表里双解剂。

表里双解剂适用于表证未解，又见里证，或原有宿疾，复感表邪，出现表证与里证同时并见的证候。表里同病因表证与里证的不同而病变各异，主要可见表证兼里热、表证兼里寒、表证兼里实及表证兼里虚四种类型。表证兼里虚证已在解表剂中论及，故本章方剂分为解表清里剂、解表温里剂和解表攻里剂三类。

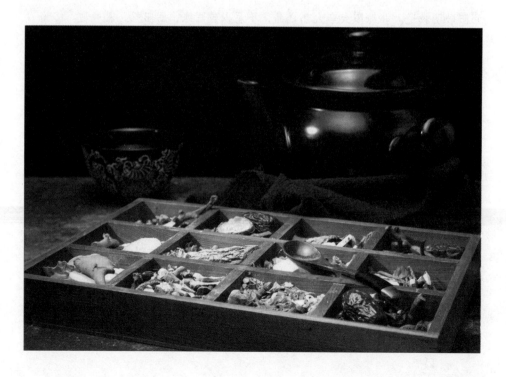

表里同病，若单用解表，则里邪不去；仅治其里，则外邪不解。惟有表里同治，内外分解，才可使病邪得以表里分消。正如汪昂《医方集解》所云："病在表者，宜汗宜散；病在里者，宜攻宜清。"至于表证未除，里证又急者，则当"和表里而兼治之"。因此，对于表证兼里热证，当用解表药配伍清热药；表证兼里寒证，当用解表药配伍温里药；表证兼里实证，当用解表药配伍泻下药。

表里双解剂之使用，首先是有邪气在表，而里证又急之证候；其次，要辨别表证与里证的寒、热、虚、实属性，并据表证与里证的轻重主次，权衡表药与里药之配伍比例，以免太过或不及之弊。

1. 解表清里剂

解表清里剂，适用于表邪未解，里热已炽之证。代表方如葛根黄芩黄连汤等。

2. 解表温里剂

解表温里剂，适用于外有表证，内有里寒之证。代表方如五积散等。

3. 解表攻里剂

解表攻里剂，适用于外有表邪，里有实积之证。代表方如大柴胡汤、防风通圣散等。

八、补益剂

凡以补养人体气、血、阴、阳等作用为主，用于治疗各种虚损病证的方剂，统称为补益剂。本类方剂是根据"虚则补之""损者益之"，以及"形不足者，温之以气；精不足者，补之以味"的理论立法，属于"八法"中的"补法"。

虚损病证的形成，或由先天禀赋不足，或由后天调养失宜所致。临床常见

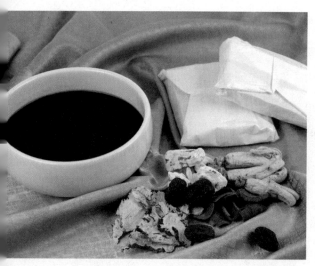

的虚证有气虚、血虚、气血两虚、阴虚、阳虚、阴阳两虚、气血阴阳俱虚等，故补益剂亦分为补气剂、补血剂、气血双补剂、补阴剂、补阳剂、阴阳并补剂及气血阴阳并补剂七类。

应用补益剂，首先明辨其原则应为但虚无邪，或以虚为主者，勿犯补虚留寇之戒。其次应注意辨别虚实之真假。张介宾云："至虚之病，反见盛势；大实之病，反有羸状。"真虚假实，误用攻伐，必致虚者更虚；真实假虚，误用补益，必使实者更实。再者，因补益剂多为滋腻之品，易碍胃气且需多服久服，故在应用时须时时注意脾胃功能，必要时宜酌加健脾和胃、消导化滞之品，以资运化。

1. 补气剂

补气剂，适用于肺脾气虚之证。代表方如四君子汤、参苓白术散、补中益气汤等。

2. 补血剂

补血剂，适用于血虚之证。代表方如四物汤、当归补血汤、归脾汤等。

四物汤（《仙授理伤续断秘方》）

【组成】白芍药（9g），川当归（9g），熟地黄（12g），川芎（6g）。

【用法】每服三钱，水盏半，煎至七分，空心热服（现代用法：水煎服）。

【功用】补血调血。

【主治】营血虚滞证。头晕目眩，心悸失眠，面色无华，或妇人月经不调，量少或经闭不行，脐腹作痛，舌淡，脉细弦或细涩。

【证治机理】本证乃营血亏虚，冲任虚损，血行不畅所致。营血不足，不能上荣，故头晕目眩。心主血，藏神，其华在面；肝藏血，藏魂，其华在爪。心肝血虚则心悸失眠，面色唇甲无华；妇人肝血不足，冲任虚损，加之血行不畅，故月经量少甚或闭经，脐腹疼痛。脉细弦或细涩，为营血亏虚、血行不畅之象。治宜补养营血为主，辅以调畅血脉。

【方解】方中熟地黄甘温味厚，入肝肾，质润滋腻，为滋阴补血之要药，用为君药。当归补血和血，与熟地黄相伍，既增补血之力，又行营血之滞，为臣药。白芍养血敛阴，柔肝缓急，与地、归相协则滋阴补血之力更著，又可缓急止痛；川芎活血行气，与当归相协则行血之力益彰，又使诸药补血而不滞血，二药共为佐药。四药合用，共成补血调血之功。《仙授理伤续断秘方》以本方治疗外伤瘀血作痛，《太平惠民和剂局方》用本方治疗妇人诸疾。是方以熟地黄厚润滋腻之性为生营血之"基"，伍当归和血入心则"变化而赤是谓血"，又取白芍酸敛入肝而使所生之血藏于肝，更借川芎辛行之长而使营血畅于周身。此虽属"线性"取类之描绘，确可品悟前人精妙配伍之神韵，遂后世皆谓本方乃补血调血之基础方。

【配伍特点】阴柔辛甘相伍，补中寓行，补血不滞血，行血不伤血。

【运用】本方原治外伤瘀血作痛，后用治妇人诸疾，今多作补血调血之基础方。以头晕心悸，面色、唇爪无华，舌淡，脉细为辨证要点。原方四药各用等分，意在补血调血并行，主治"伤重，肠内有瘀血者"。然后世多以四物汤为补血之剂，重用熟地黄以增强滋补营血之功；少用川芎，取其活血化瘀，意在补而不滞。《蒲辅周医疗经验》云："此方为一切血病通用之方。凡血瘀者，俱改白芍为赤芍；血热者，改熟地为生地。川芎量宜小，大约为当归之半，地黄为当归的两倍。"此则亦可窥"方之精，变也"之一斑。

3. 气血双补剂

气血双补剂，适用于气血两虚证。代表方如八珍汤等。

4. 补阴剂

补阴剂，适用于阴精不足证。代表方如六味地黄丸、大补阴丸、一贯煎等。

5. 补阳剂

补阳剂，适用于阳虚证。代表方如肾气丸、右归丸等。

6. 阴阳并补剂

阴阳并补剂，适用于阴阳两虚证。代表方如龟鹿二仙胶、地黄饮子等。

九、固涩剂

凡以收敛固涩作用为主，用于治疗气、血、精、津耗散滑脱病证的方剂，统称为固涩剂。属于"十剂"中"涩可去脱"范畴。

固涩剂是为正气虚弱，气、血、精、津液耗散或滑脱而设。凡自汗盗汗、久咳不止、泻痢不止、遗精滑泄、小便失禁、血崩带下等属正气虚者，皆为其适用范围。根据气、血、精、津液耗散滑脱致病之因和发病部位的不同，本章分为固表止汗剂、敛肺止咳剂、涩肠固脱剂、涩精止遗剂、固崩止带剂五类。

固涩剂所治的耗散滑脱之证，皆由正气亏虚所致，故应根据气、血、津、精耗散的程度不同，配伍相应的补益药，以标本兼顾。若为元气大虚、亡阳欲脱所致的大汗淋漓、小便失禁或崩中不止者，非单纯固涩所能治，需急用大剂参、附之类回阳固脱。本类方剂为正虚无邪者而设。若外邪未去者，不宜过早使用，以免有闭门留寇之弊。病证属邪实者，如热病汗出、痰饮咳嗽、火扰遗泄、伤食泄泻、热痢初起，以及实热崩中带下等，均非本类方剂所宜。

1. 固表止汗剂

固表止汗剂，适用于表虚卫外不固，或阴液不能内守的自汗、盗汗证。代表方如牡蛎散。

2. 敛肺止咳剂

敛肺止咳剂，适用于久咳肺虚，气阴耗伤证。代表方如九仙散等。

3. 涩肠固脱剂

涩肠固脱剂，适用于泻痢日久不止，脾肾虚寒，以致大便滑脱不禁的病证。代表方如真人养脏汤、四神丸等。

4. 涩精止遗剂

涩精止遗剂，适用于肾虚封藏失职，精关不固所致的遗精滑精；或肾气不足，膀胱失约所致的尿频、遗尿等证。代表方如金锁固精丸、桑螵蛸散、缩泉丸等。

金锁固精丸（《医方集解》）

【组成】沙苑蒺藜（炒）、芡实（蒸）、莲须各二两（各12g），龙骨（酥炙）一两（6g），牡蛎（盐水煮一日一夜，煅粉）一两（6g）。

【用法】莲子粉糊为丸，盐汤下（现代用法：丸剂，每服9g，日2次，淡盐汤或开水送下；亦可作汤剂，加入莲子肉10g，水煎服）。

【功用】补肾涩精。

【主治】肾虚不固之遗精。遗精滑泄，腰疼耳鸣，四肢酸软，神疲乏力，舌

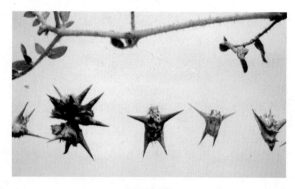

沙苑蒺藜

淡苔白，脉细弱。

【证治机理】本证为肾虚精关不固所致。肾者主蛰，封藏之本。肾虚封藏失职，精关不固，故见遗精滑泄；腰为肾之府，肾开窍于耳，肾虚故腰疼耳鸣；肾亏气弱，故四肢酸软、神疲乏力、舌淡苔白、脉细弱。治宜补肾涩精。

【方解】方中沙苑蒺藜甘温，补肾固精，《本经逢原》谓其"为泄精虚劳要药，最能固精"，故为君药。莲肉补肾涩精，芡实益肾固精，莲须固肾涩精，三药合用，以助君补肾固精之力，共为臣药。龙骨、牡蛎收敛固涩，重镇安神，共为佐药。诸药合用，既能涩精，又能补肾，标本兼顾，以涩为主。本方固精关，专为肾虚滑精者而设，故名"金锁固精"。

【配伍特点】涩中寓补，重在固精，兼以补肾。

【运用】本方为治疗肾虚精关不固证之常用方。以遗精滑泄，腰痛耳鸣，舌淡苔白，脉细弱为辨证要点。

5. 固崩止带剂

固崩止带剂，适用于妇女崩中漏下，或带下日久不止等证。代表方如固冲汤、易黄汤等。

十、安神剂

凡以安神定志作用为主，用于治疗神志不安病证的方剂，统称为安神剂。

安神剂适用于神志不安的病证。神志不安，常表现为心悸怔忡、失眠健忘，甚见烦躁惊狂等。心藏神、肝藏魂、肾藏志，故其证多与心、肝、肾三脏之阴阳偏盛偏衰，或其相互间功能失调相关。变化多虚实夹杂，互为因果。凡神志不安见惊狂易怒、烦躁不安为主者，多属实证，遵"惊者平之"之旨，治宜重镇安神；若以心悸健忘、虚烦失眠为主者，多属虚证，根据"虚则补之"之法，治宜补养安神；若心烦不寐、多梦、遗精者，多属心肾不交、水火失济，治宜交通心肾。故本章方剂分为重镇安神剂、补养安神剂、交通心肾剂三类。

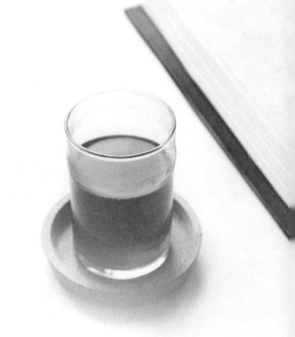

此外，因火热而狂躁谵语者，治当清热泻火；因痰而癫狂者，则宜祛痰；因瘀而发狂者，又宜活血祛瘀；因阳明腑实而狂乱者，则应攻下；以虚损为主要表现而兼见神志不安者，又重在补益。诸如此类，皆见有关章节阐述。

重镇安神剂多以金石、贝壳类药物组方，易伤胃气；补养安神剂多配伍滋腻补虚之品，有碍脾胃运化，均不宜久服。脾胃虚弱者，宜配伍健脾和胃之品。此外，某些金石类安神药具有一定的毒性，不宜过服、久服。

1. 重镇安神剂

重镇安神剂，适用于心肝阳亢，热扰心神证。代表方如朱砂安神丸、磁朱丸、珍珠母丸等。

2. 补养安神剂

补养安神剂，适用于阴血不足，心神失养证。代表方如天王补心丹、酸枣仁汤、甘麦大枣汤、养心汤等。

3. 交通心肾剂

交通心肾剂，适用于心肾不交、水火不济证。代表方如交泰丸、黄连阿胶汤等。

十一、开窍剂

凡以开窍醒神作用为主，用于治疗窍闭神昏证的方剂，统称为开窍剂。

窍闭神昏之证，多由邪气壅盛，蒙蔽心窍，扰乱神明所致，以神志昏迷，牙关紧闭，两手握固为主症，可分为热闭证和寒闭证。热闭由温热邪毒内陷心包或痰热蒙蔽心窍所致，治宜清热开窍；寒闭由寒湿痰浊蒙蔽心窍或秽浊之邪闭阻气机所致，治宜温通开窍。因此，本章方剂分为凉开剂和温开剂两类。

应用开窍剂，首先要辨清闭证和脱证。邪盛气实之闭证，见有神志昏迷，牙关紧闭，两手握固，脉实有力者，可使用开窍剂。若神志昏迷，兼汗出肢冷，呼吸气微，口开手撒，二便失禁，脉微欲绝，属于脱证，治当回阳益气固脱，忌用开窍剂。其次要辨清证候之寒热，以选用凉开剂或温开剂。对阳明腑实而兼有邪陷心包者，应根据病情的缓急轻重，或先予开窍，或先投寒下，或开窍与寒下并用。开窍剂多由辛散走窜、气味芳香之品组成，久服则易伤元气，故多用于急救，中病即止，不宜久服；孕妇亦当慎用或忌用。本类方剂多制成丸、散剂，不宜加热煎煮，以免药性散失，影响疗效。

1. 凉开剂

凉开剂，适用于温热邪毒内陷心包或痰热蔽窍的热闭证。代表方如安宫牛黄丸、紫雪丹、至宝丹、抱龙丸等。

2. 温开剂

温开剂，适用于寒湿痰浊内闭心窍，或秽浊之邪闭阻气机之寒闭证。代表方如苏合香丸、紫金锭等。

十二、理气剂

凡以行气或降气等作用为主，用于治疗气滞或气逆病证的方剂，统称为理气剂。本类方剂根据《素问·至真要大论》中"逸者行之""高者抑之"的原则立法，属于"八法"中的消法。

气机升降失常可分为气虚、气陷、气滞、气逆四类。气虚证和气陷证的方剂已在补益剂中介绍。本章方剂主要适用于气滞和气逆的证候。气滞即气机阻滞，多为肝气郁滞或脾胃气滞，治宜行气以调之；气逆即气机上逆，多见肺气上逆或胃气上逆，治当降气以平之。故本章方剂分为行气剂与降气剂两类。

使用理气剂首先应辨清病证的虚实，勿犯虚虚实实之戒。如气滞实证，治当行气，误补则气滞愈甚；如气虚之证，当用补法，误用行气，则其气更虚。其次应辨清有无兼证，若气滞与气逆相兼为病，应分清主次，行气与降气结合应用。此外，理气剂中用药多为辛温香燥之品，易耗气伤津，助热生火，慎勿过剂，或适当配伍益气滋阴之品以制其偏。对于年老体弱、阴虚火旺，或有出血倾向者，或孕妇及正值经期的妇女，均应慎用。

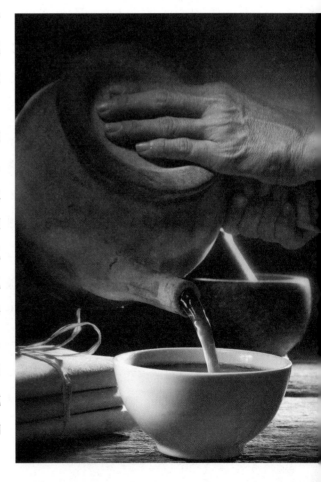

1. 行气剂

行气剂，适用于气机郁滞之证。代表方如越鞠丸、柴胡疏肝散、半夏厚朴汤等。

2. 降气剂

降气剂，适用于肺气上逆或胃气上逆证。代表方如苏子降气汤、定喘汤、旋覆代赭汤等。

十三、理血剂

凡以活血化瘀或止血作用为主，用于治疗瘀血证或出血证的方剂，统称为理血剂。

理血剂适用于血分病证，血分病证包括血热、血寒、血虚、血瘀及出血等证。血热当清热凉血，血寒当温经散寒，血虚当养血扶正，其相关方剂已分别在清热剂、温里剂、补益剂中论述。本章重点论述治疗血瘀证和出血证的方剂。若血行不畅，瘀蓄内阻，或血不循经，离经妄行，则形成瘀血或出血等证。血瘀证治宜活血祛瘀，出血证宜以止血为主。故本章方剂分为活血祛瘀剂与止血剂两类。

使用理血剂时，应辨清致瘀或出血之因，分清标本缓急，以相应治之。因逐瘀之品药力过猛，或久用逐瘀，每易耗血伤正，故常配伍养血益气之品，使祛瘀而不伤正；且峻猛逐瘀之剂，不可久服，当中病即止。使用止血剂时，应防其止血留瘀之弊，遂可在止血剂中少佐活血祛瘀之品，或选用兼有活血祛瘀作用的止血药，使血止而不留瘀；如出血因瘀血内阻、血不循经者，法当祛瘀为先。此外，活血祛瘀剂虽能促进血行，但其性破泄，易于动血、伤胎，故凡妇女经期、月经过多及妊娠期，均当慎用或忌用。

1.活血祛瘀剂

活血祛瘀剂，适用于蓄血及各种瘀血阻滞病证。代表方如桃核承气汤、血府逐瘀汤等。

血府逐瘀汤（《医林改错》）

【组成】桃仁四钱（12g），红花三钱（9g），当归三钱（9g），生地三钱（9g），川芎一钱半（4.5g），赤芍二钱（6g），牛膝三钱（9g），桔梗一钱半（4.5g），柴胡一钱（3g），枳壳二钱（6g），甘草二钱（6g）。

【用法】水煎服。

【功用】活血化瘀，行气止痛。

【主治】胸中血瘀证。胸痛，头痛，日久不愈，痛如针刺而有定处，或呃逆日久不止，或饮水即呛，干呕，或内热瞀闷，或心悸怔忡，失眠多梦，急躁易怒，入暮潮热，唇暗或两目暗黑，舌质暗红或有瘀斑、瘀点，脉涩或弦紧。

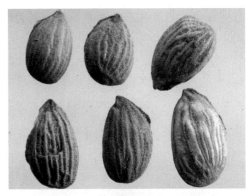

桃仁

【证治机理】本方主治诸证皆为瘀血内阻胸部，气机郁滞所致，即王清任所称"胸中血府血瘀"之证。血瘀胸中，气机阻滞，则胸痛，痛如针刺且有定处；血瘀上焦，郁遏

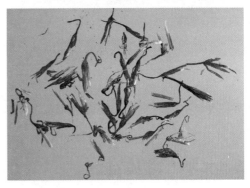

红花

清阳，清空失养，故头痛；胸中血瘀，影响及胃，胃气上逆，故呃逆干呕，甚则水入即呛；瘀久化热，则内热瞀闷，入暮潮热；瘀热扰心，则心悸怔忡、失眠多梦；瘀滞日久，肝失条达之性，故急躁易怒；至于唇、目、舌、脉所见，

皆为瘀血征象。治宜活血化瘀，行气止痛。

【方解】本方取桃红四物汤与四逆散之主要配伍，加下行之牛膝和上行之桔梗而成。方中桃仁破血行滞而润燥，红花活血祛瘀以止痛，共为君药。赤芍、川芎助君药活血祛瘀；牛膝入血分，性善下行，能祛瘀血，通血脉，并引瘀血下行，使血不郁于胸中，瘀热不上扰，共为臣药。生地黄甘寒，清热凉血，滋阴养血；合当归养血，使祛瘀不伤正；合赤芍清热凉血，以清瘀热。三者养血益阴，清热活血，共为佐药。桔梗、枳壳，一升一降，宽胸行气，桔梗并能载药上行；柴胡疏肝解郁，升达清阳，与桔梗、枳壳同用，尤善理气行滞，使气行则血行，亦为佐药。甘草调和诸药，为使药。合而用之，使血活瘀化气行，则诸证可愈。

【配伍特点】活血与行气相伍，祛瘀与养血同施，升降兼顾，气血并调。

【运用】本方为治疗胸中血瘀证之代表方。以胸痛、头痛，痛有定处，舌暗红或有瘀斑，脉涩或弦紧为辨证要点。

2. 止血剂

止血剂，适用于血溢脉外而出现的吐血、衄血、咳血、便血、尿血、崩漏等各种出血及外伤出血等。代表方如十灰散、咳血方、小蓟饮子、槐花散、黄土汤等。

十四、治风剂

凡以疏散外风或平息内风等作用为主，用于治疗风病的方剂，统称为治风剂。

风病分为外风与内风。外风是指外来风邪，侵袭人体肌表、经络、筋骨、关节等。由于外感六淫常相兼为病，故其证又有风寒、风湿、风热等区别。其他如风邪毒气从皮肤破伤之处侵袭人体而致破伤风等，亦属外风。内风是指由于脏腑功能失调所致的风病，其发病多与肝有关，有肝风上扰、热盛风动、阴虚风动及血虚生风等。外风宜疏散，内风宜平息。因此，本章方剂分为疏散外风剂和平息内风剂两类。

治风剂的运用，首先需要辨清风病的内、外属性，以确立疏散或平息之法。其次，应鉴别病邪的兼夹及病情的虚实，进行针对性配伍。此外，外风可以引动内风，而内风又可兼夹外风，对此应该分清主次、轻重、缓急，兼而治之。

1. 疏散外风剂

疏散外风剂，适用于外风所致诸证。代表方如川芎茶调散、大秦艽汤、消风散等。

2. 平息内风剂

平息内风剂，适用于内风证。代表方如羚角钩藤汤、镇肝息风汤、大定风珠等。

◉ 十五、治燥剂

凡以轻宣外燥或滋阴润燥等作用为主，用于治疗燥证的方剂，统称为治燥剂。

燥证分外燥和内燥两类。凡感受秋令燥邪所致的凉燥或温燥，均属外燥证。《通俗伤寒论》云："秋深初凉，西风肃杀，感之者多病风燥，此属燥凉，较严冬为轻。若久晴无雨，秋阳以曝，感之者病多温燥，此属燥热，较暮春风温为重。"内燥是由于津液亏耗、脏腑失润所致，常累及肺、胃、肾、大肠等脏腑，上燥多病在肺，中燥多涉及胃，下燥多病在肾与大肠。根据"燥者濡之"的原则，治疗燥证当以濡润为法。外燥宜轻宣祛邪外达，凉燥治以辛苦温润，温燥治以辛凉甘润；内燥宜滋养濡润复津，治以甘凉濡润。故治燥剂分为轻宣外燥剂和滋润内燥剂两类。

治燥剂多由甘凉滋润药物为主组成，易于助湿碍气而影响脾胃运化，故素体多湿、脾虚便溏、气滞痰盛者均当慎用。燥邪最易化热，伤津耗气，故运用治燥剂有时尚需配伍清热泻火或益气生津之品，不宜配伍辛香耗津或苦寒化燥之品，以免重伤津液。

1. 轻宣外燥剂

轻宣外燥剂，适用于外感凉燥或温燥之证。代表方如杏苏散、桑杏汤、清燥救肺汤等。

杏苏散 (《温病条辨》)

【组成】苏叶（9g），半夏（9g），茯苓（9g），甘草（3g），前胡（9g），苦桔梗（6g），枳壳（6g），生姜（3片），橘皮（6g），去核大枣（3枚），杏仁（9g）（原著本方无用量）。

【用法】水煎温服。

【功用】轻宣凉燥，理肺化痰。

【主治】外感凉燥证。恶寒无汗，头微痛，咳嗽痰稀，鼻塞咽干，苔白，脉弦。

【证治机理】本证乃因外感凉燥，肺失宣肃，痰湿内阻所致。凉燥袭表，则恶寒无汗、头微痛；凉燥伤肺，则肺失宣肃，津液内结，则咳嗽痰稀；鼻为肺之门户，肺气为燥邪郁遏，燥伤肺津，则鼻塞咽干。治宜轻宣凉燥，理肺化痰。

【方解】方中苏叶辛温不燥，发汗解表，宣畅肺气，使凉燥之邪从表而解；杏仁苦温而润，肃降肺气，润燥止咳。二药配伍，苦辛温润，共为君药。前胡既助苏叶疏风解表，又助杏仁降气化痰；桔梗、枳壳宣降肺气，既疏理胸膈气机，又化痰止咳祛邪。三药合用，有宣有降，使气顺津布，痰消咳止，共用为臣。橘皮、半夏行气燥湿化痰；茯苓渗湿健脾以杜生痰之源；生姜、大枣调和营卫，滋脾行津以助润燥，共为佐药。甘草调和药性，且合桔梗宣肺利咽，为佐使之用。诸药配伍，外可轻宣凉燥，内可理肺化痰，使表解痰消，肺气和降，诸症可除。

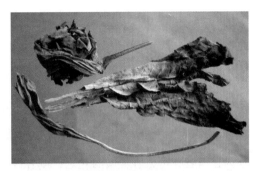

苏叶

【配伍特点】苦辛微温，肺脾同治，重在治肺轻宣。

【运用】本方为治疗凉燥证之代表方。以恶寒无汗，咳嗽痰稀，鼻

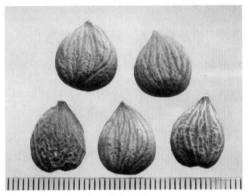

杏仁

塞咽干，苔白，脉弦为辨证要点。原著曾载："无汗，脉弦甚或紧者，加羌活，微透汗。汗后咳不止，去苏叶、羌活，加苏梗。兼泄泻腹满者，加苍术、厚朴。头痛兼眉棱骨痛者，加白芷。热甚加黄芩，泄泻腹满者不用。"以资临证参佐。

2. 滋润内燥剂

滋润内燥剂，适用于脏腑津液不足之内燥证。代表方如麦门冬汤、养阴清肺汤、百合固金汤等。

⬤ 十六、祛湿剂

凡以化湿利水，通淋泄浊等作用为主，用于治疗水湿病证的方剂，统

称为祛湿剂。根据《素问·至真要大论》"湿淫所胜……以苦燥之，以淡泄之"，以及《素问·汤液醪醴论》"洁净府"的原则立法，属于"八法"中的"消法"。

湿与水异名而同类，湿为水之渐，水为湿之积。湿邪为患，有外湿与内湿之分，外湿与内湿又常相兼为病。大抵湿邪在外在上者，可微汗疏解以散之；在内在下者，可芳香苦燥而化之，或甘淡渗利以除之；水湿壅盛，形气俱实者，又可攻下以逐之；湿从寒化者，宜温阳化湿；湿从热化者，宜清热祛湿；湿浊下注，淋浊带下者，则宜分清化浊以治之。故本章方剂分为化湿和胃剂、清热祛湿剂、利水渗湿剂、温化寒湿剂、祛湿化浊剂、祛风胜湿剂六类。其中，外湿之证，治以汗法为主者，已于解表剂中论述；水湿壅盛，治以攻逐水饮者，已于泻下剂中论述。

祛湿剂多由芳香温燥或甘淡渗利之品组成，易于耗伤阴津，且辛香之品亦易耗气，渗利之剂有碍胎元，故素体阴血不足，或病后体弱者及孕妇等应慎用。

1. 化湿和胃剂

化湿和胃剂，适用于湿邪中阻，脾胃失和证。代表方如平胃散、藿香正气散等。

2. 清热祛湿剂

清热祛湿剂，适用于外感湿热，或湿热内蕴所致的湿温、黄疸、霍乱、热淋、痢疾、泄泻、痿痹等病证。代表方如茵陈蒿汤、八正散、三仁汤、甘露消毒丹等。

3. 利水渗湿剂

利水渗湿剂，适用于水湿壅盛所致的水肿、泄泻等。代表方如五苓散、猪苓汤、防己黄芪汤等。

4.温化寒湿剂

温化寒湿剂，适用于阳虚不能化水或湿从寒化所致的痰饮、水肿、痹证、脚气等。代表方如苓桂术甘汤、真武汤、实脾散等。

5.祛湿化浊剂

祛湿化浊剂，适用于湿浊下注所致的白浊、妇女带下等。代表方如萆薢分清饮、完带汤等。

6.祛风胜湿剂

祛风胜湿剂，适用于风湿在表所致的头痛身重，或风湿痹阻经络所致的肢节不利、腰膝顽麻痹痛等证。代表方如羌活胜湿汤、独活寄生汤等。

十七、祛痰剂

凡以消除痰涎作用为主，用于治疗各种痰病的方剂，统称为祛痰剂。属于"八法"中"消法"的范畴。

痰是水液代谢障碍所形成的病理产物，可留滞于脏腑、经络、肢体而致病。《医方集解》云："在肺则咳，在胃则呕，在头则眩，在心则悸，在背则冷，在胁则胀，其变不可胜穷也。"痰的形成多由外感六淫、饮食失节、七情内伤等致使肺、脾、肾及三焦功能失调，导致水液代谢障碍，津液停聚而酿湿成痰，正所谓"脾为生痰之源""肾为成痰之本""肺为贮痰之器"。依据痰病的临床表现，可分为寒痰、热痰、湿痰、燥痰、风痰等。故本章方剂分为燥湿化痰剂、清热化痰剂、润燥化痰剂、温化寒痰剂、治风化痰剂五类。

痰随气而升降流行，气滞则痰聚，气顺则痰消。诚如庞安常所言："善治痰者，不治痰而治气，气顺则一身津液亦随气而顺矣。"故祛痰剂中常配伍理气药。至于痰流经络、肌腠而为瘰疬、痰核者，又常结合软坚散结之品，随其虚实寒热而调之。

应用祛痰剂时，首先应辨别痰证之性质，分清寒热燥湿之不同而选用相应的方剂；对于咳嗽痰黏难咯或有咳血倾向者，则不宜应用辛温燥烈之剂，以免引起咳血；表邪未解或痰多者，慎用滋润之品，以防壅滞留邪。

1. 燥湿化痰剂

燥湿化痰剂，适用于湿痰证。代表方如二陈汤、温胆汤等。

2. 清热化痰剂

清热化痰剂，适用于热痰证。代表方如清气化痰丸、小陷胸汤、滚痰丸等。

3. 润燥化痰剂

润燥化痰剂，适用于燥痰证。代表方如贝母瓜蒌散等。

4. 温化寒痰剂

温化寒痰剂，适用于寒痰病证。代表方如苓甘五味姜辛汤、三子养亲汤。

5. 治风化痰剂

治风化痰剂，适用于风痰证。代表方如半夏白术天麻汤、定痫丸。

● 十八、消食剂

凡以消食运脾、化积导滞等作用为主，用于治疗各种食积证的方剂，统称为消食剂。属于"八法"中的"消法"。

消法应用的范围十分广泛。程钟龄云："消者，去其壅也，脏腑、经络、肌肉之间，本无此物，而忽有之，必为消散，乃得其平。"(《医学心悟》)因此，凡由气、血、痰、湿、食、虫等壅滞而成的积滞痞块，均可用之。本章主要论述食积内停的治法与方剂，其他可分别参阅理气、理血、祛湿、化痰、驱虫等章。

食积之病多因饮食不节，暴饮暴食或脾虚饮食难消所致。因此，本章方剂分为消食化滞剂和健脾消食剂两类。

食滞内停，每致气机运行不畅，气机阻滞又可导致积滞不化，故消食剂中常配伍理气之药，使气行则积消。对于正气素虚，或积滞日久，脾胃虚弱者，又当健脾固本与消积导滞并用。否则，只消积而不扶正，其积暂去，犹有再积之虞，况正虚不运，积滞亦难尽除。此外，本类病证之兼证尚有化热或兼寒之别，故配伍用药亦应温清有别。

消食剂与泻下剂均为消除体内有形实邪的方剂，本类方剂作用较泻下剂缓和，但仍属克削或攻伐之剂，应中病即止，不宜长期服用，且多用丸剂，取其渐消缓散。若过用攻伐之剂，则正气更易受损，而病反不除。纯虚无实者则当禁用。

1. 消食化滞剂

消食化滞剂，适用于食积内停之证。代表方如保和丸、枳实导滞丸、木香槟榔丸等。

2. 健脾消食剂

健脾消食剂，适用于脾胃虚弱，食积内停之证。代表方如健脾丸、葛花解酲汤等。

健脾丸 (《证治准绳》)

【组成】炒白术二两半（15g），木香（另研）、黄连（酒炒）、甘草各七钱半

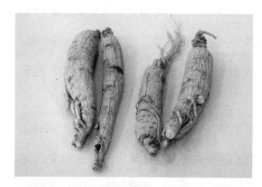

人参

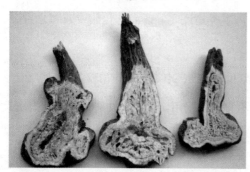

白术

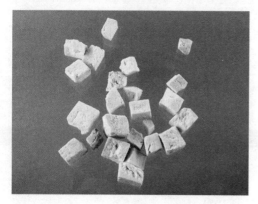

茯苓

（各6g），去皮白茯苓二两（10g），人参一两五钱（9g），炒神曲、陈皮、砂仁、炒麦芽、山楂（取肉）、山药、肉豆蔻（面裹，纸包槌去油）各一两（各6g）。

【用法】上共为细末，蒸饼为丸，如绿豆大，每服五十丸，空心服，一日二次，陈米汤下（现代用法：共为细末，糊丸或水泛小丸，每服6～9g，温开水送下，日2次；亦可作汤剂，水煎服）。

【功用】健脾和胃，消食止泻。

【主治】脾虚食积证。食少难消，脘腹痞闷，大便溏薄，倦怠乏力，苔腻微黄，脉虚弱。

【证治机理】本证因脾胃虚弱，运化失常，食积停滞，郁而生热所致。脾胃虚弱，胃虚不能纳谷，脾虚水谷失于运化，故食少难消、大便溏薄；饮食不化，碍气生湿，湿蕴生热，故见脘腹痞闷、苔腻微黄；气血生化乏源，则倦怠乏力、脉象虚弱。脾虚不运当补，食滞不化宜消，故法当健脾和胃，消食止泻。

【方解】本方人参、白术、茯苓用量居多，重在补气健脾运湿以止泻，共用为君。臣以山楂、神曲、麦芽消食和胃，除已停之积。再佐肉蔻、山药健脾止泻；木香、砂仁、陈皮理气开胃，醒脾化湿，且使全方补而不滞；黄连清热燥湿，以除食积所生之热。甘草补中和药，是为佐使之用。诸药共用，使脾健、食消、气畅、热清、湿化。因方中四君子汤及山药等补气健脾之品居多，使脾健运而食积消，食积消则脾自健，故取名"健脾丸"。

【配伍特点】消补兼施，补重于消，补而不滞，消中寓清。

【运用】本方为治疗脾虚食积证之常用方。以食少难消，脘腹痞闷，大便溏薄，苔腻微黄，脉虚弱为辨证要点。

十九、驱虫剂

凡以驱虫、杀虫或安蛔等作用为主，用于治疗人体寄生虫病的方剂，统称为驱虫剂。

驱虫剂主要用于寄生虫所致病症。常见的有蛔虫、蛲虫、钩虫、绦虫等消化道寄生虫。多见脐腹作痛，时发时止，面色萎黄，或青或白，或生虫斑，舌苔剥落，脉象乍大乍小等症。如失治迁延日久，可有肌肉消瘦，不思饮食，精神萎靡，肚大青筋等疳积证表现。本类方剂常以驱虫药为主组方。代表方如乌梅丸、化虫丸等。

使用驱虫剂，首先应注意辨别寄生虫的种类，有针对性地选择方药。其次要注意掌握某些有毒驱虫药的用量，以免中毒或损伤正气；驱虫后，应注意调理脾胃，以善其后。再者驱虫剂宜空腹服用，服后忌食油腻食物。此外，驱虫药多系攻伐之品，不宜久服，年老、体弱者及孕妇等宜慎用。

二十、涌吐剂

凡以涌吐痰涎、宿食、毒物等作用为主，用于治疗痰涎、食积及胃中毒物的方剂，统称为涌吐剂。根据《素问·阴阳应象大论》"其高者，因而越之"的原则立法，属"八法"中的"吐法"。

涌吐剂多适用于中风痰涎壅盛，喉痹痰壅咽喉，宿食停积胃脘，误食毒物尚留胃中，以及干霍乱吐泻不得，以及痰厥、食厥等病情急剧变化而又必须迅速吐出的实证。若用之得当，去病迅速，疗效确切，可收立竿见影之功，确为救急之捷径。

涌吐剂作用迅猛，易伤胃气，应中病即止；年老体弱者、孕妇、产后妇女均应慎用。若服药后仍不呕吐者，可用手指探喉，或多饮热水以助涌吐；服涌吐药之后，应注意避风寒，以防吐后体虚外感；若服后呕吐不止者，可用姜汁或者冷粥、冷开水以止吐。同时应注意调理脾胃，可服稀粥自养，忌食油腻及不易消化的食物，以免更伤胃气。

盐汤探吐方（《金匮要略》）

【组成】盐一升（30g），水三升（600mL）。

【用法】上二味，煮令盐消，分三服，当吐出食，便瘥（现代用法：将盐用沸水调成饱和盐汤，每服200mL左右，服后用洁净翎毛或手指探喉助吐，以吐尽宿食为度）。

【功用】涌吐宿食。

【主治】宿食停滞胃中，脘腹胀疼不舒；或干霍乱，欲吐不得吐，欲泻不得泻，腹中绞痛，烦满不舒者。

【证治机理】宿食停滞不化，或秽浊之气停滞上脘，使脾胃气机升降受阻，上下不得宣通，故见脘腹胀痛、吐泻不得诸证。根据《素问·阴阳应象大论》"其高者，因而越之"，《素问·至真要大论》"咸味涌泄为阴"的原则，采用咸味涌吐之法。

【方解】浓盐汤极咸，易激起呕吐，故有涌吐宿食之功，《神农本草经》即有"大盐令人吐"的记载。但盐汤催吐之力较弱，故服后往往须用洁净翎毛或手指探喉，以助药力。干霍乱腹中急痛，吐泻不得，以此涌吐，可通气机，开壅塞，则腹痛可除。

【配伍特点】独取咸味涌吐之法。

【运用】本方为治疗宿食停滞上脘及干霍乱之代表方。以脘腹胀痛，欲吐不得吐，欲泻不得泻为辨证要点。

二十一、治痈疡剂

凡以散结消痈、解毒排脓、生肌敛疮等作用为主，用于治疗痈疽疮疡证的方剂，统称为治痈疡剂。《素问·至真要大论》中"结者散之""坚者削之"等为其立法依据。

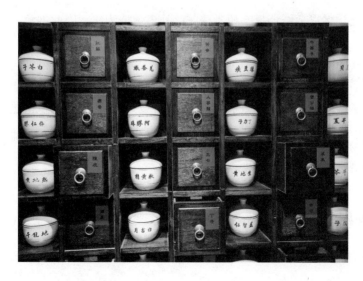

痈疡者，有七情郁滞化火，或恣食辛热而化生湿热，或外感六淫邪气侵入腠理经脉，或机体虚寒、痰浊壅阻等发病因素的不同，其主要病机是热毒或阴寒之邪凝滞，营卫失调，气血郁滞，经络阻塞，肉腐血败而变生痈疡。正如《灵枢·痈疽》所谓："营卫稽留于经脉之中，则血泣不行，不行则卫气从之而不通，壅遏不得行，故热。大热不止，热盛则肉腐，肉腐则为脓……故命曰痈。"

通常以生于躯干、四肢等体表的痈疡，称为外痈（体表痈疮）；生于体内脏腑之痈，称为内痈（脏腑痈）。体表痈疡的内治法，每每依据病情的不同阶段（初起、成脓、溃后）而分别采用消、托、补三法。消法，多用于痈疡初期，脓未成之时，通过散邪解毒、疏利气血的方法，以制止成脓，消散痈肿，正如《疡科纲要》之谓："治疡之要，未成者必求其消，治之于早，虽有大证，而可以消散于无形。"托法，《外科启玄》有谓："托者，起也，上也。"多用于痈疡中期，邪盛毒深而正气不足，疮毒内陷，脓成难溃之证，用之扶助正气、托毒外出、软坚透脓。补法，即《外科启玄》所谓："言补者，治虚之法也。"适用于疮疡后期，正气亏虚，疮口经久不敛者，用之补益正气、生肌敛疮。至于内痈之治，则重在辨别病证的寒热虚实，总以散结消肿、逐瘀排脓为基本治疗大法。

痈疡之治多以散结消痈、托里透脓、补虚敛疮为法。因此本章方剂相应分为散结消痈剂、托里透脓剂、补虚敛疮剂三类。

应用本类方剂，首先当辨别病证的阴阳表里虚实。痈疡脓已成，不宜固执内消一法，应促其速溃，不致疮毒内攻。若毒邪炽盛，则须侧重清热解毒以增祛邪之力；若脓成难溃，又应配透脓溃坚之品。痈疡后期，疮疡虽溃，毒邪未尽时，切勿过早应用补法，以免留邪为患。

1. 散结消痈剂

散结消痈剂，适用于痈疽疮疡等。代表方如仙方活命饮、五味消毒饮、四妙勇安汤、阳和汤、苇茎汤、大黄牡丹汤等。

2. 托里透脓剂

适用于疮疡中期，气血亏损。代表方透脓散。

3. 补虚敛疮剂

适用于痈疡溃后，气血皆虚，溃处作痛。代表方内补黄芪汤。

活人无数、流传千古的经典名方

经典名方一般源自古代经典医籍或有代表性的古医籍，为各代医家长期使用，并沿用至今，现代临床仍广泛采用，其疗效确切，效果明显。以下详细介绍七种方剂，注意方中所用钱、两、斤、合等计量单位是古书所载，与现代标准不同，不可简单照搬。现代所用剂量宜参照括号中所示克数，但具体临床用量需具体问题具体分析。

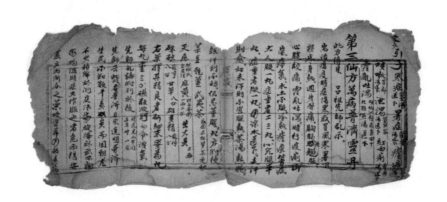

⚫ 一、桂枝汤（《伤寒论》）

【组成】桂枝去皮，三两（9g）　芍药三两（9g）　甘草炙，二两（6g）　生姜切，三两（9g）　大枣擘，十二枚（6g）

【用法】上五味，捣碎，以水七升，微火煮取三升，适寒温，服一升。服已须臾，啜热稀粥一升余，以助药力。温覆令一时许，遍身微似有汗者益佳，不可令如水流漓，病必不除。若一服汗出病瘥，停后服，不必尽剂；若不汗，更服如前法；又不汗，后服小促其间，半日许，令三服尽。若病重者，一日一夜服，周时观之，服一剂尽，病证犹在者，更作服；若汗不出，乃服至二三剂。禁生冷、黏滑、肉面、五辛、酒酪、臭恶等物。现代用法：水煎服，温覆取微汗。

【功用】解肌发表，调和营卫。

【主治】外感风寒表虚证。恶风发热，汗出头痛，鼻鸣干呕，苔白不渴，脉浮缓或浮弱。

【证治机理】本证因外感风寒，营卫不和所致。《伤寒论》谓其"太阳中风""营弱卫强"。"卫强"是指卫中邪气盛；"营弱"是指营中阴气弱。中风者，乃外受风寒，但以风邪为主。风邪外感，风性疏泄，卫气因之失其固护之性，不能固护营阴，致令营阴不能内守而外泄，故恶风、发热、汗出；肺合皮毛，其经脉还循胃口，邪气袭表，肺胃失和，肺系不利，胃失和降，则鼻鸣干呕；苔白不渴，脉浮缓或浮弱，俱为风邪袭表之征。法当解肌发表，调和营卫，即祛邪调正兼顾为治。

【方解】方中桂枝辛温，助卫阳，通经络，解肌发表而祛在表之风寒，为君药。芍药酸甘而凉，益阴敛营，敛固外泄之营阴，为臣药。桂枝、芍药等量配伍，既营卫同治，邪正兼顾，相辅相成；又散中有收，汗中寓补，相反相成。生姜辛温，助桂枝散表邪，兼和胃止呕；大枣甘平，协芍药补营阴，兼健脾益气。生姜、大枣相配，补脾和胃，化气生津，益营助卫，共为佐药。炙甘草调和药性，合桂枝辛甘化阳以实卫，合芍药酸甘化阴以益营，功兼佐使之用。药虽五味，但配伍严谨，发中有补，散中有收，营卫同治，邪正兼顾，阴阳并调。故柯琴誉其为"仲景群方之冠，乃滋阴和阳、调和营卫、解肌发汗之总方也"（《伤寒来苏集》）。本方治证中已有汗出，何以又用桂枝汤发汗？盖本证之自汗，是由风邪外袭，卫阳不固，营阴失守，津液外泄所致。故外邪不去，则汗不能止。桂枝汤虽曰"发汗"，实寓解肌发表与调和营卫双重用意，外邪去而肌表固密，营卫和则津不外泄。故如法服用本方，于遍身微汗之后，则原证之汗出自止。近贤曹颖甫以"病汗""药汗"别之，区分两种汗出的不同性质，故指出"病汗常带凉意，药汗则带热意。病汗虽久，不足以去病；药汗瞬时，而功乃大著，此其分也"（《经方实验录》）。本方具有调和营卫、阴阳之功，故其治疗范围不仅局限于外感风寒表虚证，亦可用于病后、产后、体弱等因营卫、阴阳不和所致之病证。正如徐彬《金匮要略论注》所云："桂枝汤，外证得之，解肌和营卫；内证得之，化气调阴阳。"

【配伍特点】辛散与酸收相配，散中有收，汗不伤正；助阳与益阴同用，阴阳兼顾，营卫并调。

【运用】本方既为治疗外感风寒表虚证之基础方，又是调和营卫、调和阴阳法之代表方。以恶风，发热，汗出，脉浮缓为辨证要点。本方的服法首先是"适寒温"，"服已须臾，啜热稀粥"，借水谷之精气，充养中焦，不但易为酿汗，更可使外邪速去而不致重感。同时"温覆令一时许"，即是避风助汗之意。待其"遍身微似有汗"，是肺胃之气已和，津液得通，营卫和谐，腠理复固，故云"益佳"。至于服后汗出病瘥，停后服；或不效，再服；以及禁生冷黏腻、酒肉、臭恶等，尤其是"不可令如水流漓，病必不除"等，均为服解表剂应该注意之通则。

● 二、麻黄汤（《伤寒论》）

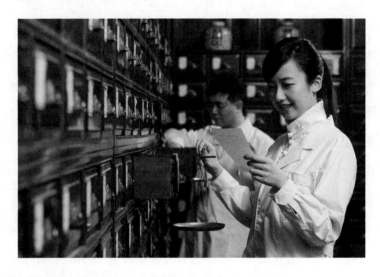

【组成】麻黄去节，三两（9g）　桂枝去皮，二两（6g）　杏仁去皮尖，七十个（9g）　甘草炙，一两（3g）

【用法】上四味，以水九升，先煮麻黄，减二升，去上沫，内诸药，煮取二升半，去滓，温服八合。覆取微似汗，不须啜粥，余如桂枝法将息。现代用法：水煎服，温覆取微汗。

【功用】发汗解表，宣肺平喘。

【主治】外感风寒表实证。恶寒发热，头身疼痛，无汗而喘，舌苔薄白，脉浮紧。

【证治机理】本证系由风寒束表，肺气失宣所致。风寒之邪侵袭肌表，营卫首当其冲，寒性收引凝滞，致使卫阳被遏，营阴郁滞，即卫闭营郁。卫气抗邪，正邪相争，则恶寒、发热；营卫不畅，腠理闭塞，经脉不通，则无汗、头痛、身痛、骨节疼痛；皮毛内合于肺，寒邪束表，肺气不宣，则上逆为喘；舌苔薄白，脉浮紧，皆是风寒束表之象。法当发汗解表，宣肺平喘。

【方解】方中麻黄辛温，主入肺经，为发汗之峻剂，既开腠理、透毛窍，发汗以祛在表之风寒；又开宣肺气，宣散肺经风寒而平喘，为君药。风寒外束，卫闭营郁，仅以麻黄开表散寒，恐难解营郁之滞，遂臣以辛温而甘之桂枝解肌发表，通达营卫，既助麻黄发汗散寒之力，又可温通营卫之郁。麻黄、桂枝相须为用，发汗之力较强，可使风寒去而营卫和。肺主宣降，肺气郁闭，宣降失常，故又佐以杏仁利肺平喘，与麻黄相伍，一宣一降，以复肺气宣降之权而平喘，又使邪气去而肺气和。使以炙甘草，既调和药性，又缓麻、桂峻烈之性，使汗出而不致耗伤正气。四药相伍，风寒得散，肺气得宣，诸症可愈。

【配伍特点】麻桂相须，开腠畅营；麻杏相使，宣降相宜。

【运用】本方既为治疗外感风寒表实证之代表方，又为辛温发汗法之基础方。以恶寒发热，无汗而喘，脉浮紧为辨证要点。本方为辛温发汗之峻剂，当中病即止，不可过服。柯琴指出："此乃纯阳之剂，过于发散，如单刀直入之将，投之恰当，一战成功，不当则不戢而招祸。故用之发表，可一而不可再。"（《伤寒来苏集》）对于"疮家""淋家""衄家""亡血家"，以及外感表虚自汗、血虚而脉兼"尺中迟"，或误下而见"身重心悸"等，虽有表寒证，亦皆应禁用。

🌼 三、白虎汤（《伤寒论》）

【组成】石膏碎，一斤（50g）　知母六两（18g）　甘草炙，二两（6g）　粳米六合（9g）

【用法】上四味，以水一斗，煮，米熟汤成，去滓，温服一升，日三服。现代用法：水煎，米熟汤成，温服。

【功用】清热生津。

【主治】气分热盛证。壮热面赤，烦

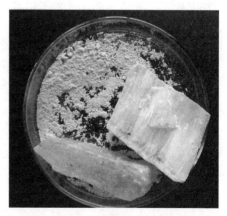

石膏

渴引饮，汗出恶热，脉洪大有力。

【证治机理】本证系伤寒化热内传阳明之经，或温邪由卫及气所致。里热炽盛，故壮热面赤，不恶寒反恶热；里热蒸腾，迫津外泄，则汗出；胃热津伤，加之汗出耗津，故见烦渴引冷饮；脉洪大有力，为热盛于经所致。此证病机为肺胃热盛，热炽伤津。根据《素问·至真要大论》"热者寒之"，《伤寒来苏集·伤寒论注》"土燥火炎，非苦寒之味所能治矣"，唯宜清热生津之法。

【方解】方中重用石膏辛甘大寒，主入肺胃气分，善能清阳明气分大热，清热而不伤阴，并能止渴除烦，用为君药。臣以知母苦寒质润，"清肺胃气分之热，热去则津液不耗，而阴自潜滋暗长矣"（《重庆堂随笔》），既"佐石膏以扫炎熇"（《本草正义》），又滋阴润燥，救已伤之阴津，以止渴除烦。石膏配知母相须为用，清热除烦、生津止渴之力尤强，为治气分大热之最佳配伍。粳米、炙甘草益胃生津，缓石膏、知母苦寒重降之性，可防大寒伤中之弊，并留恋药气，均为佐药。炙甘草兼以调和诸药为使。四药配伍，共奏清热除烦、生津止渴之效。

【配伍特点】重用辛寒清气，伍以苦寒质润，少佐甘温和中，则清不伤阴，寒不伤中。

【运用】本方为治疗伤寒阳明经证，或温病气分热盛证之基础方。以身大热，汗大出，口大渴，脉洪大为辨证要点。《伤寒论·辨太阳病脉证并治》曰："伤寒脉浮，发热无汗，其表不解者，不可与白虎汤。"《温病条辨》曰："白虎本为达热出表，若其人脉浮弦而细者，不可与也；脉沉者，不可与也；不渴者，不可与也；汗不出者，不可与也。常须识此，勿令误也。"

四、四君子汤（《太平惠民和剂局方》）

【组成】人参去芦　白术　茯苓去皮（各9g）　甘草炙（6g），各等分

【用法】上为细末，每服二钱，水一盏，煎至七分，通口服，不拘时候；入

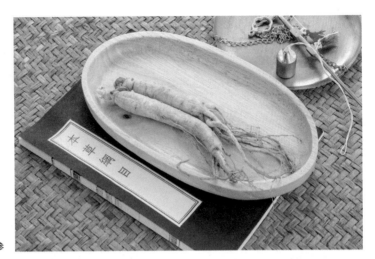

人参

盐少许，白汤点亦得。现代用法：水煎服。

【功用】益气健脾。

【主治】脾胃气虚证。面色萎白，语声低微，气短乏力，食少便溏，舌淡苔白，脉虚缓。

【证治机理】本证乃由禀赋不足，或由饮食劳倦，损伤脾胃之气，使其受纳与运化无力所致。《灵枢·营卫生会》谓"人受气于谷，谷入于胃，以传于肺，五脏六腑皆以受气"，故云脾胃为后天之本，气血生化之源。脾胃气虚，气血生化不足，气血不能上荣于面，故面色萎白；脾为肺之母，脾气虚则肺气亦虚，故语声低微、气短；脾主肌肉，脾胃气虚，四肢肌肉失养，故乏力；脾主运化，胃主受纳，胃气虚弱，则纳差食少；脾运不健，湿浊内生，则大便溏薄；舌淡苔白，脉虚缓，均为脾胃气虚之象。正如《医方考》所说："夫面色萎白，则望之而知其气虚矣；言语轻微，则闻之而知其气虚矣；四肢无力，则问之而知其气虚矣；脉来虚弱，则切之而知其气虚矣。"其治当补益脾胃之气，脾胃健旺，则诸症除矣。

【方解】方中人参甘温，能大补脾胃之气，故为君药。臣以白术健脾燥湿，与人参相须，益气补脾之力更强。脾喜燥恶湿，喜运恶滞，故又以茯苓健脾渗湿，合白术互增健脾祛湿之力，为佐助。炙甘草益气和中，既可加强人参、白术益气补中之功，又能调和诸药，故为佐使。四药皆为甘温和缓之品，而呈君子中和之气，故以"君子"为名。四药合力，重在健补脾胃之气，兼司运化之职，且渗利湿浊，共成益气健脾之功。

【配伍特点】甘温和缓，适脾欲缓喜燥之性。

【运用】本方为补气之基础方。以气短乏力，面色萎白，食少便溏，舌淡苔白，脉虚缓为辨证要点。

🌸 五、小柴胡汤（《伤寒论》）

【组成】柴胡半斤（24g）黄芩三两（9g）人参三两（9g）甘草炙，三两（9g）半夏洗，半升（9g）生姜切，三两（9g）大枣擘，十二枚（4枚）

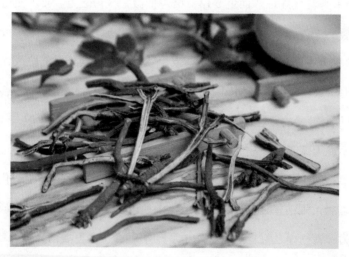

柴胡

【用法】上七味，以水一斗二升，煮取六升，去滓，再煎，取三升，温服一升，日三服。现代用法：水煎服。

【功用】和解少阳。

【主治】①伤寒少阳证。往来寒热，胸胁苦满，默默不欲饮食，心烦喜呕，口苦，咽干，目眩，舌苔薄白，脉弦。②妇人中风，热入血室。经水适断，寒热发作有时。③疟疾、黄疸等病而见少阳证者。

【证治机理】少阳经脉循胸布胁，位于太阳、阳明表里之间。伤寒邪犯少阳，病在半表半里，邪正相争，邪胜欲入里并于阴，正胜欲拒邪出于表，故往来寒热；邪在少阳，经气不利，郁而化热，胆火上炎，而致胸胁苦满、心烦、口苦、咽干、目眩；胆热犯胃，胃失和降，胃气上逆，故默默不欲饮食而喜呕。若妇人经期，感受风邪，邪热内传，热与血结，血热瘀滞，疏泄失常，故经水不当断而断、寒热发作有时。邪在表者，当从汗解；邪入里者，则当吐下。今邪既不在表，又不在里，而在表里之间，则非汗、吐、下所宜，故唯宜和解之法。

【方解】方中柴胡苦平，入肝、胆经，透泄少阳之邪，并能疏泄气机之郁滞，使少阳之邪得以疏散，为君药。黄芩苦寒，清泄少阳之热，为臣药。柴胡、黄芩相配伍，一散一清，恰入少阳，以解少阳之邪。胆气犯胃，胃失和降，佐以半夏、生姜和胃降逆止呕。邪从太阳传入少阳，缘于正气本虚，故又佐以人参、大枣益气补脾，一者取其扶正以祛邪，一者取其益气以御邪内传，俾正气旺盛，则邪无内向之机；参、枣与夏、姜相伍，以利中州气机之升降。炙甘草助参、枣扶正，且能调和诸药，用为佐使药。诸药合用，以和解少阳为主，兼和胃气，使邪气得解，枢机得利，则诸证自除。

【配伍特点】透散清泄以和解，升清降浊兼扶正。

【运用】本方为治疗少阳病证之基础方，又是和解少阳法之代表方。以往来寒热，胸胁苦满，默默不欲饮食，心烦喜呕，口苦，咽干，目眩，苔白，脉弦为辨证要点。原方"去滓再煎"，使汤液之量更少，药性更为醇和。小柴胡汤为和解剂，服药后或不经汗出而病解，或见汗而愈。《伤寒论》云："上焦得通，津液得下，胃气因和，身濈然汗出而解。"若少阳病证经误治损伤正气，或患者素体正气不足，服用本方后，可见先寒战后发热而汗出之"战汗"，属正气来复，祛邪外出之征。若胸中烦而不呕，为热聚于胸，去半夏、人参，加瓜蒌清热理气宽胸；渴者，是热伤津液，去半夏，加天花粉止渴生津；腹中痛，是木来乘土，宜去黄芩，加芍药柔木缓急止痛；胁下痞硬，是瘀滞痰凝，去大枣，加牡蛎软坚散结；心下悸，小便不利，是水气凌心，宜去黄芩，加茯苓利水宁心；不渴，外有微热，是表邪仍在，宜去人参，加桂枝疏风解表；咳者，是素有肺寒留饮，宜去人参、大枣、生姜，加五味子、干姜温肺止咳。

🌸 六、六味地黄丸《小儿药证直诀》

【组成】熟地黄炒，八钱（24g）山萸肉四钱（12g）干山药四钱（12g）泽泻三钱（9g）牡丹皮三钱（9g）茯苓去皮，三钱（9g）

【用法】上为末，炼蜜为丸，如梧子大，空心温水化下三丸。现代用法：蜜丸，每服9g，日2～3次；亦可作汤剂，水煎服。

【功用】填精滋阴补肾。

【主治】肾阴精不足证。腰膝酸软，头晕目眩，视物昏花，耳鸣耳聋，盗汗，遗精，消渴，骨蒸潮热，手足心热，舌燥咽痛，

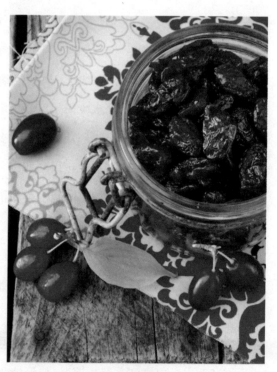

山萸肉

牙齿动摇，足跟作痛，以及小儿囟门不合，舌红少苔，脉沉细数。

【证治机理】本方原为小儿禀赋不足之"肾怯失音，囟门不合，神不足"而设，后世用于肾阴精不足之证。肾为先天之本，主骨生髓，肾阴精不足，骨髓

不充，故腰膝酸软无力，牙齿动摇，小儿囟门不合；脑为髓之海，肾精不足则髓海空虚，而病头晕目眩、耳鸣耳聋；肾藏精，为封藏之本，阴精亏虚，封藏不固，加之阴不制阳，相火妄动而病遗精盗汗、潮热消渴、手足心热、口燥咽干等。治宜滋补肾之阴精为主，兼以清降虚火，即王冰所谓"壮水之主，以制阳光"。

【方解】方中重用熟地黄为君药，填精益髓，滋补阴精。臣以山茱萸补养肝肾，并能涩精；山药双补脾肾，既补肾固精，又补脾以助后天生化之源。君臣相伍，补肝脾肾，即所谓"三阴并补"。然熟地黄用量独重，而以滋补肾之阴精为主。凡补肾精之法，必当泻其"浊"，方可存其"清"，而使阴精得补。且肾为水火之宅，肾虚则水泛，阴虚而火动。故佐以泽泻利湿泄浊，并防熟地黄之滋腻；牡丹皮清泄相火，并制山茱萸之温涩；茯苓健脾渗湿，配山药补脾而助健运。此三药合用，即所谓"三泻"，泻湿浊而降相火。全方六药合用，补泻兼施，泻浊有利于生精，降火有利于养阴，诸药滋补肾之阴精而降相火。本方为宋·钱乙据《金匮要略》所载崔氏八味丸（肾气丸）减去桂枝、附子而成。《小儿药证直诀笺正》释云："仲阳意中谓小儿阳气甚盛，因去桂、附而创立此方，以为幼科补肾专药。"后世遵此为滋补肾精之圣剂，虽应念仲阳减味之功，仲景收载之绩，但是方之祖，乃崔氏者也。

【配伍特点】"三补"与"三泻"相伍，以补为主；肾肝脾三脏兼顾，以滋肾精为主。

【运用】本方为补肾填精之基础方，亦为"三补""三泻"法之代表方。以腰膝酸软，头晕目眩，口燥咽干，舌红少苔，脉沉细为辨证要点。

七、安宫牛黄丸（《温病条辨》）

【组成】牛黄一两（30g） 郁金一两（30g） 犀角（水牛角代）一两（30g） 黄

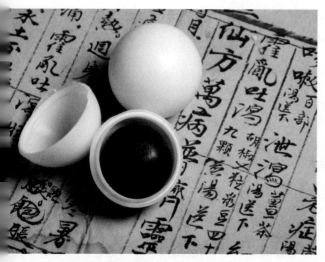

连一两（30g）　朱砂一两（30g）　梅片（冰片）二钱五分（7.5g）　麝香二钱五分（7.5g）　真珠（珍珠）五钱（15g）　山栀一两（30g）　雄黄一两（30g）　黄芩一两（30g）

【用法】上为极细末，炼老蜜为丸，每丸一钱（3g），金箔为衣，蜡护。脉虚者人参汤下，脉实者金银花、薄荷汤下，每服一丸。大人病重体实者，日再服，甚至日三服；小儿服半丸，不知，再服半丸。现代用法：口服，一次1丸。小儿3岁以内，一次1/4丸；4～6岁，一次1/2丸。一日1～3次。昏迷不能口服者，可鼻饲给药。

【功用】清热解毒，豁痰开窍。

【主治】邪热内陷心包证。高热烦躁，神昏谵语，或舌謇肢厥，舌红或绛，脉数。亦治中风昏迷，小儿惊厥，属邪热内闭者。

【证治机理】本证为温热邪毒内陷心包，痰热蒙蔽清窍所致。热毒炽盛，内陷心包，扰乱神明，故高热烦躁，神昏谵语；里热炽盛，炼液为痰，痰热上蒙清窍，势必加重神昏谵语；舌为心窍，痰热闭窍，则舌謇语难；热闭心包，邪热阻滞，阳气不通，故为热厥。中风昏迷，小儿高热惊厥，亦属热闭之证。治宜清热解毒，豁痰开窍。

【方解】方中牛黄苦凉，清心解毒，豁痰开窍；犀角（水牛角代）咸寒，清心凉血解毒；麝香芳香走窜，通达十二经，芳香开窍醒神。三味相配，清心开窍，凉血解毒，共为君药。黄连、黄芩、山栀苦寒清热，泻火解毒，以增牛黄、犀角清解热毒之力，共为臣药。冰片、郁金芳香辟秽，通窍开闭，以加强麝香开窍醒神之功；雄黄助牛黄以劫痰解毒；朱砂、珍珠清热镇心安神；金箔为衣，亦取其重镇安神之效，共为佐药。用炼蜜为丸，和胃调中，为使药。诸药配伍，清热解毒，芳香开窍。

【配伍特点】苦寒清热与芳香开窍合法，主以清心泻火。

【运用】本方为治疗热陷心包证之常用方，凉开法之代表方。以高热烦躁，神昏谵语，舌红或绛，脉数为辨证要点。原书在用法中指出："脉虚者，人参汤下。"脉虚为正不胜邪之兆，取人参补气扶正、托邪外出之功，此时应严密观察病情的变化，慎防其由闭转脱。"脉实者，金银花、薄荷汤下"，是增强其清热透散之效。

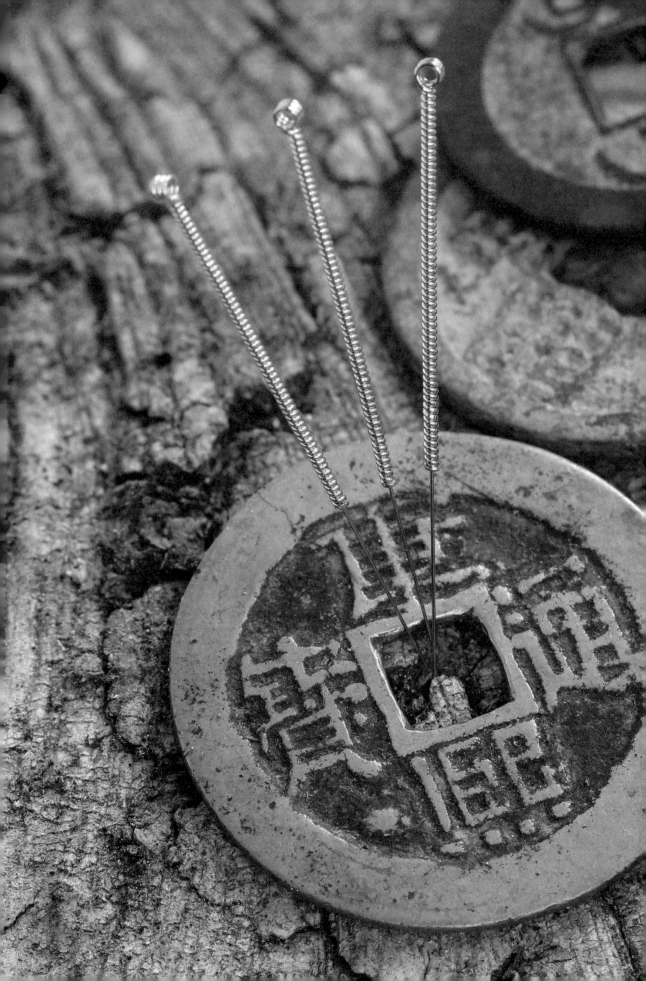

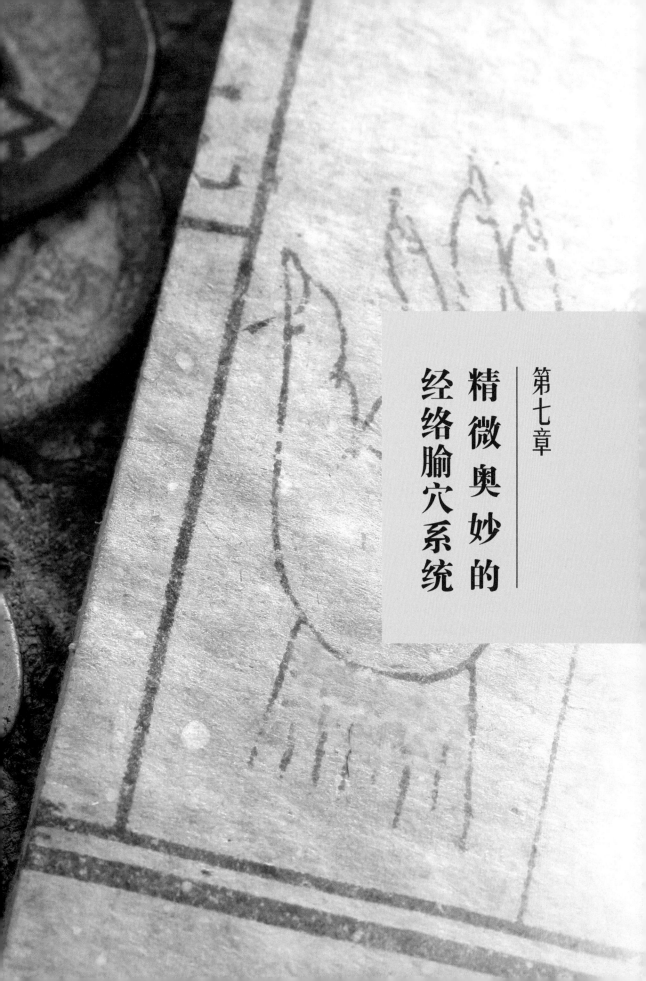

第七章

精微奥妙的
经络腧穴系统

本章配有学习课件，手机等电子设备微信扫码即可阅览文字、图片等数字资源。

扫一扫　看课件

精巧微妙的人体"信息高铁"——经络系统

经络是气血运行的通道，是脏腑与体表及全身各部的联系通路。经络学阐述人体经络的循行分布、生理功能、病理变化及其与脏腑的相互关系，是针灸学的基础，也是中医基础理论的重要组成部分。经络理论贯穿于中医的生理、病理、诊断和治疗等各个方面。经络系统，包括十二经脉、奇经八脉、十二经别、十五络脉、十二经筋和十二皮部。

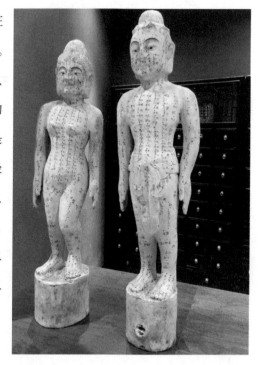

一、经络系统概貌

1. 十二经脉

十二经脉是经络系统的主干，故又称"正经"。十二经脉的名称由手足、阴阳和脏腑三部分组成。手足，表示经脉在上、下肢分布不同，手经表示其外行路线分布于上肢，足经表示其外行路线分布于下肢。脏腑，表示经脉的脏腑属性。阴阳表示经脉的阴阳属性及阴阳气的多寡。《灵枢·海论》概括地指出了十二经脉的分布特点："十二经脉者，内属于腑脏，外络于肢节。"在内部，十二经脉隶属于脏腑；在外部，分布于四肢、头和躯干，将人体内外联系成一个有机的整体。十二经脉按其流注次序分别为手太阴肺经、手阳明大肠经、足阳明胃经、足太阴脾经、手少阴心经、手太阳小肠经、足太阳膀胱经、足少阴

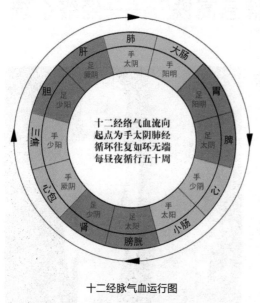

十二经脉气血运行图

肾经、手厥阴心包经、手少阳三焦经、足少阳胆经和足厥阴肝经。其走向规律是：手三阴经从胸走手，手三阳经从手走头，足三阳经从头走足，足三阴经从足走腹（胸）。十二经脉的正常流注，除需逆顺之走向外，各经脉尚需相互衔接。阴经与阳经（表里经）在手足部衔接，如手太阴肺经在食指与手阳明大肠经交接；阳经与阳经（同名阳经）在头面部衔接，如手阳明大肠经和足阳明胃经在鼻旁连接；阴经与阴经（手足三阴经）在胸部衔接，如足太阴脾经与手少阴心经交接于心中。

2. 奇经八脉

奇经八脉，与十二正经不同，既不直属脏腑，又无表里配合关系，是具有特殊分布和作用的经脉，对其余经络起统率、联络和调节气血盛衰的作用。包括督脉、任脉、冲脉、带脉、阳跷脉、阴跷脉、阳维脉、阴维脉。它们的分布部位与十二经脉纵横交互，督脉行于后正中线，任脉行于前正中线，任、督脉各有本经所属穴位，故与十二经相提并论，合称为"十四经"。其余的冲、带、跷、维六脉的穴位均交会于十二经和任、督脉中。

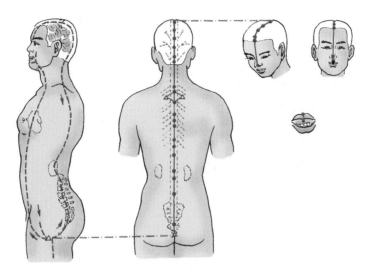

督脉循行

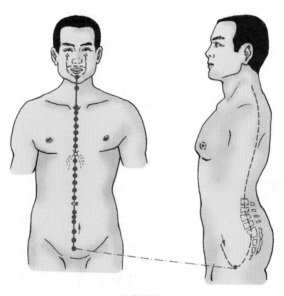

任脉循行

3. 十二经别

十二经别，是十二经脉在胸、腹及头部的内行支脉，从十二经脉另行分出，深入体腔，以加强表里相合关系的支脉，又称"别行之正经"，扩大了经脉的循行联系和经穴的主治范围。十二经别一般多从四肢肘膝上下的正经分出，分布于胸腹腔和头部，有"离、入、出、合"的分布特点。从十二经脉分出称"离"；进入胸腹腔称"入"；在头颈部出来称"出"；出头颈部后，阳经经别合于原经脉，阴经经别合于相表里的阳经经脉，称"合"。经别通过离、入、出、合的分布，沟通了表里两经，加强了经脉与脏腑的联系，突出了心和头的重要性，扩大了经脉的循行联系和经穴的主治范围。

4. 十五络脉

十五络脉，是十二经脉在四肢部及躯干前、后、侧三部的外行支脉。十二经脉在四肢部各分出一络，再加躯干前的任脉络、躯干后的督脉络及躯干侧的脾之大络，共十五条，称"十五络脉"。十二络脉在四肢部从相应络穴分出后均走向相应表里经，起沟通表里两经和补充经脉循行不足的作用；躯干部三络则分别分布于身前、身后和身侧，起渗灌气血的作用。络脉按其形状、大小、深浅等的不同又有不同的名称，"浮络"为浮行于浅表部位的络脉，"孙络"是络脉中最细小的分支，"血络"则指细小的血管。

5. 十二经筋

十二经筋，是指与十二经脉相应的筋肉部分，其分布范围与十二经脉大体一致。经筋各起于四肢末端，结聚于骨骼和关节部，有的进入胸腹腔，但不像经脉那样属络脏腑。手足三阳之筋都到达头目，手三阴之筋到胸膈，足三阴之筋到阴部。作用是约束骨骼，活动关节，保持人体正常的运动功能，维持人体正常的体位姿势。

6. 十二皮部

十二皮部，是指与十二经脉相应的皮肤部分，属十二经脉及其络脉的散布部位。皮—络—经—腑—脏，成为疾病传变的层次；而脏腑、经络的病变也可反映到皮部。因此，通过外部的诊察和施治可推断和治疗内部的疾病。临床上的皮肤针、刺络、贴敷等疗法，就是皮部理论的应用。因此，皮部具有抗御外邪、保卫机体和反映病候、协助诊断的作用。

二、经络的作用

1. 沟通内外，网络全身

人体的五脏六腑、四肢百骸、五官九窍、皮肉筋骨等组织器官，虽有不同的生理功能，但又互相联系，互相配合，从而进行有机的整体活动，这种整体联系和整体活动主要是依靠经络系统的联络沟通而实现的。

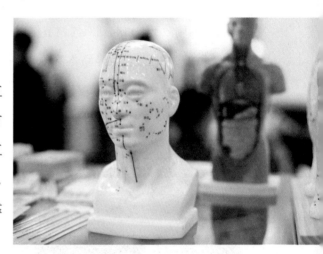

2. 运行气血，协调阴阳

气血是人体生命活动的物质基础。气血在全身各部的输布有赖经络的运行。人体各个脏腑组织器官在气血的温养濡润后才能发挥其正常生理作用。在经络的联系下，气血盛衰和机能动静保持相对平衡，使人体"阴平阳秘，精神乃治"（《素问·生气通天论》）。

3. 抗御病邪，反映证候

《素问·气穴论》说"孙络"能"以溢奇邪，以通营卫"。这是因为孙络分布范围广而浅表，因此当病邪侵犯时，孙络和卫气发挥了重要的抗御作用。如果疾病发展，则可由表及里，从孙络、络脉、经脉……逐步深入，出现相应的证候反应。经络反映证候，可以是局部的、一经的、数经的或是整体的。如太阳病可出现"热结膀胱"和小肠腑证；经络的阴气不足也会出现五心烦热、盗汗等阴虚内热的表现。

4. 传导感应，调整虚实

针刺时的"得气"和"行气"现象是经络传导感应现象的表现。经络在针或灸等的刺激下，可起到双向调节作用，使之向着有利于机体恢复的方向转化。针灸等治法是通过激发经络本身的功能，疏通经气的传导，使机体阴阳处于平衡状态，即如《灵枢·刺节真邪》所言："泻其有余，补其不足，阴阳平复。"

紧贴临床、科学合理的腧穴分类

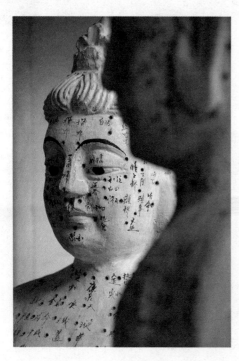

腧穴是脏腑经络之气输注出入的特殊生理部位。在体表的腧穴上施以针或灸，就能够"引气远入"而治疗病症。腧穴既是针灸治疗的刺激点，也是疾病的反应点。脏腑病变可从经络反应到相应的腧穴。腧穴的类别，一般将归属于十四经系统的称"经穴"；未归入十四经的补充穴，称"经外奇穴"；按压痛点取穴，称"阿是穴"。

一、腧穴分类

1. 经穴

经穴是指归属于经脉的腧穴，有具体的穴名和明确的位置。经穴是"脉气所发"及"络脉之渗灌"处。故经穴可位于经脉线上，也可位于络脉上而分布于经脉的侧旁。《内经》已为腧穴的分经奠定了基础。《内经》多处提到"三百六十五穴"之数，但实际载有穴名者160穴左右；明代《针灸大成》载有359穴；至清代《针灸逢源》，经穴总数达到361个，目前经穴总数即以此为准。腧穴有单穴和双穴之分，任、督脉位于正中，是一名一穴；十二经脉左右对称分布，是一名双穴。

2. 奇穴

凡未归入经穴范围，而有具体的位置和名称的腧穴，称"经外奇穴"，简称"奇穴"。它是在"阿是穴"的基础上发展起来的，这类腧穴多为经验效穴，主治范围比较单一，多数对某些病症有特殊疗效，如百劳穴治瘰疬、四缝穴治小儿疳积等。

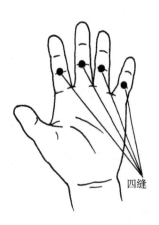

四缝

3. 阿是穴

阿是穴，又称天应穴、不定穴等，通常是指该处既不是经穴，又不是奇穴，只是按压痛点取穴。这类穴既无具体名称，又无固定位置，而是以压痛或其他反应点作为刺灸的部位。阿是穴多位于病变附近，也可在与其距离较远处。这种取穴法，实即《内经》所说之"以痛为输"。临床上对于压痛取穴，凡符合经穴或奇穴位置者，应以经穴或奇穴名称之，都不符合者才可称"阿是穴"，用此名以补充经穴、奇穴的不足。

◎ 二、腧穴的作用

1. 诊断

腧穴有反映病症、协助诊断的作用。如胃肠疾患的人常在足三里、地机等穴出现压痛过敏，有时可在第5至第8胸椎附近触到软性异物；患有肺脏疾患的人，常可在肺俞、中府等穴有压痛、过敏及皮下结节。

2. 治疗

腧穴不仅是气血输注的部位，也是邪气所客之处所，又是针灸防治疾病的刺激点。

（1）邻近作用

这是经穴、奇穴和阿是穴所共有的主治作用特点，即腧穴都能治疗其所在部位及邻近部位的病证，如眼区的睛明、承泣、四白、球后各穴，均能治眼病；耳区的听宫、听会、翳风、耳门诸穴，均能治疗耳病。

（2）远道作用

这是经穴，尤其是十二经脉在四肢肘、膝关节以下的腧穴的主治作用特点。这些腧穴不仅能治局部病症，而且能治本经循行所到达的远隔部位的病症。如合谷穴，不仅能治上肢病症，而且能治颈部和头面部病症；足三里穴不但能治下肢病症，而且能治胃肠及更高部位的病症等。

（3）特殊作用

有些腧穴具有双向调节作用，如泄泻时刺灸天枢穴能止泻，便秘时针刺则可通便。有些腧穴还能调治全身性的病症，如合谷、曲池、大椎可治外感发热；足三里、关元、膏肓俞作为强壮穴，具有提高人体防卫和免疫功能的作用。有些腧穴的治疗作用还具有相对的特异性，如至阴穴矫正胎位、内关穴调节心脏功能、阑尾穴治疗阑尾炎等。

三、特定穴

特定穴是指具有特殊治疗作用并按特定称号归类的经穴，包括在四肢肘、膝以下的五输穴、原穴、络穴、郄穴、八脉交会穴、下合穴，在胸腹、背腰部的募穴、背俞穴，在四肢躯干的八会穴，以及全身经脉的交会穴。这些腧穴在十四经中不仅在数量上占有相当的比例，而且在针灸学的基本理论和临床应用方面也有着及其重要的意义。

1. 五输穴

十二经脉在肘膝关节以下各有称为井、荥、输、经、合的5个腧穴，合称"五腧穴"。五腧穴是常用要穴，为古今医家所重视。临床上如井穴可用来治疗神志昏迷；荥穴可用来治疗热病；输穴可用来治疗关节痛；经穴可用来治疗喘咳；合穴可用来六腑病症等。

2. 原穴

十二经脉在腕、踝关节附近各有一个腧穴，是脏腑原气留止的部位，称为"原穴"，合称"十二原"。阴经五脏之原穴，即是五输穴中的输穴。原穴是脏腑原气留止之处，因此脏腑发生病变时，就会相应地反应到原穴上来。在治疗方面，针刺原穴能使三焦原气通达，从而发挥其维护正气、抗御病邪的作用，说明原穴有调整其脏腑经络虚实各证的功能。

3. 络穴

络脉由经脉分出之处各有一个腧穴，称络穴。络穴不仅能治本经病，也能治其相表里之经的病症。原穴和络穴在临床上既可单独使用，也可相互配合使用。原络合用称"原络配穴"。

4. 郄穴

郄穴是各经脉在四肢部经气深聚的部位，大多分布于四肢肘膝关节以下。十二经脉、阴阳跷脉和阴阳维脉各有一郄穴，合为十六郄穴。临床上郄穴常用来治疗本经循行部位及所属脏腑的急性病症。

5. 背俞穴

背俞穴，是脏腑之气输注于背腰部的腧穴。背俞穴位于背腰部足太阳膀胱经的第一侧线上，大体依脏腑位置上下排列。背俞穴不但可以治疗与其相应的脏腑病症，也可以治疗与五脏相关的五官九窍、皮肉筋骨等病症。

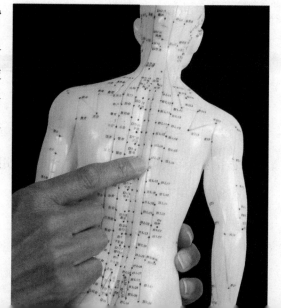

6. 募穴

脏腑之气结聚于胸腹部的腧穴，称募穴。五脏六腑各有一募穴。临床上可通过观察、触扪俞募穴处的异常变化，以诊断相应脏腑疾病，又可刺灸俞募穴来治疗相应的脏腑疾病。

7. 八会穴

八会穴，是指与脏、腑、气、血、筋、脉、骨、髓通会的 8 个腧穴。临床上，凡与此八者有关的病症均可选用相关的八会穴来治疗。另外，《难经·四十五难》还说"热病在内者，取其会之气穴也"，说明八会穴还能治某些热病。

8. 八脉交会穴

八脉交会穴，是十二经四肢部脉气通向奇经八脉的 8 个腧穴。由于八穴与八脉相会通，所以此八穴既能治本经病，还能治奇经病。

9. 下合穴

下合穴，即六腑下合穴，是六腑之气下合于足三阳经的 6 个腧穴。《素问·咳论》说"治府者，治其合"，说明下合穴是治疗六腑病症的主要穴位。如足三里治胃脘痛，下巨虚治泄泻，上巨虚治肠痈。

10. 交会穴

交会穴是指两经或数经相交会合的腧穴。交会穴不但能治本经病，还能兼治所交经脉的病症。如关元、中极是任脉经穴，又与足三阴经相交会，故既可治任脉病症，又可治足三阴经的病症。

言简意赅、内涵深远的腧穴命名

腧穴各有一定的部位和命名。腧穴的名称都有一定的意义。穴名意义常反映腧穴的部位和功用。有关腧穴命名含义的解释在古代文献中早有记载。如隋唐杨上善的《黄帝内经太素》对十五络穴的穴名有较完整的释义，如通里，"里，居处也，此穴乃是手少阴脉气别通为络居处，故曰通里也。"唐代王冰的《素问注》对鸠尾穴的释义："鸠尾，其正当心蔽骨之端，言其垂下，如鸠鸟尾形，故以为名也。"

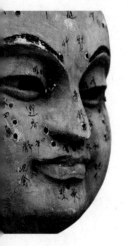

古人对腧穴的命名，取义十分广泛，可谓上察天文，下观地理，中通人事，远取诸物，近取诸身，结合腧穴的分布特点、作用、主治等内容，赋予一定的名称。

1. 天象地理

（1）以日月星辰命名：如日月、上星、璇玑、华盖、太乙、太白、天枢等。

（2）以山、谷、丘、陵命名：如承山、合谷、大陵、梁丘、丘墟等。

（3）以大小水流命名：如后溪、支沟、四渎、少海、尺泽、曲池、曲泉、经渠、太渊等。

（4）以交通要冲命名：如气冲、水道、关冲、内关、风市等。

2. 人事物象类

（1）以动植物名称命名：如鱼际、鸠尾、伏兔、犊鼻、攒竹、禾髎等。

（2）以建筑居处命名：如天井、玉堂、巨阙、曲垣、库房、府舍、天窗、地仓、梁门、紫宫、内庭、气户等。

（3）以生活用具命名：如大杼、地机、阳辅、缺盆、天鼎、悬钟等。

（4）以人事活动命名：如人迎、百会、归来、三里等。

3. 形态功能类

（1）以解剖部位命名：如腕骨、完骨、大椎、曲骨、京骨、巨骨等。

（2）以脏腑功能命名：如脏腑背俞穴和神堂、魄户、魂门、意舍、志室等。

（3）以经络阴阳命名：如三阴交、三阳络、阴都（腹）、阳纲（背）、阴陵泉、阳陵泉等。

（4）以腧穴作用命名：如承浆、承泣、听会、迎香、廉泉、劳宫、气海、血海、光明、水分等。

精准确切的腧穴定位

腧穴定位法，是指确定腧穴位置的基本方法。确定腧穴位置，要以体表标志为主要依据，在距离标志较远的部位，则于两标志之间折合一定的比例寸，称"骨度分寸"，用此"寸"表示上下左右的距离；取穴时，用手指比量这种距离，则有手指"同身寸"的应用。

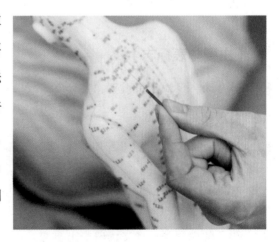

一、体表标志法

体表标志，主要指分布于全身体表的骨性标志和肌性标志，分为固定标志和活动标志两类。

1. 固定标志

固定标志定位，是指利用五官、毛发、爪甲、乳头、脐窝和骨节凸起、凹陷及肌肉隆起等固定标志来取穴的方法。比较明显的标志，如鼻尖取素髎；两眉中间取印堂；两乳中间取膻中；脐旁 2 寸取天枢；腓骨小头前下缘取阳陵泉；俯首显示最高的第 7 颈椎棘突下取大椎等。此外，肩胛冈平第 3 胸椎棘突，肩胛骨下角平第 7 胸椎棘突，髂嵴平第 4 腰椎棘突，这些可作为背腰部穴的取穴标志。

2. 活动标志

活动标志定位，是指利用关节、肌肉、皮肤随活动而出现的孔隙、凹陷、皱纹等活动标志来取穴的方法。如耳门、听宫、听会等应张口取；下关应闭口取。又如，曲池宜屈肘于横纹头处取之；取阳溪穴时应将拇指翘起，当拇长、短伸肌腱之间的凹陷中取之。

【主要体表标志】

第 2 肋：平胸骨角水平，锁骨下可触及的肋骨即第 2 肋。

第 4 肋间隙：男性乳头平第 4 肋间隙。

第 3 胸椎棘突：直立，两手下垂时，两肩胛冈内侧端连线与后正中线的交点。

第 7 胸椎棘突：直立，两手下垂时，两肩胛骨下角水平线与后正中线的交点。

第 4 腰椎棘突：两髂嵴最高点连线与后正中线的交点。

第 2 骶椎：两髂后上棘连线与后正中线的交点。

内踝尖：内踝最凸起处。

外踝尖：外踝最凸起处。

二、骨度分寸法

骨度分寸法，即以骨节为主要标志测量周身各部的大小、长短，并依其尺寸按比例折算作为定穴的标准。分部折寸以患者本人的身材为依据。取用时，将设定的骨节两端之间的长度折为一定的等分，每一等分为一寸。不论男女老幼、肥瘦高矮，一概以此标准折量作为量取腧穴的依据。

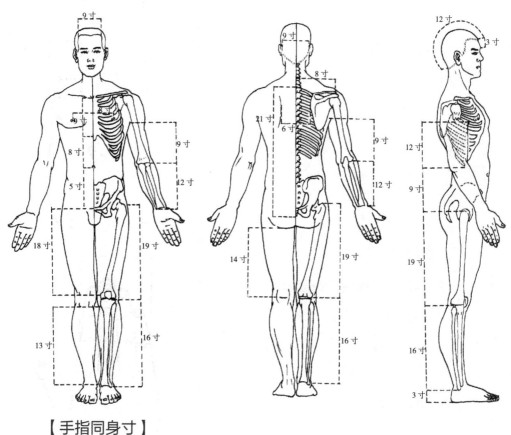

【手指同身寸】

手指同身寸，原是指以患者本人的手指为标准来度量取穴的方法。唐宋时有中指同身寸、拇指同身寸和横指寸的应用。手指寸只是对骨度分寸的一种比拟，不能以此为准而不按骨度规定。手指同身寸只能在骨度法的基础上运用，不能以指寸悉量全身各部，否则长短失度。

1. 中指同身寸

以患者中指屈曲时中节内侧两端纹头之间的距离为 1 寸，称"中指同身寸"。《针灸大全》做了更具体地描述："大指与中指相屈如环，取中指中节横纹上下相去长短为一寸。"

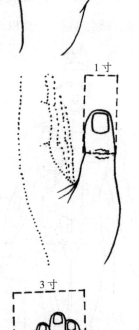

2. 拇指同身寸

以患者拇指指间关节之宽度为 1 寸，称"拇指同身寸"。临床取穴有"一横指""两横指""四横指"的应用，即用横指比拟骨度分寸。一横大拇指作 1 寸，两横指（次指和中指）作 1 寸半，四横指（次指至小指）作 3 寸。

3. 横指同身寸

以患者第 2～5 指并拢时，中指近侧指间关节横纹水平的 4 指宽度为 3 寸，称"横指同身寸"，又称"一夫法"。古时以一横指为 1 寸，四横指为一扶，合 3 寸。

【简便取穴】

临床上还有一些被称作"简便取穴"的方法，常用的有：两手伸开，于虎口交叉，当食指端处取列缺；半握拳，当中指端所指处取劳宫；两手自然下垂，于中指端处取风市等。
这些取穴方法只是作为取穴法的参考，同样要以骨度标志为准。

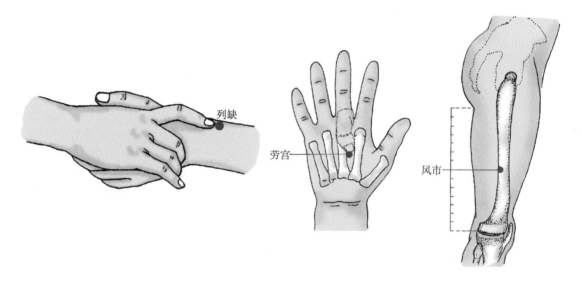

时刻牢记、可救性命的常用穴位

腧穴作为脏腑经络气血转输出入的特殊部位，其作用与脏腑、经络有着密切关系，主要体现在诊断和治疗两方面。腧穴在病理状态下具有反映病候的作用，如胃肠疾患的人常在足三里、地机等穴出现压痛、过敏。以下列举一些防病保健常用的穴位。

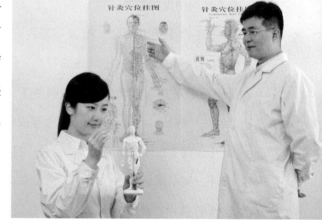

1. 合谷

【定位】第2掌骨桡侧的中点处。

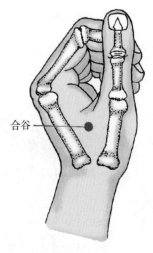

合谷

【主治】头痛，齿痛，目赤肿痛，咽喉肿痛，鼻衄，耳聋，口眼㖞斜，口噤；恶寒发热，无汗，多汗；滞产，经闭，痛经；中风失语，上肢不遂。

【保健】按摩时用拇指尖点、按、揉，有镇静止痛、通经活络、清热解表之功效。

【古文献摘录】

《千金翼方》："产后脉绝不还，针合谷入三分，急补之。"

《太平圣惠方》："目不明，生白翳，皮肤痂疥，遍身风疹。"

《铜人腧穴针灸图经》："妇人妊娠不可刺之，损胎气。"

《标幽赋》："寒热痛痹，开四关而已之。"

2. 曲池

【定位】肘区，尺泽与肱骨外上髁连线的中点凹陷处。

【主治】手臂痹痛，上肢不遂；热病；眩晕；腹痛、吐泻等肠胃病证；咽喉肿痛、齿痛、目赤肿痛等五官热性病证；瘾疹、湿疹、瘰疬等皮外科病证；癫狂。

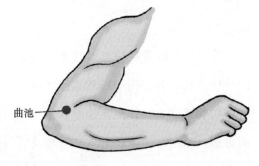

曲池

【保健】按摩时用拇指尖点、按、揉，有清热解表、利湿消肿止痛之功效。

【古文献摘录】

《针灸甲乙经》："伤寒余热不尽。""胸中满，耳前痛，齿痛，目赤痛，颈肿，寒热，渴饮辄汗出，不饮则皮干热。""目不明，腕急，身热，惊狂，躄痿痹重，瘛疭。""癫疾吐舌。"

《备急千金要方》："瘾疹，灸曲池二穴，随年壮。"

《治病十一证歌》："肘膝疼时刺曲池，进针一寸是便宜，左病针右右病针左，依此三分泻气奇。"

《医宗金鉴》："主治中风，手挛筋急，痹风疟疾，先寒后热等证。"

3. 迎香

【定位】面部，鼻翼外缘中点旁，鼻唇沟中。

【主治】鼻塞、鼽衄等鼻病；口㖞、面痒等口面部病证；胆道蛔虫症。

【保健】按摩时用食指或中指尖点、按、揉，可宣肺热，通鼻窍，清利头目。

【古文献摘录】

《针灸甲乙经》："鼻鼽不利，窒洞气塞，㖞僻多洟，鼽衄有痈，迎香主之。"

《百症赋》："面上虫行有验，迎香可取。"

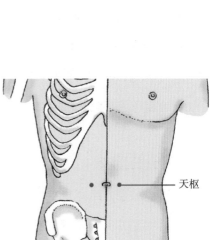

迎香

4. 天枢

【定位】腹部，横平脐中，前正中线旁开2寸。

【主治】腹痛、腹胀、便秘、腹泻、痢疾等胃肠病证；月经不调、痛经等妇科病证。

【保健】按摩时用中指尖点、按、揉，有食滞下行、行气导滞的作用。

天枢

【古文献摘录】

《针灸甲乙经》："腹胀肠鸣，气上冲胸，不能久立，腹中（切）痛（而鸣）濯濯。冬月重感于寒则泄，当脐而痛，肠胃间游气切痛，食不化，不嗜食，身肿，侠脐急，天枢主之。"

《针灸大成》："妇人女子癥瘕，血结成块，漏下赤白，月事不时。"

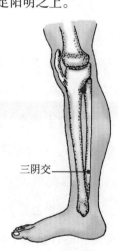

5. 足三里

【定位】犊鼻下3寸，犊鼻与解溪连线上。说明：在胫骨前肌上取穴。

【主治】胃痛，呕吐，呃逆，腹胀，腹痛，肠鸣，泄泻，便秘；热病，癫狂；乳痈；虚劳羸瘦；膝足肿痛。

【保健】按摩时用拇指尖点、按、揉，可健脾和胃，补中益气，升清降浊，强身健体。

【古文献摘录】

《灵枢·五邪》："邪在脾胃，则病肌肉痛，阳气有余，阴气不足，则热中善饥；阳气不足，阴气有余，则寒中肠鸣腹痛；阴阳俱有余，若俱不足，则有寒有热，皆调于三里。"

《外台秘要》："凡人年三十以上，若不灸三里，令气上眼暗，所以三里下气也。"

《四总穴歌》："肚腹三里留。"

《通玄指要赋》："三里却五劳之羸瘦。""冷痹肾败，取足阳明之上。"

6. 三阴交

【定位】内踝尖上3寸，胫骨内侧缘后际。

【主治】月经不调，崩漏，带下，阴挺，不孕，滞产；遗精，阳痿，遗尿，小便不利，疝气；腹胀，肠鸣，泄泻；下肢痿痹。

【保健】按摩时用拇指尖点、按、揉，可健脾养血，补益脾气，调理三阴经气，滋养肝肾，营养筋骨。

【古文献摘录】

《针灸甲乙经》："足下热，胫痛不能久立，湿痹不能行，三阴交主之。"

《备急千金要方》："女人漏下赤白及血，灸足太阴五十壮，穴在内踝上三寸，足太阴经内踝上三寸名三阴交。""劳淋，灸足太阴百壮，在内踝上三寸，三报之。"

《铜人腧穴针灸图经》："昔有宋太子性善医术，出苑逢一怀娠妇人，太子诊曰：是一女也。令徐文伯亦诊之，此一男一女也。太子性急欲剖视之，臣请针之，泻足三阴交，补阳明合谷，应针而落。果如文伯之言，故妊娠不可刺也。"

《百症赋》："针三阴与气海，专司白浊久遗精。"

《针灸资生经》："足踝以上病，宜灸三阴交、绝骨、昆仑。"

7. 血海

【定位】股前区，髌底内侧端上 2 寸，股内侧肌隆起处。

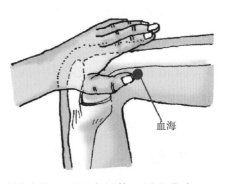

血海

【主治】月经不调、痛经、经闭等妇科病；瘾疹、湿疹、丹毒等血热性皮肤病；膝股内侧痛。

【保健】按摩时用拇指尖点、按、揉，可健脾养血，固本健体，活血化瘀。

【古文献摘录】

《针灸甲乙经》："妇人漏下，若血闭不通，逆气胀，血海主之。"

《医学入门》："此穴极治妇人血崩，血闭不通。"

《类经图翼》："主治女子崩中漏下，月事不调，带下，逆气腹胀，先补后泻，又主肾藏风，两腿疮痒湿不可当。"

《医宗金鉴》："血海穴，主治女子崩中漏下，月信不调，带下，及男子肾藏风，两腿疮痒湿痛等症。"

《胜玉歌》："热疮臁内年年发，血海寻来可治之。"

8. 神门

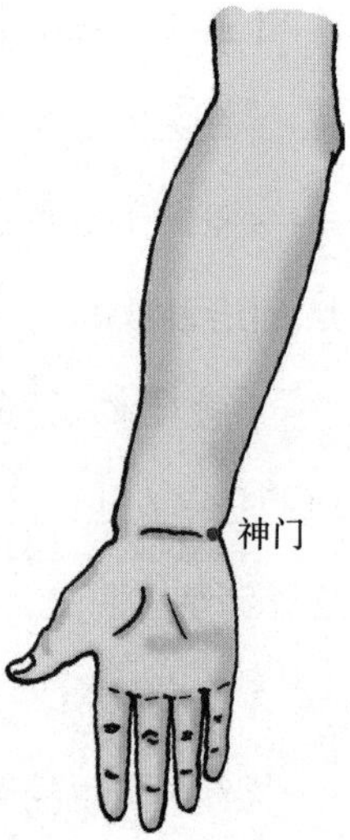

【定位】腕前区，腕掌侧远端横纹尺侧端，尺侧腕屈肌腱的桡侧缘。取法：于豌豆骨上缘桡侧凹陷中，在腕掌侧远端横纹上取穴。

【主治】心痛、心烦、惊悸、怔忡、健忘、失眠、痴呆、癫狂痫等心与神志病证；高血压；胸胁痛。

【保健】按摩时用拇指尖点、按、揉，有安神定志、宁心安寐之功效。

【古文献摘录】

《针灸甲乙经》："遗溺，关门及神门、委中主之。"

《铜人腧穴针灸图经》："疟，心烦。"

《针灸大成》："心性痴呆，健忘。"

《玉龙歌》："痴呆之症不堪亲，不识尊卑枉骂人，神门独治痴呆病，转手骨开得穴真。"

神门

9. 天宗

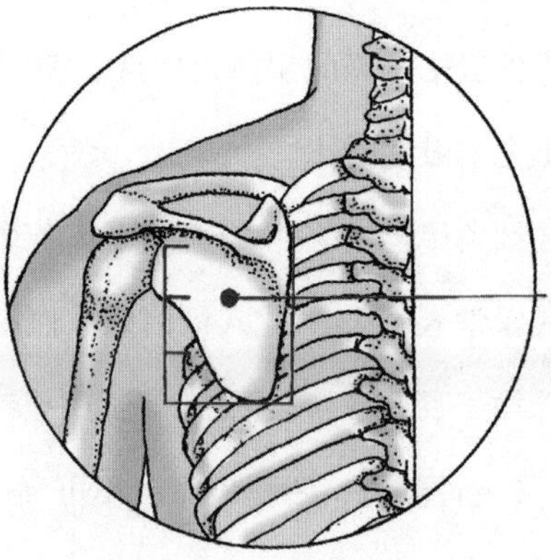

【定位】肩胛区，肩胛冈中点与肩胛骨下角连线上 1/3 与下 2/3 交点凹陷中。

【主治】肩胛疼痛、肩背部损伤等局部病证；气喘。

【保健】按摩时用中指或拇指尖点、按、揉，可舒筋活络，清热止痛，宽胸理气。

【古文献摘录】

《针灸甲乙经》："肩重，肘臂痛不可举，天宗主之。"

天宗

《铜人腧穴针灸图经》："肩胛痛，臂肘外后廉痛，颊颔肿。"

10. 肺俞

【定位】脊柱区，第3胸椎棘突下，后正中线旁开1.5寸。

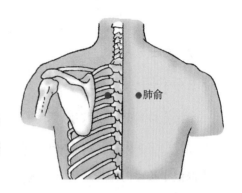

【主治】咳嗽、气喘、咯血等肺系病证；骨蒸潮热、盗汗等阴虚病证；瘙痒、瘾疹等皮肤病。

【保健】按摩时用拇指指尖点、按、揉，或用手掌根按、揉，可解表宣肺，祛风散寒，养阴润肺。

【古文献摘录】

《铜人腧穴针灸图经》："穿尸骨蒸劳，肺痿咳嗽。"

《针灸资生经》："凡有喘与哮者，为按肺俞，无不酸疼，皆为缪刺肺俞，令灸而愈。"

《类经图翼》："主泻五脏之热也。"

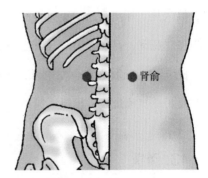

11. 肾俞

【定位】第2腰椎棘突下，后正中线旁开1.5寸。

【主治】耳鸣，耳聋；遗尿，遗精，阳痿，早泄，月经不调，带下，不孕；多食善饥，身瘦；腰痛。

【保健】按摩时用拇指指尖点、按、揉，或用手掌根按、揉，有生精化髓、纳气归根、益肾助阳、强腰利水祛湿之功效。

【古文献摘录】

《针灸大成》："主虚劳羸瘦，耳聋肾虚，水脏久冷，心腹膜满胀急，两胁满引少腹急痛。"

《针灸资生经》："肾俞，治肾俞水脏久冷。"

12. 委中

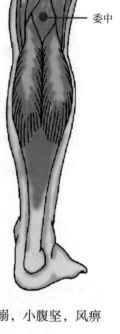

委中

【定位】膝后区，腘横纹中点。

【主治】腰背痛、下肢痿痹等腰及下肢病证；腹痛、急性吐泻等急症；瘾疹，丹毒；小便不利，遗尿。

【保健】按摩时用拇指尖点、按、揉，可舒筋活络，泻热清暑，凉血解毒，活血化瘀。

【古文献摘录】

《灵枢·邪气脏腑病形》："膀胱病者，小腹偏肿而痛，以手按之，即欲小便而不得，肩上热，若脉陷，及足小趾外廉及胫踝后皆热，若脉陷，取委中。"

《类经图翼》："大风眉发脱落，太阳疟从背起，先寒后热，熇熇热，汗出难已，头重转筋，腰脊背痛，半身不遂，遗溺，小腹坚，风痹髀枢痛，膝痛，足软无力。凡肾与膀胱实而腰痛者，刺出血妙，虚者不宜刺，慎之。此穴主泻四肢之热。委中者，血郄也，凡热病汗不出，小便难，衄血不止，脊强反折，瘛疭癫疾，足热厥逆不得屈伸，取其经血立愈。"

13. 涌泉

【定位】屈足卷趾时足心最凹陷中。当足底第 2、3 趾蹼缘与足跟连线的前 1/3 与后 2/3 的交点处。

涌泉

【主治】发热，心烦，惊风；咽喉肿痛，咳嗽，气喘；便秘，小便不利；足心热，腰脊痛。

【保健】按摩时用拇指尖点、按、揉，有苏厥开窍、滋阴益肾、平肝息风、滋肾养肝之功效。

【古文献摘录】

《肘后歌》："顶心头痛眼不开，涌泉下针定安泰。""伤寒痎气结胸中，两目昏黄汗不通，涌泉妙穴三分许，速使周身汗自通。"

《通玄指要赋》："胸结身黄，取涌泉而即可。"

《百症赋》："厥寒、厥热涌泉清。"

14. 太溪

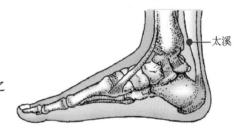

太溪

【定位】足踝区，内踝尖与跟腱之间凹陷中。

【主治】头痛、目眩、失眠、健忘、遗精、阳痿等肾虚证；咽喉肿痛、齿痛、耳鸣、耳聋等阴虚性五官病证；咳嗽、气喘、咯血、胸痛等肺系疾患；消渴，小便频数，便秘；月经不调；腰脊痛，下肢厥冷，内踝肿痛。

【保健】按摩时用拇指尖点、按、揉，有滋阴生津、壮阳滋肾、补益填精的作用。

【古文献摘录】

《针灸甲乙经》："消瘅，善喘（一作'噫'），气走喉咽而不能言，手足清，溺黄，大便难，嗌中肿痛，唾血，口中热，唾如胶，太溪主之。"

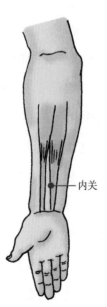

内关

《通玄指要赋》："牙齿痛，吕细堪治。"

《百症赋》："寒疟兮，商阳太溪验。"

15. 内关

【定位】前臂前区，腕掌侧远端横纹上2寸，掌长肌腱与桡侧腕屈肌腱之间。

【主治】心痛、胸闷、心动过速或过缓等心系病证；胃痛、呕吐、呃逆等胃腑病证；中风，偏瘫，眩晕，偏头痛；失眠、郁证、癫狂痫等神志病证；肘、臂、腕挛痛。

【保健】按摩时用拇指尖点、按、揉，有宽胸安神、醒神开窍、清心宁神的功效。

【古文献摘录】

《针灸甲乙经》："心澹澹而善惊恐，心悲，内关主之。""实则心暴痛，虚则心烦，心惕惕不能动，失智，内关主之。"

《针灸大成》："主手中风热，失志，心痛，目赤，支满肘挛。实则心暴痛泻之，虚则头强补之。"

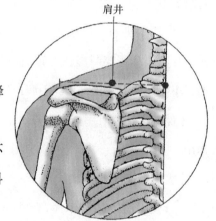
肩井

16. 肩井

【定位】肩胛区，第7颈椎棘突与肩峰最外侧点连线的中点。

【主治】颈项强痛，肩背疼痛，上肢不遂；滞产、乳痈、乳汁不下、乳癖等妇产科及乳房疾患；瘰疬。

【保健】按摩时将第2、3、4指并拢后点、按、揉，有调气行血、解郁散结的作用。

【古文献摘录】

《针灸甲乙经》："手（足）少阳、阳维之会。"

《备急千金要方》："难产，针两肩井，入一寸泻之，须臾即分娩。"

《儒门事亲》："乳汁不下……针肩井两穴。"

《针灸大成》："主中风，气塞涎上不语，气逆，妇人难产。"

《类经图翼》："孕妇禁针。"

17. 环跳

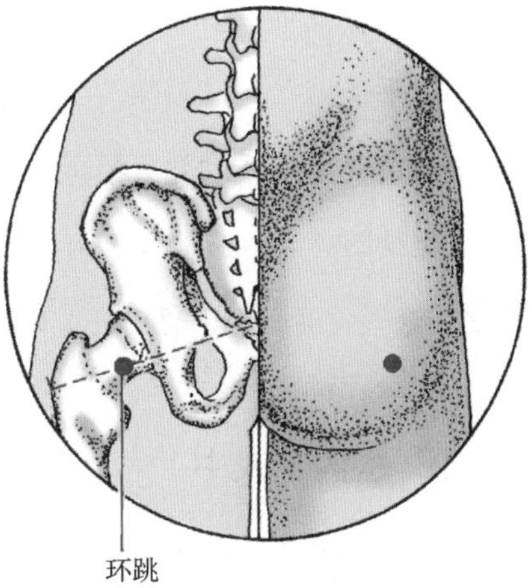

【定位】臀区，股骨大转子最凸点与骶管裂孔连线的外 1/3 与内 2/3 交点处。

【主治】腰胯疼痛、下肢痿痹、半身不遂等腰腿疾患。

【保健】按摩时将第 2、3、4 指并拢后点、按、揉，可祛风化湿，强健腰膝。

【古文献摘录】

《针灸甲乙经》："腰胁相引痛急，髀筋瘛，胫痛不可屈伸，痹不仁，环跳主之。"

《铜人腧穴针灸图经》："治冷风湿痹，风胗，偏风半身不遂，腰胯痛不得转侧。"

《席弘赋》："冷风冷痹疾难愈，环跳腰间针与烧。"

18. 百会

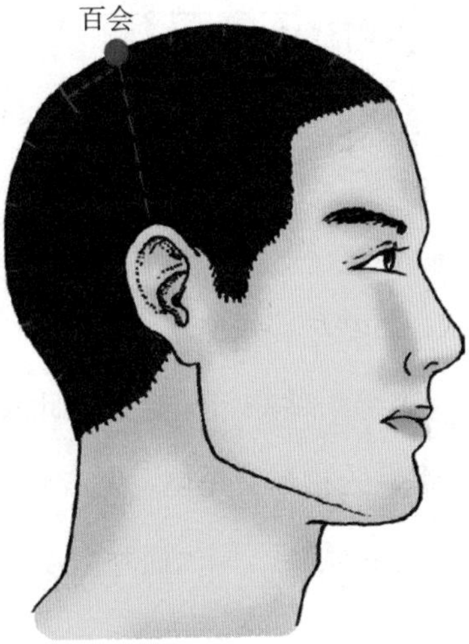

【定位】前发际正中直上 5 寸。折耳，两耳尖向上连线的中点。

【主治】头痛，目痛，眩晕，耳鸣，鼻塞；中风，神昏，癫狂痫，惊风，痴呆；脱肛，阴挺。

【保健】按摩时用中指指尖点、按、揉，也可用手掌根按揉，可益气升阳，安神止痛，升清益脑，填髓生发。

【古文献摘录】

《针灸甲乙经》："督脉、足太阳之会。""热病汗不出，而呕苦，百会主之。"

《圣济总录》："凡灸头顶，不得过七七壮，缘头顶皮肤浅薄，灸不宜多。"

《太平圣惠方》："若频灸，恐拔气上，令人眼暗。"

《针灸资生经》："北人始生子，则灸此穴，盖防他日惊风也。"

《类经图翼》："若灸至百壮，停三五日后绕四畔，用三棱针出血，以井花水淋之，令气宣通，否则恐火气上雍，令人目暗。"

19. 水沟（人中）

【定位】面部，人中沟的上 1/3 与中 1/3 交点处。

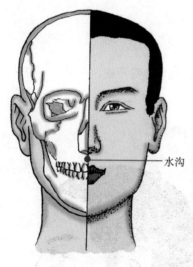

水沟

【主治】昏迷、晕厥、中风、中暑、休克、呼吸衰竭等急危重症，为急救要穴之一；癔病、癫狂痫、急慢惊风等神志病；鼻塞、鼻衄、面肿、口㖞、齿痛、牙关紧闭等面鼻口部病证；闪挫腰痛。

【保健】按摩时用食指或中指尖点、按、揉，有醒脑开窍、补阳固脱、镇惊息风之功效。

【古文献摘录】

《铜人腧穴针灸图经》："风水面肿，针此一穴，出水尽即顿愈。"

《类经图翼》："千金云：此穴为鬼市，治百邪癫狂，此当在第一次下针。凡人中恶，先掐鼻下是也。鬼击卒死者，须即灸之。"

《百症赋》："原夫面肿虚浮，须仗水沟、前顶。"

20. 关元

【定位】下腹部，脐中下 3 寸，前正中线上。

【主治】中风脱证、虚劳冷惫、羸瘦无力等元气虚损病证；少腹疼痛，疝气；腹泻、痢疾、脱肛、便血等肠腑病证；五淋、尿血、尿闭、尿频等前阴病；遗精、阳痿、早泄、白浊等男科病；月经不调、痛经、经闭、崩漏、带下、阴挺、恶露不尽、胞衣不下等妇科病；保健灸常用穴。

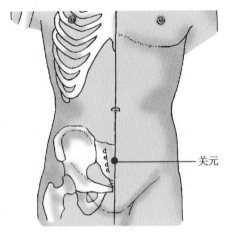

关元

【保健】按摩时将第 2、3、4 指并拢后按揉，或用手掌根按揉，有扶正固本、补脾温肾的功效。

【古文献摘录】

《扁鹊心书》："每夏秋之交，即灼关元千壮，久久不畏寒暑。人至三十，可三年一灸脐下三百壮；五十，可二年一灸脐下三百壮；令人长生不老。"

《类经图翼》："此穴当人身上下四旁之中，故又名大中极，乃男子藏精，女子畜血之处。"

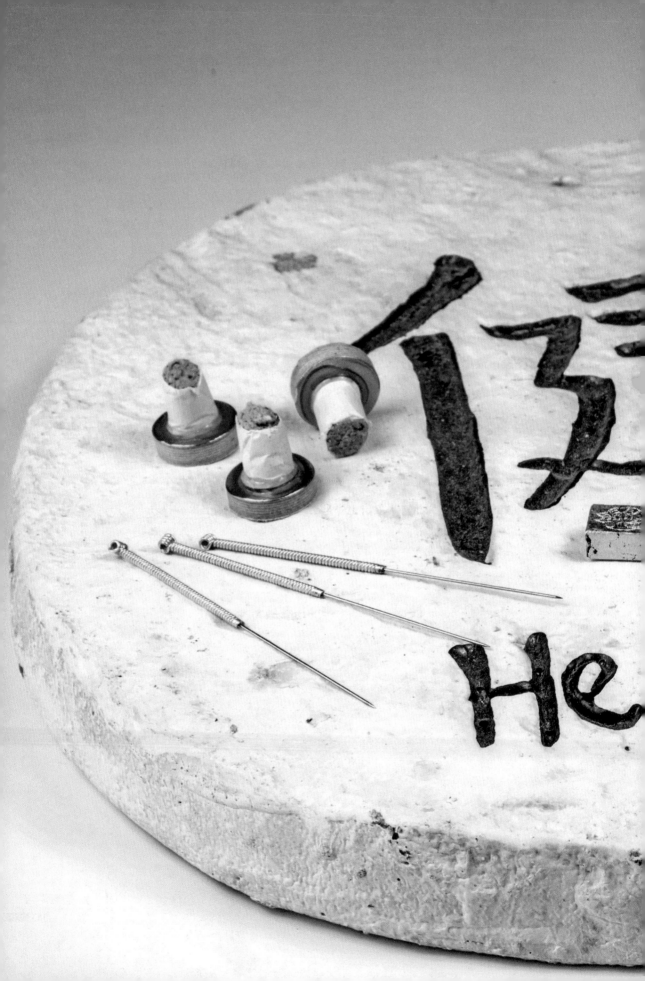

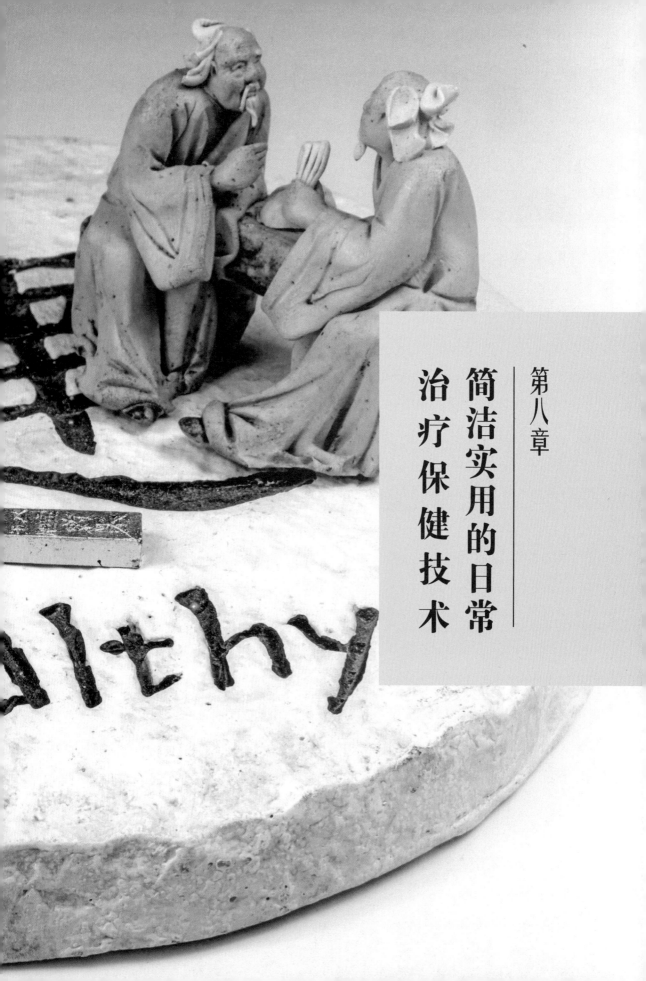

第八章

简洁实用的日常
治疗保健技术

本章配有学习课件，手机等电子设备微信扫码即可阅览文字、图片等数字资源。

扫一扫　看课件

针 刺

针刺方法有毫针刺法、三棱针刺法、皮肤针法、皮内针法、火针法、针刀疗法、电针法等，现主要介绍毫针刺法。毫针刺法是指运用不同的毫针针具，通过一定的手法，刺激人体特定部位（腧穴），以防治疾病的方法。

1. 针具选择

临床上使用的毫针，以直径为 28 ～ 30 号（0.32 ～ 0.38mm）和长度为 1 ～ 3 寸（25 ～ 75mm）者最为常用。短毫针主要用于皮肉浅薄部位的腧穴或耳穴，作浅刺之用；长毫针多用于肌肉丰厚部位的针刺，作深刺、透刺之用。所选毫针的针身应稍长于腧穴应该针至的深度，且有部分露于皮肤之外。

2. 进针方法

一般以右手持针操作，以拇、食、中指夹持针柄，其状如持毛笔，将针刺入穴位，故称右手为"刺手"；左手爪切按压所刺部位或辅助固定针身，故称左手为"押手"。常用进针方法有单手进针法、双手进针法、针管进针法三种。

单手进针法指仅运用刺手将针刺入穴位的方法，

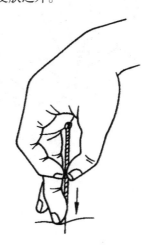

单手进针法

多用于较短毫针的进针。

双手进针法指刺手与押手相互配合，将针刺入穴位的方法。其中，双手进针法根据针具型号和针刺部位的不同，又可分为指切进针法、夹持进针法、舒张进针法、提捏进针法四种。

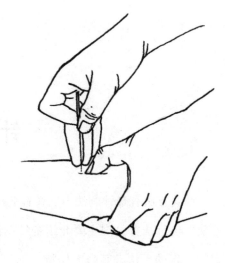

指切进针法又称爪切进针法。用押手拇指或食指指端切按在腧穴皮肤上，刺手持针，紧靠押手切按腧穴的手指指甲面将针刺入腧穴。此法适用于短针的进针。

指切进针法

夹持进针法又称骈指进针法，此法适用于长针的进针。

舒张进针法，此法主要用于皮肤松弛部位的腧穴。

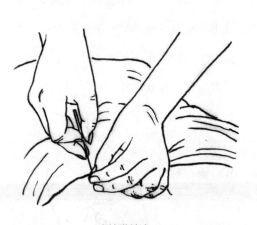

夹持进针法

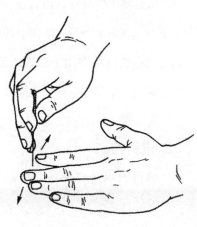

舒张进针法

提捏进针法，此法主要用于印堂穴等皮肉浅薄部位的腧穴。

针管进针法，指利用针管将针刺入穴位的方法，此法进针不痛，多用于儿童和惧针者。

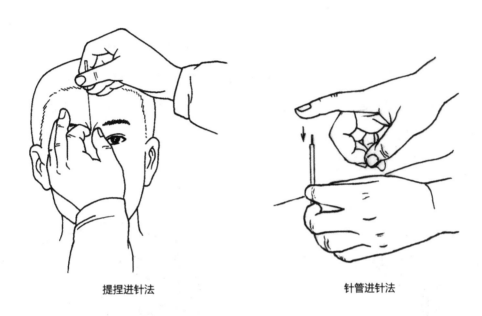

提捏进针法   针管进针法

3. 针刺深度和角度

针刺的深度是指针身刺入腧穴内的深浅度，以安全且取得针感为原则，需结合体质、年龄、病情、部位等情况来调整。此外，不同季节对针刺深浅的要求也不同，一般"春夏宜刺浅，秋冬宜刺深"。透穴刺法是一种将针刺方向、角度和深度有机结合，从一个穴位刺向另一个穴位的特殊针刺方法。透刺形式可分为直透、横透和斜透；根据透刺穴位，又可分为本经穴透刺、表里经透刺、相邻经穴透刺等。针刺的角度是指进针时针身与皮肤表面所形成的夹角。它是根据

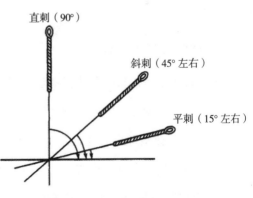

直刺（90°）

斜刺（45°左右）

平刺（15°左右）

针刺的角度

腧穴所在的位置和医者针刺时所要达到的目的而确定的。针刺的角度和深度关系极为密切，深刺多用直刺，浅刺多用斜刺、平刺。

4. 运针方法

运针，指毫针刺入穴位后，使人产生针刺感应，或进一步调整针感的强弱，使针感向某一方向扩散、传导而采取的操作方法。基本手法包括提插法和捻转法。两者既可单独应用，又可配合使用。运针的辅助手法是运针基本手法的补充，是以促使得气和加强针刺感应为目的的操作手法。临床上常用的辅助手法有循法、弹法、刮法、摇法、飞法、震颤法。

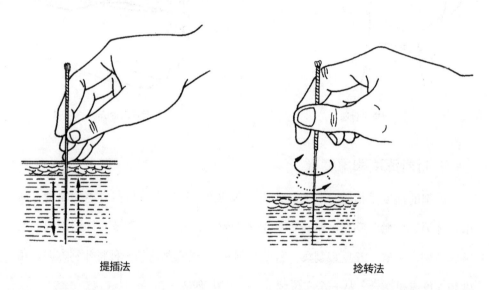

提插法　　　　　　　　　　　　　　捻转法

5. 针刺效果——得气

施行各种手法的目的是为了能够"得气"，现又称"针感"，指毫针刺入腧穴一定深度后，施以一定的运针手法，使针刺部位获得经气感应。当针刺得气时，患者自觉针刺部位有酸、麻、胀、重等反应，有时出现热、凉、痒、痛、抽搐、蚁行等反应，有时出现沿着一定的方向和部位传导、扩散等现象。医者的刺手则能体会到针下沉紧、涩滞或针体颤动等反应。

若针刺后未得气，患者则无任何特殊感觉或反应，医者刺手亦感觉到针下空松、虚滑。得气与否以及得气迟速，是能否获得针刺疗效的关键。临床上一般是得气迅速时，起效较快；得气迟缓时，起效较慢；若不得气，则疗效较差。得气是施行补泻手法的基础和前提。只有在得气的基础上施行补泻手法，才可能取得预期的效果。得气与否以及得气迟速，还可协助判断病情轻重和预后。

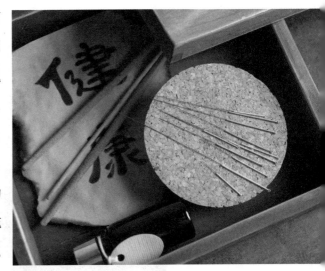

6. 留针时间

毫针刺入腧穴并施行手法后，将针留置于腧穴内，称为留针。留针的目的是加强针刺的作用和便于继续行针施术。一般留针时间为 15～30 分钟。临床上根据患者的具体病情而定，不可一概而论。

7. 出针方法

一般以押手持无菌干棉球轻轻按压于针刺部位，刺手持针做小幅度捻转，并随势将针缓慢提至皮下（不可用力过猛），静留片刻，然后出针。出针后，一般用无菌干棉球轻压针孔片刻，以防出血，也可减轻疼痛。如操作不当，有时会出现一些异常情况，如晕针、滞针、弯针等。因此，针刺需要由专业人员操作，至少也要在专业人员的指导下进行。

艾 灸

艾灸主要是指借灸火的热力和药物的作用，对腧穴或病变部位进行烧灼、温熨，达到防治疾病的目的。

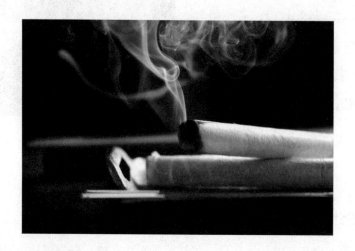

❀ 一、灸法的作用

1. 温经散寒

灸火的温和热力具有温通经络、驱散寒邪的功用。临床上常用于治疗寒凝血滞、经络痹阻所引起的寒湿痹痛、痛经、经闭、胃脘痛、腹痛、泄泻、痢疾等病证。

2. 扶阳固脱

灸法具有扶助阳气、举陷固脱的功能。临床上多用于治疗脱证和中气不足、阳气下陷而引起的遗尿、脱肛、阴挺、崩漏、带下、久泻等病证。

3. 消瘀散结

灸法具有行气活血、消瘀散结的作用。临床上常用于治疗气血凝滞之疾，如乳痈初起、瘰疬、瘿瘤等病证。

4. 防病保健

灸法可以激发人体正气，增强抗病能力。未病施灸有防病保健、益寿延年的作用，古人称之为"逆灸"，今人称之为"保健灸"。

5. 引热外行

艾灸的温热能使皮肤腠理开放，毛窍通畅，使热有去路，从而引热外行。故临床上可用灸法治疗疖肿、带状疱疹、丹毒、甲沟炎等某些实热病证。对阴虚发热，也可使用灸法，但要注意施灸量不宜过大。如选用膏肓、四花穴等治疗骨蒸潮热、虚劳咳喘。

二、艾灸的种类

1. 艾炷灸

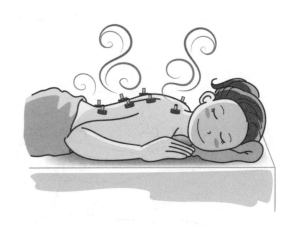

将艾炷置于穴位或病变部位上，点燃施灸的方法称为艾炷灸。每燃 1 个艾炷，称为灸 1 壮。施灸时如将皮肤烧伤化脓，愈后留有瘢痕者，称为瘢痕灸，常用于治疗哮喘、风湿顽痹、瘰疬等慢性顽疾。施灸时不使皮肤灼伤化脓，不留瘢痕者，称为无瘢痕灸。用药物或其他材料将艾炷与施灸腧穴皮肤之间隔开而施灸的方法，称隔物灸。间隔所用药物或其他材料因病证而异。临床常用的有隔姜灸、隔蒜灸、隔盐灸和隔附子饼灸。

2. 艾条灸

艾条灸可分为悬起灸和实按灸两种方式。常见的是悬起灸，将艾条的一端点燃，悬于腧穴或患处一定高度之上，使热力较为温和地作用于施灸部位。分为温和灸、雀啄灸和回旋灸。温和灸多用于灸治慢性病，雀啄灸、回旋灸多用于灸治急性病。实按灸是将点燃的艾条隔数层布或棉纸实按在穴位上，使热力透达深部，火灭热减后重新点火按灸。若在艾灸内另加药物后，用纸卷成艾卷施灸，名为"太乙神针"和"雷火神针"。

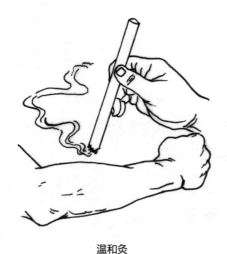

温和灸

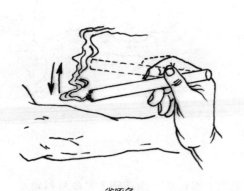

雀啄灸

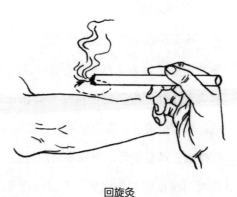

回旋灸

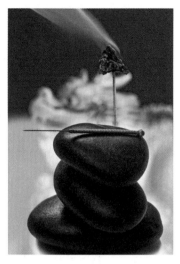

3. 温针灸

毫针留针时在针柄上置以艾绒（或艾条段）施灸的方法，称为温针灸。应用时注意防止艾火脱落烧伤皮肤。此法将针刺与艾灸结合应用，适用于既需要留针而又适宜用艾灸的病证。

4. 温灸器灸

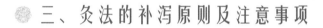

用温灸器施灸的方法称为温灸器灸。施灸时，将艾绒或艾条装入温灸器，点燃后置于腧穴或相应部位进行熨灸，以皮肤红晕为度。此法具有调和气血、温中散寒的作用，临床需要灸治者，一般均可应用，对小儿、妇女及畏灸者尤为适宜。

◎ 三、灸法的补泻原则及注意事项

1. 灸法的补泻需根据辨证施治的原则，虚证用补法，实证用泻法。艾灸补法，无须以口吹艾火，应让其自然缓缓燃尽为止，以补其虚；艾灸泻法，应当快速吹艾火至燃尽，使艾火的热力迅速透达穴位深层，以泻邪气。

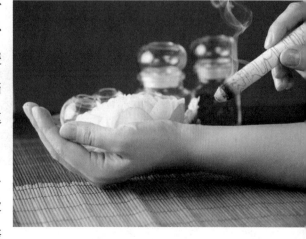

2. 注意事项：①面部穴位、乳头、大血管等处均不宜使用直接灸，以免烫伤形成瘢痕。关节活动部位亦不宜用瘢

痕灸，以免化脓溃破，不易愈合，甚至影响功能活动。②空腹、过饱、极度疲劳和对灸法恐惧者，应慎施灸。③孕妇的腹部和腰骶部不宜施灸。④施灸过程要防止燃烧的艾绒脱落烧伤皮肤和衣物。⑤灸后的处理：施灸过量，时间过长，局部会出现水疱，只要不擦破，可任其自然吸收，如水疱较大，可用消毒毫针刺破，放出水液，再涂以烫伤油或消炎药膏等。瘢痕灸者，在灸疮化脓期间，要保持局部清洁，并用敷料保护灸疮，以防感染；若灸疮脓液呈黄绿色或有渗血现象者，可用消炎药膏或玉红膏涂敷。

刮 痧

刮痧法是以中医经络皮部理论为基础，运用刮痧器具在体表的一定部位刮拭以防治疾病的方法。其机理在于通过对十二皮部的良性刺激，达到疏通经络、行气活血、调整脏腑机能的作用。

1. 刮痧器具

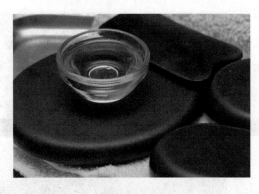

刮痧器具主要是刮痧板，一般用水牛角或玉石材料制作而成。此外，也可使用边缘光滑、洁净、易于手持、不易损伤皮肤的日常用具，如铜钱、汤勺、瓷片、苎麻等。为了润滑皮肤，使得刮痧板能在皮肤上顺畅移动而不致损伤皮肤，刮痧时常以刮痧乳或刮痧油为介质，也可选用石蜡油、红花油、麻油等介质。

2. 具体方法

刮痧时，一般按先头面后手足、先腰背后胸腹、先上肢后下肢的顺序，逐步操作。刮痧方向一般按由上而下、由内而外单方向刮拭，并尽可能拉长距离。对于下肢静脉曲张或下肢肿胀者，可采用由下向上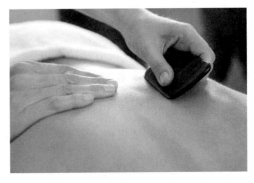的逆刮法。通常每个患者每次选 3 ～ 5 个部位，每个部位刮拭 20 ～ 30 次，以皮肤出现潮红、紫红色等颜色变化，或出现丘疹样斑点、条索状斑块等形态变化，并伴有局部热感或轻微疼痛为度。两次刮痧之间宜间隔 3 ～ 6 天。若病情需要缩短刮拭间隔时间，亦不宜在原部位进行刮拭，而应另选其他相关部位进行操作。

3. 刮痧力度

刮痧时用力要均匀，力度由轻到重，以患者能够承受为度。根据患者体质和刮拭部位，应选择不同的刮拭力量。其中，小儿、年老体弱患者，以及面部刮拭，用力宜轻；体质强健患者，或脊柱两侧、下肢等肌肉较为丰满部位的刮拭，用力偏重。

4. 适应证

刮痧疗法可用于内、外、妇、儿、五官等各科疾病，如感冒、气管炎、呃逆、呕吐、便秘、腹泻、泌尿系统感染、眩晕、失眠、头痛、落枕、急性腰扭伤、痛经、经期发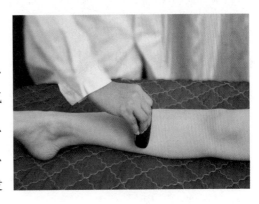

热、急性乳腺炎、中暑等。此外，刮痧还可用于预防疾病和保健强身。

5.注意事项

对于有严重心脑血管疾病、肝肾功能不全、全身浮肿、极度虚弱或消瘦者，以及血小板减少性疾病、过敏性紫癜、白血病等有出血倾向者，应禁用本法。

急性骨髓炎、结核性关节炎、传染性皮肤病、烧伤、体表肿瘤、皮肤溃烂，或急性外伤、创伤部位、新近手术疤痕部位、骨折未愈合处等，不宜直接在病灶部位刮拭。

拔　罐

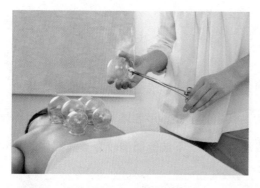

拔罐法，是以罐为工具，利用加热、抽吸等方法，造成罐内负压，使罐吸附于腧穴或体表的一定部位，使局部皮肤充血甚至瘀血，以调整机体功能，达到防治疾病的目的。最早以兽角为罐具，现已逐步发展为竹罐、金属罐、陶瓷罐、玻璃罐、抽气罐、多功能罐等多种材质的罐具。

一、罐的吸附方法

1.火罐法

火罐法，指通过燃烧加热罐内空气，利用罐内空气冷却时形成的负压，将罐吸附于体表。临床常用闪火法、投火法、贴棉法。

（1）闪火法

用止血钳或镊子夹住95%乙醇棉球，点燃后在火罐内旋转绕数圈后抽出，迅速将罐扣于应拔部位。此法是最常用的拔罐方法。

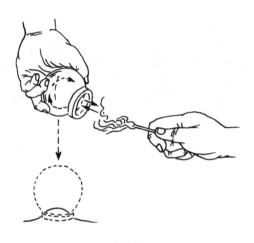

闪火法

（2）投火法

将易燃纸片或95%乙醇棉球点燃后投入罐内，迅速将罐扣于应拔部位。此法由于罐内有燃烧物，容易落下烫伤皮肤，故适宜于侧面横拔。

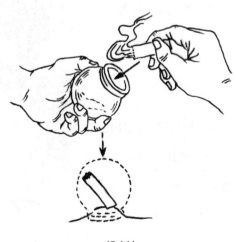

投火法

（3）贴棉法

用直径 1 ～ 2cm 的 95% 乙醇棉片贴于罐内壁，点燃后迅速将罐扣于应拔部位。此法也多用于侧面横拔，注意避免乙醇过多，滴下烫伤皮肤。

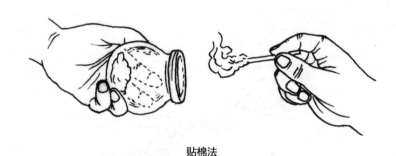

贴棉法

2. 水罐法

水罐法，指通过蒸汽、水煮等方法加热罐内空气，利用罐内空气冷却时形成的负压，使罐吸附于体表。此法多选用竹罐，将罐放在水中煮沸 2 分钟左右，然后用镊子将罐口朝下夹出，迅速用折叠干毛巾捂紧罐口，以吸去罐内的水液，降低罐口温度。待罐口冷却至人体能接受的程度后，将罐拔于应拔部位并固定数分钟。水罐法有较强的温热刺激，还可根据病情需要在水中放入适量的祛风活血等药物，以增强疗效。

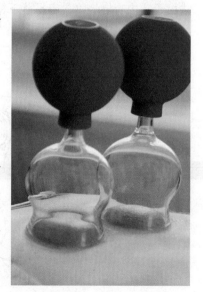

3. 抽气罐法

抽气罐法，指通过机械装置抽出罐内部分空气，形成罐内负压，使罐吸附于体表。操作时，先将抽气罐紧扣在应拔部位，用抽气筒从罐内抽气，使罐吸附于皮肤上。

二、拔罐的操作方法

拔罐方法：常用的有留罐法、走罐法、闪罐法、刺络拔罐法、留针拔罐法。

1. 留罐法

留罐法是将罐具吸拔在皮肤上留置 5 ～ 15 分钟，然后将罐起下。此法是最常用的拔罐方法，一般疾病均可应用。

2. 走罐法

走罐法适宜于脊背、腰臀、大腿等面积较大、肌肉丰厚的部位。

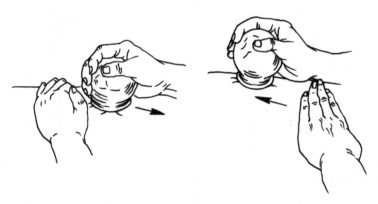

走罐法

3. 闪罐法

闪罐法多用于局部皮肤麻木、疼痛或功能减退等疾患，尤其适用于不宜留罐的部位及儿童患者。

4. 刺络拔罐法

刺络拔罐法多用于治疗各种急慢性软组织损伤、神经性皮炎、痤疮、皮肤瘙痒、丹毒、坐骨神经痛等。

5. 留针拔罐法

留针拔罐法是指在毫针留针过程中,在留针部位加用拔罐的方法。

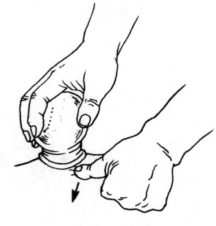

留针拔罐法

三、起罐的方法

起罐时,一手握住罐体中下部,另一手拇指或食指按压罐口边缘的皮肤,使罐口与皮肤之间产生空隙,空气进入罐内,即可将罐取下。对于抽气罐,则提起其上方的阀门使空气进入罐内,罐具即自行脱落。

起罐的方法

四、拔罐法的作用

拔罐法具有开泄腠理、祛风散寒、通经活络、行气活血、祛瘀生新、消肿止痛等作用。拔罐产生的真空负压有较强的吸拔之力,其吸拔力作用在经络穴位上,使体内的病理产物通过皮肤毛孔而排出体外,从而使经络气血得以疏通,脏腑功能得以调整,达到防治疾病的目的。

五、拔罐的适应证

拔罐常用于腹痛、颈肩腰腿痛、关节痛、软组织闪挫扭伤等局部病症,也可用于伤风感冒、头痛、面瘫、咳嗽、哮喘、消化不良、泄泻、月经不调、痛经等，以及目赤肿痛、麦粒肿、丹毒、疮疡初起未溃等外科病症。

六、拔罐的注意事项

拔罐的注意事项：①选择适当体位和肌肉相对丰满的部位。若体位不当、易移动，骨骼凹凸不平，毛发较多者，罐体容易脱落，均不适用。②拔罐手法要熟练，动作要轻、快、稳、准。用于燃火的乙醇棉球，不可吸含过量乙醇，以免拔罐时乙醇滴落到患者皮肤上形成烫伤。留罐过程中如出现拔罐局部疼痛，可减压放气或立即起罐。起罐时不可硬拉或旋转罐具，以免引起疼痛，甚至损伤皮肤。③带有心脏起搏器等金属物体的患者，禁用电磁拔罐器具。④留针拔罐时选择罐具宜大，毫针针柄宜短，以免吸拔时罐具碰触针柄而致损伤。

推 拿

推拿，是我国传统的治疗及保健养生方法之一，通过各种手法刺激体表经络或腧穴，以疏通经络，调畅气血，调整脏腑，理筋整复，达到防病治病、促进病体康复的目的。现代医学认为，推拿能加快血液循环，提高机体新陈代谢率，还可以调节免疫，增强抗病能力，并具有抗炎、退热等功效。推拿还可以通过刺激末梢神

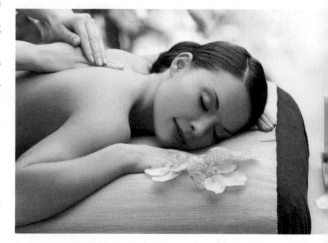

经，刺激血液、淋巴循环及组织间液的代谢过程，以协调各组织、各器官间的功能，提高机体的新陈代谢水平。

1. 推拿的作用

（1）疏通经络，行气活血

推拿按摩大多是循经取穴，按摩刺激相应穴位，从而推动经络气血运行，以达到疏通经络、畅达气血、防病强身的目的。

（2）畅通气血，调和营卫

推拿以柔软、轻和之力，循经络，按穴位，施术于人体，通过经络的传导来调节全身，借以调和营卫气血，平衡机体失衡的阴阳而达到增强机体健康，预防疾病的目的。

（3）培补元气，益寿延年

《圣济总录·治法·导引》指出，推拿按摩可达到"气运而神和，内外条畅，升降无碍，耳目聪明，身体轻强，老者复壮，壮者益治"的作用。

（4）调理脏腑，强化功能

通过手法对不同的部位推拿，可调畅脏腑气机，健运脾胃功能，加强心主血脉的功能和肺的宣发肃降功能，促进肝的疏泄以及肾脏的潜藏功能。

2. 推拿的介质

对于推拿介质的选择，可以根据推拿者的习惯、经验以及季节，结合患者的具体情况合理选用。夏季，可以选用一些具有活血化瘀、消肿止痛、散风祛湿等功效的擦剂，如红花油擦剂、痛肿灵擦剂等。秋冬和春季一般用滑石粉作为介质，有很好的润滑作用。也有人用姜汁、鸡蛋清、茶油、香油、白酒作为介质的。还有一些针对性较强的用于特殊部位的介质，如用于面部的按摩乳、膏摩方等。近些年随着精油在中国的兴起，也可以用精油作为介质，或在其他介质中加入精油。

3. 推拿常用手法

推拿疗法无药物毒副作用，适应证极广，操作关键在于"手法作用点、作用力、作用方向准确无误，契合病因"。在完成骨科整复类操作时，要做到"稳准快巧"。在推拿软组织时，推拿力度要"深透"到相应层次。

常用手法：分为按压类、摆动类、摩擦类、捏拿类、捶振类和活动关节类六大类。按压类手法包括按法、揉法、点法、压法、掐法等方法。摆动类手法包括一指禅推法、一指禅缠法、滚法、揉法等。摩擦类手法包括摩法、擦法、推法、搓法、抹法等。捏拿类手法包括捏法、拿法、捻法等。捶振类手法包括拍、击、捶（叩）、劈、啄、捣、振、抖等手法。活动关节类手法包括摇法、拉法、扳法等手法。每一手法的作用各不相同，临床上可根据具体的需要，选用不同的方法。

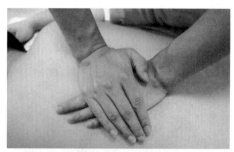

按法

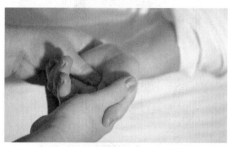

揉法

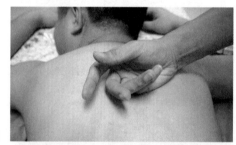

搓法

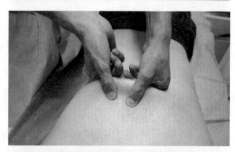

捏法

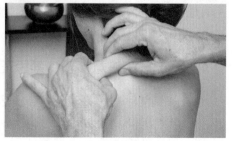

拿法

4. 推拿养生的常用部位

揉太阳：具有提神醒脑的作用，可以防治头痛头晕、眼花、视力下降。

点睛明：具有养睛明目的作用，可以防治近视眼、视疲劳。

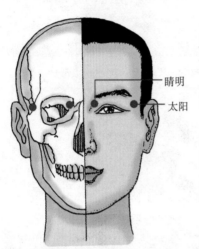

揉丹田：常行此法具有健肾固精、改善胃肠功能的作用。

摩中脘：常习此法，具有调整胃肠道功能的作用。

搓大包：每日操作此法，有调理脾胃、疏肝理气、清肝利胆之功效。可防治肝胆疾病、岔气、肋间神经痛等疾病。

揉肩井：此法具有防治肩周炎、颈椎病的作用。

擦颈百劳：每日常行此法有舒筋活络、消除颈部疲劳，防治颈椎病、血管性头痛、脑血管病的功效。

搓劳宫：每日常行此法，可起到养心安神、调和内脏、活血润肤等功效。

按肾俞：每日用双手摩腰部，使腰部发热，可以强肾壮腰，防治肾虚腰痛、风湿腰痛、强直性脊柱炎、腰椎间盘突出症等腰部疾患。

点环跳：可以舒筋活络、通利关节，能防治坐骨神经痛、下肢活动不利、腰膝酸软等症。

擦涌泉：具有温肾健脑、调肝健脾、安眠、改善血液循环、健步的功效，可强身健体，也可防治失眠心悸、头晕耳鸣等症。

5. 推拿的注意事项、禁忌证及不良反应的处理

注意事项：注意环境整洁、安静，推拿时除思想应集中外，尤其要心平气和，全身也不要紧张，要求做到身心都放松。掌握常用穴位的取穴方法和操作

手法，以求取穴准确，手法正确。注意推拿力度先轻后重，轻重适度。因为过小起不到应有的刺激作用，过大易产生疲劳，且易损伤皮肤。推拿手法的次数要由少到多，推拿力量由轻逐渐加重，推拿穴位可逐渐增加。推拿后有出汗现象时，应注意避风，以免感冒。

禁忌证：①急性传染病，如急性呼吸道、肠道炎症以及结核等。②皮肤有破损，如烫伤、烧伤、感染等。③恶性肿瘤的局部，包括转移灶的局部。④感染性疾病的局部。⑤局部有出血以及有止血或凝血功能障碍的，如急性软组织损伤，局部仍在出血者；内脏溃疡、穿孔；有血友病等。⑥内脏器官功能衰竭或者体质极度虚弱者。⑦严重的骨质疏松。⑧精神疾病患者、极度疲劳或醉酒后不能配合者。⑨经期或妊娠期妇女的腹部和腰骶部。

不良反应的处理：①晕厥者，应立即停止推拿，先让其平卧，注意保暖，掐人中、十宣、合谷及内关等穴，并给予温开水或者糖水，必要时按常规抢救措施处理。②有瘀斑者，可予短时间冰敷，一般不超过 8 分钟，24～48 小时后再热敷。对于疼痛，轻者可热敷，特别严重者应做相关检查。③骨折、关节脱位者，在予外固定、复位后，应密切观察患者情况，对严重者做进一步检查，并送骨科或外科处理。

导 引

导引，是中医最古老的养生治病方法之一。导引，意为"导气令和，引体令柔"之意，是一种通过舒缓绵长的运动和呼吸，配以静心宁神的心理调节，从而疏通经络气血，改善脏腑功能，调畅精神，使"人体之气更平和，身体更柔软"，从而达到强身健体、祛病延年的目的。常见的导引方法有太极拳、八段锦、五禽戏、易筋经等。

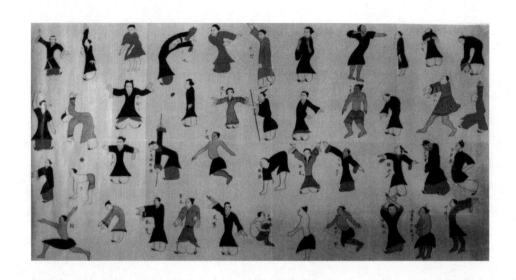

● 一、太极拳

太极拳是最具特色的传统运动养生功法之一，是中华传统文化的形体语言，其历史源远流长。太极拳在整个运动过程中始终贯穿着"阴阳"和"虚实"，其运动作势，圆活如环之无端，循环往复，每个拳式都蕴含"开与合""圆与方""卷与放""虚与实""轻与沉""柔与刚""慢与快"等阴阳变化之道，并在动作中有左右、上下、里外、大小和进退等对立统一、圆活一致的太极之理。太极拳通过形体导引，将意、气、形结合成一体，使人精神和悦、经络气血通畅、脏腑机能旺盛，以达到"阴平阳秘"的健康状态。

1. 太极拳的功法特点

（1）势正招圆，阴阳相济

太极拳的形体动作以圆为本，一招一式均由各种圆弧动作组成。拳路的一招一式又构成了太极图形。故从其外形上看，太极拳动作圆满舒展，不拘不僵，招招相连，连绵不断，整套动作要一气呵成。

（2）神注桩中，意随桩动

太极拳的锻炼要求手、眼、身、法、步动作协调。注重心静意导，形神兼备。其拳形为"太极"，拳意亦在"太极"，以太极之动而生阳，静而生阴，激发人体自身的阴阳气血，以意领气，运于周身，如环无端，周而复始。

（3）呼吸均匀，舒展柔和

太极拳要求呼吸匀、细、长、缓，并以呼吸配合动作，导引气机的开合出入。一般而言，吸气时动作为引、蓄、化、合，呼气时动作为开、发、拿、打。而动作宜平稳舒展，柔和不僵。

2. 太极拳的练习要领

（1）心静神宁，神形相合

太极拳的练习，首先要排除各种思想杂念，保持心神的宁静，将意识贯注到练功活动当中。

（2）松静圆润，呼吸自然

太极拳的身法要求：全身自然放松，虚领顶劲，气沉丹田，含胸拔背，沉肩坠肘，裹裆护肫。初学者要求呼吸自然，待动作娴熟后逐步采用逆腹式呼吸。

（3）以腰为轴，全身协调

太极拳要求的立身中正、上下相随、前后相需、左右顾盼，上欲动而下随之，下欲动而上领之，中部动而上下应之等，都必须以腰部为轴。

（4）步法灵活，虚实分明

练习太极拳要注意动作圆融，步法灵活，运劲如抽丝，蓄劲如张弓，迈步如猫行。运动时要分清虚实，随着重心的转移，两足要交替支撑重心，以保持全身的平衡。

3. 二十四式太极拳的分解动作

（1）起式

左脚向左分开到两脚平行与肩同宽。随后两臂慢慢向前举，自然伸直，两手心向下。然后两腿慢慢屈膝半蹲，同时两掌轻轻下按至腹前。

注意起脚时先提脚跟，高不过足踝，落脚时前脚掌先着地，要做到点起点落、轻起轻落。屈膝时松腰敛臀，上体保持正直，两掌下按时沉肩垂肘。

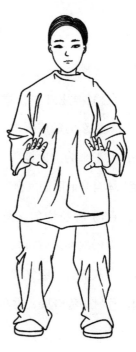

起式

（2）野马分鬃

第一步：上体稍右转，右臂屈抱于右胸前，左臂屈抱于腹前，成右抱球，左脚收至右脚内侧成丁步。然后上体左转，左脚向左前方迈出一步，成左弓步。同时两掌前后分开，左手心斜向上，右手按至右胯旁，两臂微屈。此为"左野马分鬃"。

第二步：重心稍向后移，左脚尖翘起外撇。上体稍左转，左手翻转在左胸前屈抱，右手翻转前摆，在腹前屈抱，成左抱球，重心移至左腿，右脚收至左脚内侧成丁步。然后上体右转，右脚向右前方迈出一步，成右弓步。同时两掌前后分开，右手心斜向上，左手按至左胯旁，两臂微屈。此为"右野马分鬃"。

第三步：按照第一步再进行一次"左野马分鬃"。

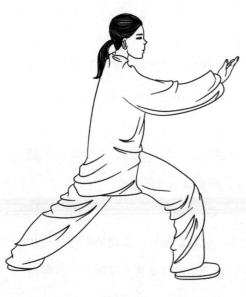

野马分鬃

（3）白鹤亮翅

上体稍左转，右脚向前跟步，落于左脚后；同时两手在胸前屈臂抱球。随后，上体后坐并向右转体，左脚稍向前移动，成左脚虚步；同时右手分至右额前，掌心向内，左手按至左腿旁，上体转正，眼平视前方。

注意抱球与跟步要同时，转身时身体侧转不超过45°，左脚前移与分手同时完成。

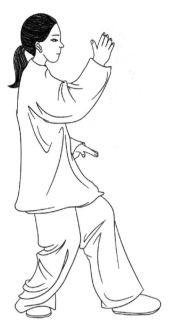

白鹤亮翅

（4）搂膝拗步

第一步：上体右转，右手至头前下落，经右胯侧向后方上举，与头同高，手心向上，左手上摆，向右划弧落至右肩前，左脚收至右脚内侧成丁步，眼视右手；随后，上体左转，左脚向左前方迈出一步成左弓步，左手经膝前上方搂过，停于左腿外侧，掌心向下，指尖向前，右手经肩上，向前推出，右臂自然伸直。

第二步：重心稍后移，左脚尖翘起外撇，上体左转，右脚收至左脚内侧成丁步。右手经头前划弧摆至左前肩，掌心向下，左手向左上方划弧上举，与头同高，掌心向上，眼视左手。随后，上体右转，右脚向右前方迈出一步成右弓步，右手经膝前上方搂过，停于右腿外侧，掌心向下，指尖向前，左手经肩上，向前推出，左臂自然伸直。

第三步：和第二步的动作相同，唯左右相反。

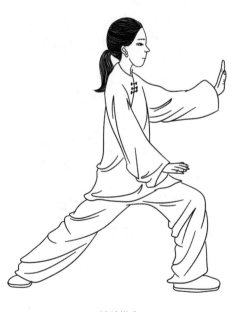

搂膝拗步

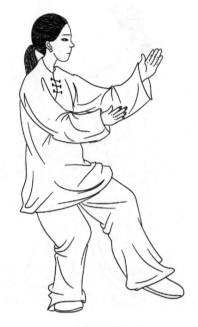

手挥琵琶

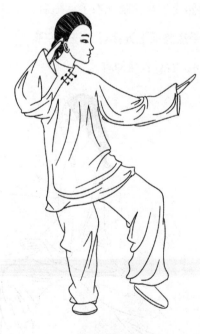

左右倒卷肱

（5）手挥琵琶

右脚向前收拢半步落于左脚后，右臂稍向前伸展；上体稍向左回转，左脚稍前移，成左虚步；两臂屈肘合抱，右手与左肘相对，掌心向左。注意两手摆掌时有上挑并向里合之意。合臂时腰下沉，两臂前伸，腋下虚空。

（6）左右倒卷肱

第一步：上体稍右转，两手翻转向上，右手随转体向后上方划弧上举至肩上耳侧，左手停于体前；上体稍左转；左脚提起向后退一步，脚前掌轻轻落地，眼视左手。

第二步：上体继续左转，重心后移，成右虚步；右手推至体前，左手向后、向下划弧，收至左腰侧，手心向上，眼视右手。

第三步：相同动作，唯左右相反做一次第一步。

第四步：相同动作，唯左右相反做一次第二步。

第五步：按照第一步至第四步的完整动作，重复做一遍。

（7）左揽雀尾

第一步：上体右转，右手向侧后上方划弧，左手在体前下落，两手呈右抱球状，左脚收成丁步。

第二步：上体左转，左脚向左前方迈成左弓步；两手前后分开，左臂半屈向体前绷架，右手向下划弧按于左胯旁，五指向前，眼视左手。

第三步：上体稍向左转，左手向左前方伸出，同时右臂外旋，向上、向前伸至左臂内侧，掌心向上。

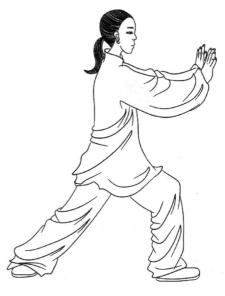

左揽雀尾

第四步：上体右转，身体后坐，两手同时向下经腹前向右后方划弧后捋，右手举于身体侧后方，掌心向外，左臂平屈于胸前，掌心向内；眼视右手。

第五步：重心前移成左弓步；右手推送左前臂向体前挤出，两臂撑圆。

第六步：上体后坐，左脚尖翘起；左手翻转向下，右手经左腕上方向前伸出，掌心转向下，两手左右分开与肩同宽，两臂屈收后引，收至腹前，手心斜向下。

第七步：重心前移成左弓步；两手沿弧线推至体前。

（8）右揽雀尾

第一步：重心后移，上体右转，左脚尖内扣；右手划弧右摆，两手平举于身体两侧，头随右手移转。

第二步：左腿屈膝，重心左移，右脚收成丁步；两手呈左抱球状。

第三步至第八步与"左揽雀尾"的第二步至第七步

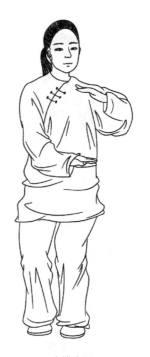

右揽雀尾

的动作相同，唯左右相反。

（9）单鞭

上体左转，左腿屈膝，右脚尖内扣；左手向左划弧，掌心向外，右手向左划弧至左肘前，掌心转向上，视线随左手运转。随后，上体再右转，右腿屈膝，左脚收成丁步。右手向上向左划弧，至身体右前方变成勾手，腕高与肩平，左手向下、向右划弧至右肩前，掌心转向内，眼视勾手；最后上体左转，左脚向左前方迈出成左弓步，左手经面前翻掌向前推出。

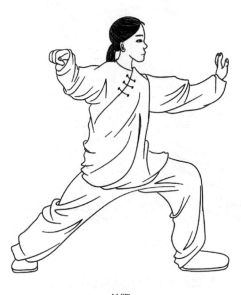

单鞭

（10）云手

第一步：上体右转，左脚尖内扣，左手向下、向右划弧至右肩前，掌心向内，右勾手松开变掌。

第二步：上体左转，重心左移，右脚向左脚收拢，两腿屈膝半蹲，两脚平行向前成小开立步。左手经头前向左划弧运转，掌心渐渐向外翻转，右手向下、向左划弧运转，掌心渐渐转向内，视线随左手运转。

第三步：上体右转，重心右转，左脚向左横开一步，脚尖向前。右手经头前向右划弧运转，掌心逐渐由内转向外，左手向下、向右划弧，停于右肩前，掌心渐渐

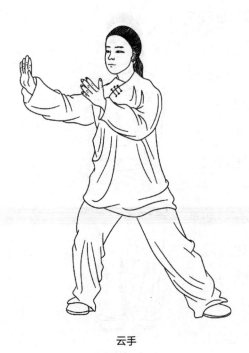

云手

翻转向内，视线随右手运转。

第四步：重复第二步和第三步。

第五步：再重复一次第二步。

（11）单鞭

上体右转，重心右移，左脚跟提起；右手向左划弧，至右前方掌心翻转变勾手。左手向下向右划弧至右肩前，掌心转向内，眼视勾手；然后上体左转，左脚向左前方迈出成左弓步，左手经面前翻掌向前推出。

（12）高探马

后脚向前收拢半步，右手勾手松开，两手翻转向上，肘关节微屈；随后，上体稍右转，重心后移，左脚稍向前移成左虚步；上体左转，右手经头侧向前推出，左臂高探马屈收至腹前，掌心向上。

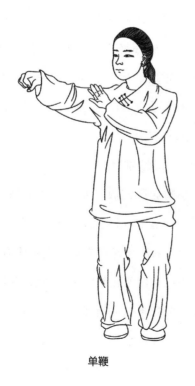

单鞭

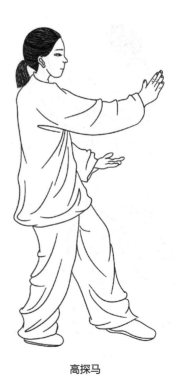

高探马

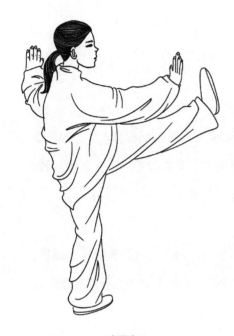

右蹬脚

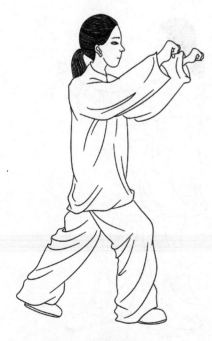

双峰贯耳

（13）右蹬脚

第一步：上体稍左转，左脚提收向左前方迈出，脚跟着地；右手稍向后收，左手经右手背上方向前穿出，两手交叉，左掌心斜向上，右掌心斜向下。

第二步：重心前移成左弓步；上体稍右转，两手向两侧划弧分开，掌心皆向外，眼视右手。

第三步：右脚成丁步；两手向腹前划弧相交合抱，举至胸前，右手在外，两掌心皆转向内。

第四步：两手手心向外撑开，两臂展于身体两侧，肘关节微屈，腕与肩平；左腿支撑，右腿屈膝上提，脚跟用力慢慢向前上方蹬出，脚尖上钩，膝关节伸直，右腿与右臂上下相对，方向为右前方约30°；眼视右手。

（14）双峰贯耳

右小腿屈膝回收，左手向体前划弧，与右手并行落于右膝上方，掌心皆翻转向上；随后，右脚下落向右前方上步成右弓步；两手握拳经两腰侧向上、向前划弧摆至头前，两臂半屈成钳形，两拳相对，同头宽，拳眼斜向下。

（15）转身左蹬脚

第一步：重心后移，左腿屈坐，上体左转，右脚尖内扣；两拳松开，左手向左划弧，两手平举于身体两侧，掌心向外，眼视左手。

第二步：重心右移，右腿屈膝后坐，左脚收至右脚内侧成丁步；两手向下划弧交叉合抱，举至胸前，左手在外，两手心皆向内。

第三步：两手手心向外撑开，两臂展于身体两侧，肘关节微屈，腕与肩平；右腿支撑，左腿屈膝上提，脚跟用力慢慢向前上方蹬出，脚尖上勾，膝关节伸直，左腿与左臂上下相对，方向为左前方约30°；眼视左手。

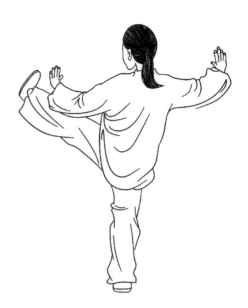

转身左蹬脚

（16）左下势独立

第一步：左腿屈收于右小腿内侧。上体右转，右臂稍内合，右手变勾手，左手划弧摆至右肩前，掌心向右，眼视勾手。

第二步：上体左转，右腿屈膝，左腿向右前方伸出成左仆步。左手经右肋沿左腿内侧向左穿出，掌心向前，指尖向左，眼视左手。

第三步：重心移向左腿成左弓步，左

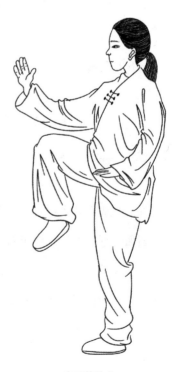

左下势独立

手前穿并向上挑起，右勾手内旋，置于身后。

第四步：上体左转，重心前移，右腿屈膝提起成左独立步。左手下落按于左胯旁，右勾手下落变掌，向体前挑起，掌心向左，高与眼平，右臂半屈成弧。

（17）右下势独立

第一步：右脚落于左脚右前方，脚前掌着地，上体左转，左脚以脚掌为轴随之扭转；左手变勾手向上提举于身体左侧，高与肩平，右手划弧摆至左肩前，掌心向左；眼视勾手。

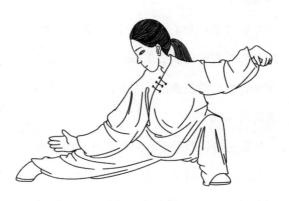

右下势独立

第二步至第四步同"左下势独立"的第二步至第四步的动作，唯左右相反。

（18）左右穿梭

第一步：左脚向左前方落步，脚尖外撇，上体左转，收右脚，两手呈左抱球状。

第二步：上体右转，右脚向右前方上步成右弓步；右手向前上方划弧，翻转上举，架于右额前上方，左手向后下方划弧，经肋前推至体前，高与鼻平，眼视左手。

第三步：重心稍后移，右脚尖外撇，左脚收成丁步；上体右

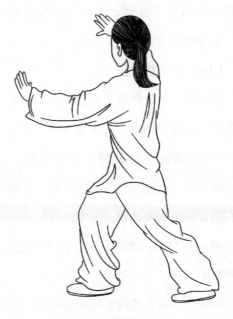

左右穿梭

转，两手在右肋前上下相抱。

第四步：同第二步，唯左右相反。

（19）海底针

右脚向前收拢半步，随之重心后移，右腿屈坐；上体右转，右手下落屈臂提抽至耳侧，掌心向左，指尖向前，左手向右划弧下落至腹前，掌心向下，指尖斜向右。

随后，上体左转向前俯身，左脚稍前移成左虚步；右手向前下方斜插，左手经膝前划弧搂过，按至左大腿侧，眼视右手。

（20）闪通臂

上体右转，恢复正直；右手提至胸前，左手屈臂收举，指尖贴近右腕内侧，左脚收至右脚内侧；随后，左脚向前上步成左弓步；左手推至体前，右手撑于头侧上方，掌心斜向上，两手分展，眼视左手。

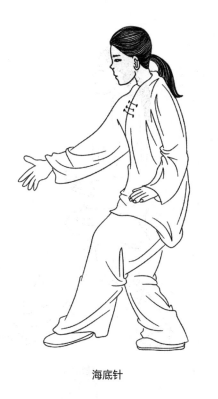

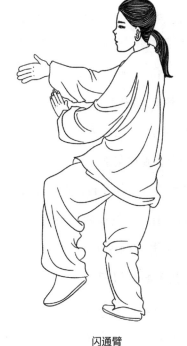

海底针　　　　　　　　　　　　　　闪通臂

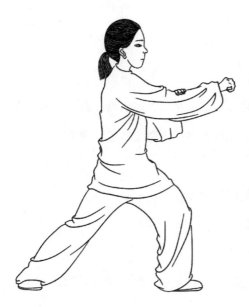

转身搬拦捶

（21）转身搬拦捶

第一步：重心后移，右腿屈坐，左脚尖内扣；身体右转，右手摆至体右侧，左手摆至头左侧，掌心均向外；眼视右手。

第二步：重心左移，左腿屈坐，右腿自然伸直；右手握拳向下、向左划弧停于左肋前，拳心向下，左手举于左额前，眼向前平视。

第三步：右脚提收至左脚内侧，再向前迈出，脚跟着地，脚尖外撇；右拳经胸前向前搬压，拳心向上，高与胸平，肘部微屈，左手经右前臂外侧下落，按于左胯旁，眼视右拳。

第四步：上体右转，重心前移，右拳向右划弧至体侧，拳心向下，左臂外旋，向体前划弧，掌心斜向上。

第五步：左脚向前上步，脚跟着地。左掌拦至体前，掌心向右，右拳翻转收至腰间，拳心向上，眼视左掌。

第六步：上体左转，重心前移成左弓步。右拳向前打出，肘微屈，拳眼向上，左手微收，掌指附于右前臂内侧，掌心向右。

（22）如封似闭

第一步：左手翻转向上，从右前臂下向前穿出；同时右拳变掌，也翻转向上，两手

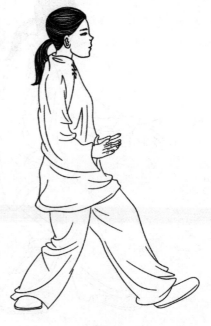

如封似闭

交叉举于体前。

第二步：重心后移，两臂屈收后引，两手分开收至胸前，与胸同宽，掌心斜相对，眼视前方。

第三步：重心前移成左弓步，两掌经胸前弧线向前推出，高与肩平，宽与肩同。

（23）十字手

第一步：上体右转，重心右移，右腿屈坐，左脚尖内扣；右手向右摆至头前，两手心皆向外；眼视右手。

第二步：上体继续右转，右脚尖外撇侧弓，右手继续划弧至身体右侧，两臂侧平举，手心皆向外，眼视右手。

第三步：上体左转，重心左移，左腿屈膝侧弓，右脚尖内扣；两手划弧下落，交叉上举成斜十字形，右手在外，手心皆向内。

第四步：上体转正，右脚提起收拢半步，两腿慢慢直立，两手交叉合抱于胸前。

（24）收式

两臂内旋，两手翻转向下分开，两臂慢慢下落停于身体两侧；眼视前方。左脚轻轻收回，恢复成预备姿势。

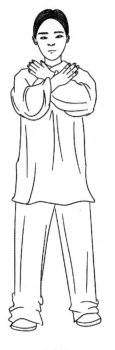

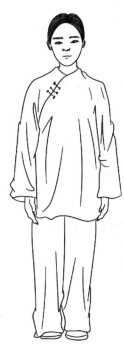

十字手　　　　　　　　　　收式

◎ 二、八段锦

八段锦是我国传统的养生功法。八段锦的名称是将该功法的八组动作及效应比喻为精美华贵的丝帛、绚丽多彩的锦绣，以显其珍贵，称颂其精练完美的编排和良好的祛病健身作用。八段锦功法以脏腑分纲，具有较好调整脏腑机能的功效。练习歌诀："两手托天理三焦，左右开弓似射雕；调理脾胃须单举，五劳七伤往后瞧；摇头摆尾去心火，两手攀足固肾腰；攒拳怒目增气力，背后七颠百病消。"

1. 八段锦的功法特点

（1）脏腑分纲，经络协调

在八组动作中，每一组既有其明确的侧重点，又注重每组间功能效应呼应协调，从而全面调整脏腑机能及人体的整体生命活动状态。

（2）神为主宰，形气神合

八段锦通过动作引导，注重以意识对形体的调控，将意识贯注到形体动作之中，使神与形相合；由于意识的调控和形体的导引，促使真气在体内运行，达到神注形中，气随形动的境界。

（3）对称和谐，动静相兼

本功法每式动作及动作之间，表现出对称和谐的特点，形体动作在意识的导引下，轻灵活泼，节节相贯，舒适自然，体现出内实精神、外示安逸，虚实相生、刚柔相济的神韵。

2. 八段锦的练习要领

（1）松静自然，形息相随

八段锦的锻炼，一方面要求精神、形体放松，心平方能气和，形松意充则气畅达。另一方面，要求形体、呼吸、意念要自然协调。

（2）动作准确，圆活连贯

八段锦的动作安排和谐有序，在锻炼过程中首先要对动作的线路、姿势、虚实、松紧等分辨清楚，做到姿势端正，方法准确。经过一段时间的习练力求动作准确熟练、连贯，动作的虚实变化和姿势的转换衔接之间无停顿断续，逐步做到动作、呼吸、意念的有机结合，使意息相随，达到形气神三位一体的境界。

3. 八段锦的分解动作

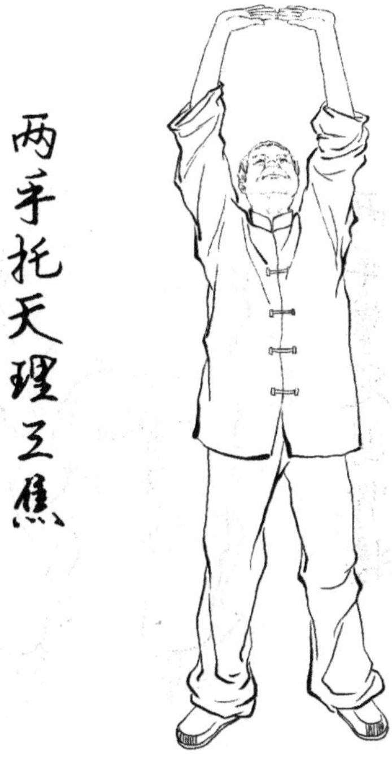

两手托天理三焦

动作一

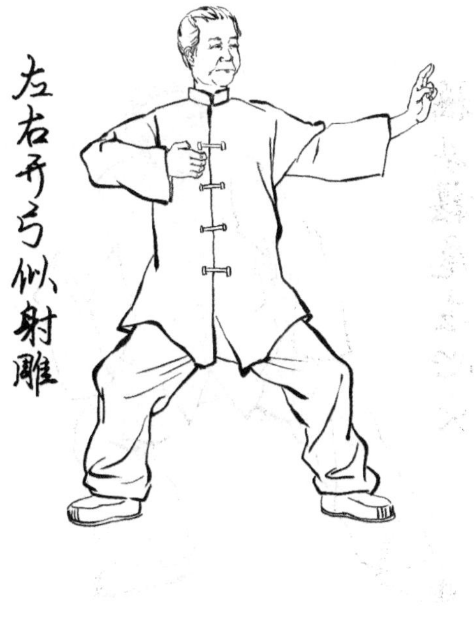

左右开弓似射雕

动作二

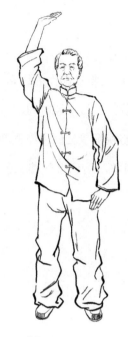

调理脾胃须单举

动作三

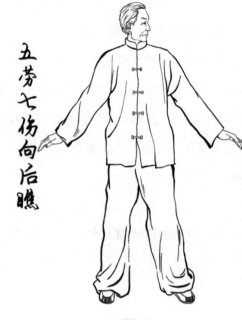

五劳七伤向后瞧

动作四

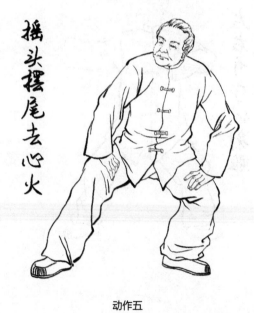

摇头摆尾去心火

动作五

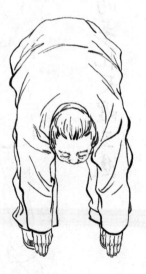

两手攀足固肾腰

动作六

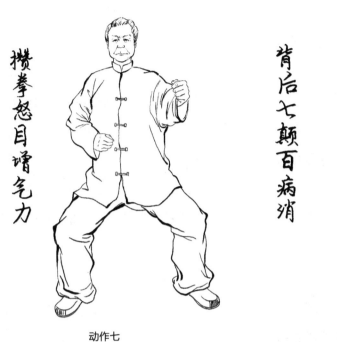

攒拳怒目增气力

背后七颠百病消

动作七　　　　　　　　　　动作八

● 三、五禽戏

五禽戏是古代传统导引养生功法的代表之一，具有悠久的历史。它是通过模仿五种动物——虎、鹿、熊、猿、鸟的动作而编创成的导引功法。东汉时期的华佗将以前的功法进行了系统的总结，并组合成套路，通过口授身传进行传播。该功法通过模仿不同动物的形态动作及气势，结合意念活动，能起到舒经通络、强健脏腑、灵活肢体关节的功用。

1. 五禽戏的功法特点

（1）模仿五禽，形神兼备

五禽戏模仿动物的形态动作，以动为主，通过形体动作的导引，引动气机的升降开合。如"熊运",外在形体动作为两手在腹部划弧,腰、腹部同步摇晃,以其单纯憨态,意守形气,使丹田内气也随之运使,而使形神兼备。

（2）活动全面，大小兼顾

五禽戏动作体现了身体躯干的全方位运动,包括前俯、后仰、侧屈、拧转、开合、缩放等不同的姿势,同时功法还特别注重手指、脚趾等小关节的运动,通过活动十二经络的末端,以畅通经络气血。

（3）动静结合，练养相兼

五禽戏虽以动功为主,但同时在功法的起势和收势,以及每一戏结束后,配以短暂的静功站桩,以诱导练功者进入相对平稳的状态和"五禽"的意境当中,以此来调整气息、宁静心神。

2.五禽戏的练习要领

（1）动作到位，气息相随

练习五禽戏要根据动作的名称含义,做出与之相适应的动作造型,并尽量使动作到位,合乎规范。尤其要注意动作的起落、高低、轻重、缓急,并且注意呼吸和动作的协调配合,遵循起吸落呼,开吸合呼,先吸后呼,蓄吸发呼的原则。

（2）以理作意，展现神韵

练习五禽戏时,要注意揣摩虎、鹿、熊、猿、鸟的习性和神态。通过以理作意,即意想"五禽"之神态,进入"五禽"的意境之中。如练习鸟戏时,要意想自己是湖边仙鹤,轻盈潇洒,展翅翱翔。

3.五禽戏的分解动作

【手势】

虎爪:五指张开,虎口撑圆,第一、二指关节弯曲内扣。

鹿角:拇指伸直外张,食指、小指伸直,中指、无名指弯曲内扣。

熊掌：拇指压在食指指端上，其余四指并拢弯曲，虎口撑圆。

猿钩：五指指腹捏拢，屈腕。

鸟翅：五指伸直，拇指、食指、小指向上翘起，无名指、中指并拢向下。

握固：拇指抵掐无名指指根节内侧，其余四肢屈拢收于掌心。

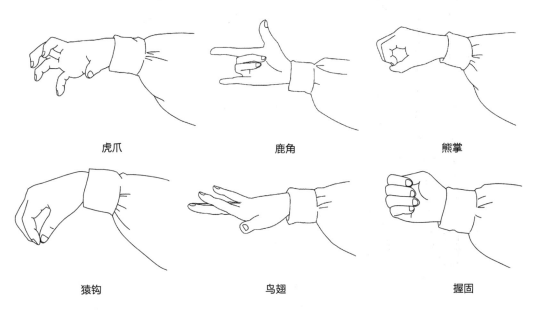

虎爪　　　　　　　　鹿角　　　　　　　　熊掌

猿钩　　　　　　　　鸟翅　　　　　　　　握固

【起势】

动作一：站立位，头颈正直；两脚并拢，两手自然垂于体侧，掌心向内。

动作二：左脚向左横开一步，稍宽于肩，两膝微屈；两肘微屈，两臂在体前向前上平托。

动作三：两掌向内翻转，掌心向下，并缓慢下按于腹前；随后，两手自然垂于体侧。

【五禽戏具体动作】

第一戏：虎戏

（1）虎举

动作一：两手掌心向下，十指撑开，弯曲成虎爪状；随后，两手外旋，小

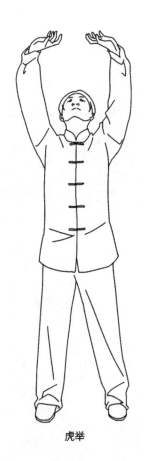

虎举

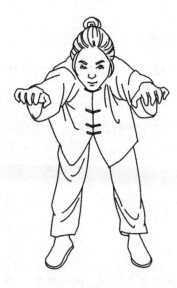

虎扑

指先弯曲,其余四指依次弯曲握拳;至肩前时,十指撑开,举至头上方再弯曲成虎爪状。

动作二:两掌外旋握拳,拳心相对,慢慢下拉;两拳下拉至肩前时,两拳变掌继续下按。两掌下按至腹前,十指撑开,掌心向下。

如此三次后,两手自然垂于体侧,目视前方。

(2)虎扑

动作一:两手握空拳,沿身体两侧提至肩前上方;上体前俯,挺胸塌腰;两手向前上划弧,十指弯曲成"虎爪",掌心向下;眼看前方。

动作二:两腿屈膝缓慢下蹲,收腹含胸;两手向下划弧至两膝外侧,掌心向下;眼看前下方。随后,两腿伸膝,挺腹,上身后仰,两膝稍弯曲;两掌握空拳,沿体侧上提至胸部;眼看前上方。

动作三:左腿屈膝提起,两拳上举。左脚向前迈出一步,脚跟着地,右腿屈膝下蹲,成左虚步;同时上体前倾,两拳变"虎爪"向前下扑至膝前两侧,掌心向下;眼看前下方。随后上体抬起,左脚收回,开步站立;两手自然下落于体侧,目视前方。

左右相反再做一遍,然后将上述动作全部重复一遍。

虎戏主肝，经常锻炼可以起到舒筋、养肝、明目的作用。

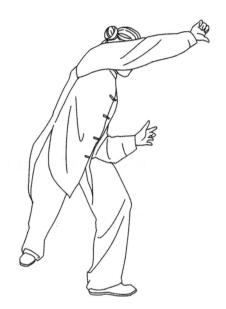

第二戏：鹿戏

（1）鹿抵

动作一：两腿微屈，身体重心移至右腿上，左脚经右脚内向左前方迈步，脚跟着地；身体稍向右转；两掌握空拳，拳心向下，与肩齐平；眼随手动，看右拳。

动作二：身体重心前移；左腿屈膝，脚尖稍向外展踏实，右腿伸直蹬实；身体左转，两掌成"鹿角"，向左上后方划弧，掌心向外，指尖朝后，左臂弯曲外展平伸，肘抵靠左腰侧；右臂举至头前，向左后方伸抵，掌心向外，指尖朝后；眼看右脚跟。随后，身体右转；左脚收回，开步站立；同时两手右下划弧，两掌握空拳下落于体前；眼看前下方。

鹿抵

左右相反再做一遍，然后将上述动作全部重复一遍。

（2）鹿奔

动作一：左脚向前跨一步，屈膝，右腿伸直成左弓步；两手握空拳，向前上划弧至体前，屈腕，高与肩平，与肩同宽，拳心向下；目视前方。

动作二：身体重心后移；左膝伸直，右腿屈膝；低头，弓背，收腹；两臂内旋，两掌前伸，

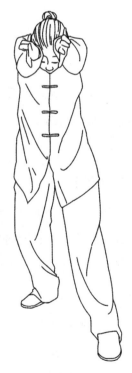

鹿奔

掌背相对，拳变成"鹿角"。

动作三：身体重心前移，上身抬起；右腿伸直，左腿屈膝，成左弓步；松肩沉肘，两臂外旋，"鹿角"变空拳，与肩齐平。

动作四：左脚收回，成站立位；两拳变掌，收于体侧，指尖向下。

左右相反再做一遍，然后将上述动作全部重复一遍。

鹿戏主肾，经常练习鹿戏，可以刺激肾脏，起到壮腰强肾的作用。

第三戏：熊戏

（1）熊运

动作一：两掌握空拳成"熊掌"，拳眼相对，垂于下腹部；眼看两拳。

动作二：以腰、腹为轴，上体做顺时针摇晃；两拳随之沿右肋部、上腹部、左肋部、下腹部画圆；目随上体摇晃环视。

如此反复两次。随后，按照同样方法左右相反再做一次。最后两拳变掌下落，自然垂于体侧，目视前方。

熊运

（2）熊晃

动作一：身体重心右移；左髋上提，牵动左脚离地，再左膝微屈；两掌握空拳成"熊掌"；眼看左前方。

动作二：身体重心前移；左脚向左前方落地，全脚掌踏实，脚尖朝前，右腿伸直，成左弓步；身体向右转，左臂内旋前靠，左拳摆至左膝前上方，拳心向左；右拳摆至体后，拳心向后；眼看左前方。

动作三：身体左转，重心后坐；右腿屈膝，左腿伸直，成右弓步；转腰晃肩，带动两臂前后弧形摆动；右拳摆至左膝前上方，拳心向右；左拳摆至体后，

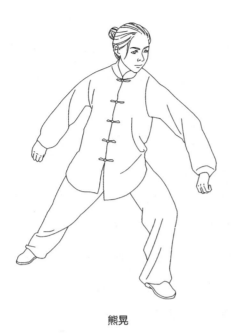

熊晃

约与髋同高，拳心向后；眼看左前方。

动作四：身体右转，重心前移；左腿屈膝，右腿伸直成左弓步；同时左臂内旋前靠，左拳摆至左膝前上方，拳心朝左；右拳摆至体后，约与髋同高，拳心向后，眼看左前方。

左右相反再做一遍，然后将上述动作全部重复一遍。最后两拳变掌下落，自然垂于体侧，目视前方。

熊戏主脾，经常练习熊戏，可使不思饮食、腹胀腹痛、腹泻便秘等症状得到缓解。

第四戏：猿戏

（1）猿提

动作一：两掌在体前，手指伸直分开，再屈腕撮拢成"猿钩"，眼看两掌。

动作二：两掌上提至胸部，两肩上耸，收腹提肛；脚跟提起，头向左转；眼随头动，看身体左侧；随后，头转正，两肩下沉，松腹落肛，脚跟着地；"猿钩"变掌，掌心向下；目视前方。

动作三：两掌沿体前下按落于身体两侧，目视前方。

左右相反再做一遍，然后将上述动作全部重复一遍。

（2）猿摘

动作一：左脚向左后方退一步，脚尖点地，右腿屈膝，重心落于右腿上；左肘屈曲，左掌成"猿钩"收至左腰侧；

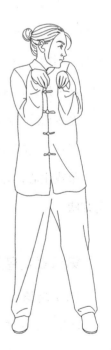

猿提

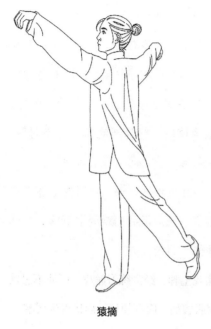

猿摘

右掌向右前方上摆，掌心向下，眼看右掌。

动作二：身体重心后移；左脚踏实，屈膝下蹲，右脚收至左脚内侧，脚尖点地；右掌向下经体前向左上方划弧至头左侧，掌心对准太阳穴；眼先随右掌动而视，再转头看右前上方。

动作三：右掌内旋，掌心向下，沿体侧下按于左髋侧；眼看右掌。右脚向右前方近出一大步，左腿蹬伸，身体重心前移；右腿伸直，左脚尖点地；右掌向身体右上侧摆动画弧，举至右上侧变"猿钩"，稍高于肩；左掌向前、向上伸举，屈腕撮钩，成采摘势；目视左掌。

动作四：身体重心后移；左掌由"猿钩"变为"握固"，右手变掌，自然中回落于体前，虎口向前。随后，左膝微屈下蹲，右脚收至左脚内侧，脚尖点地；左臂屈肘收至左耳旁，掌指分开，掌心向上，成托桃状。右掌经体前向左画弧至左肘下捧托；目视左掌。

左右相反再做一遍，然后将上述动作全部重复一遍。

起身，左脚向左横开一步，两腿直立，两手自然垂于体侧。目视前方。

猿戏主心，心主血脉，常练猿戏，可以改善心悸、失眠多梦、盗汗、肢冷等症状。

第五戏：鸟戏

（1）鸟伸

动作一：两膝微屈下蹲，两掌在腹前相叠。

动作二：两掌经体前向上举至头前上方，掌心向下，指尖向前；身体向前

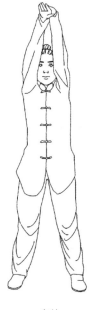

鸟伸

倾，提肩，缩项，挺胸塌腰；眼看前下方。

动作三：两膝微屈下蹲，两掌相叠缓慢下按至腹前，眼看两掌。

动作四：身体重心右移；右腿伸直，左腿伸直向后抬起，两掌左右分开，掌成"鸟翅"，从身体两侧向后方摆起，掌心向上；抬头，伸颈，挺胸，塌腰；目视前方。

左右相反再做一遍，然后将上述动作全部重复一遍。左脚下落，成站立位，自然垂于体侧；目视前方。

（2）鸟飞

两膝微屈；两掌成"鸟翅"合于小腹前，掌心相对；眼看前下方。

动作一：左腿屈膝提起，小腿自然下垂，脚尖朝下，右腿伸直独立；两掌成展翅状，在体侧平举向上，略高于肩，掌心向下；目视前方。

动作二：左脚下落在右脚旁，脚尖着地，两膝微屈；两掌画圆下落合于腹前，掌心相对，指尖斜向下；眼看前下方。

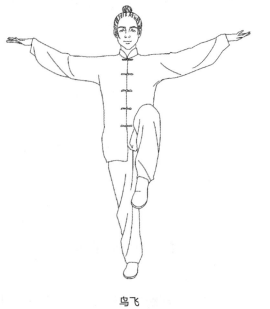

鸟飞

动作三：左腿屈膝提起，小腿自然下垂，脚尖朝下，右腿伸直独立；两掌经体侧，向上举至头顶上方，掌背相对，指尖向上；目视前方。

动作四：左脚下落在右脚旁，全脚掌着地，两膝微屈；两掌画圆下落合于腹前，掌心相对，指尖斜向下；眼看前下方。

左右相反再做一遍，再将上述动作全部重复一遍，然后两掌经体前，向身体侧前方举起，与肩同高，掌心向上；目视前方。屈肘，两掌经体前内合下接，两臂自然垂于体侧，目视前方。

鸟戏主肺，常练鸟戏，可以增强人体呼吸功能，胸闷气短、鼻塞流涕等症状可以得到缓解。

【收势：引气归元】

动作一：两掌经体侧上举至头顶上方，掌心向下，指尖相对，随后，两掌沿体前缓慢下按至小腹前；目视前方。

动作二：两手缓慢在体前向外划弧至体侧，高与脐平，掌心相对；目视前方。

动作三：两手在小腹前合拢，虎口交叉，叠掌；闭目静养，自然呼吸，意守丹田。数分钟后，两眼慢慢睁开，两手在胸前搓擦至热。

动作四：掌贴面部，上、下擦摩，浴面 3～5 遍。

动作五：两掌向后沿头项、耳后、胸前下落，两臂自然垂于体侧，目视前方。

动作六：左脚向右脚靠拢，前脚掌先着地，随之全脚踏实，恢复成预备势；目视前方。

四、易筋经

易筋经是我国传统的养生保健功法之一，相传为印度达摩和尚所创，宋元以前仅流传于少林寺僧众之中，自明清以来才日益流行于民间，且演变为数个流派。该功法重视姿势、呼吸与意念的锻炼，按人体十二经与任督二脉之运行进行练习，锻炼起来，气脉流注合度，流畅无滞。通过形体的牵引伸展来锻炼筋骨、筋膜，调节脏腑经络，由变易身形之筋脉肉骨，进而变易全身气血精髓等，达到强筋健骨、和畅经脉、增强体质、延年益寿的目的。

1. 易筋经的功法特点

（1）伸筋拔骨，形气并练

易筋经功法从练形入手，以神为主宰，形气并练，通过形体动作的牵引伸展、伸筋拔骨来锻炼筋骨、筋膜，以畅通十二经络与奇经八脉之气机，进而调节脏腑机能。、

（2）疏通夹脊，刺激背俞

本功法有较多的身体俯仰、侧弯及旋转动作，可通过脊柱的旋转屈伸运动以刺激背部的腧穴，和畅任督脉，调节脏腑机能，达到健身防病、益寿延年目的。

（3）舒展大方，协调美观

本功法的动作，不论是上肢、下肢还是躯干，其动作的屈伸、外旋内收、扭转身体等都要求舒展大方，上下肢与躯体之间，肢体与肢体之间的左右上下，以及肢体左右的对称协调，彼此相随，密切配合，呈现出动作舒展连贯、柔畅协调的神韵。

2. 易筋经的练习要领

（1）神注桩中，形神合一

本功法的习练，要求精神放松，意识平和。通过动作变化引导气的运行，要做到神注桩中，意气相随。运用意念时，不可死守某一部位，而是要求将意识贯注到动作之中，并注意用意要轻，似有似无，切忌刻意、执着。

（2）自然呼吸，动息相随

习练本功法时，要注意把握动作和呼吸始终保持柔和协调，不要刻意执着于呼吸的深绵细长。练功呼吸时，要求自然流畅，不喘不滞，这样更有利于身心放松、心气平和。

（3）虚实相间，刚柔相济

习练本功法时，要注意动作刚与柔、虚与实相协调配合。因为用力过

"刚"，会出现拙力、僵力，以至于影响气血的流通与运行；动作过"柔"，则会出现松懈、空乏，不能起到引动气机，抻筋拔骨的作用。

3.易筋经的分解动作

（1）韦驮献杵第一势

口诀：立身期正直，环拱手当胸，气定神皆敛，心澄貌亦恭。

动作：向左开半步，两脚平行，两膝微屈；两臂屈肘，徐徐平举至胸前成抱球势，屈腕立掌，指头向上倾斜 30°，掌心相对约 10cm 的距离。

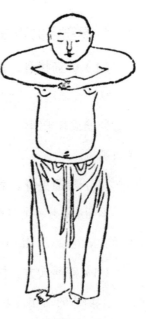

韦驮献杵第一势

此动作要求肩、肘、腕在同一平面上，通过双手合掌在体前稍停，可敛气定神。

（2）韦驮献杵第二势

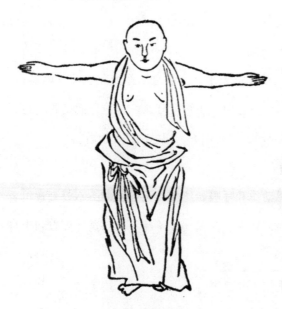

韦驮献杵第二势

口诀：足趾柱地，两手平开，心平气静，目瞪口呆。

动作：两足分开，与肩同宽，足掌踏实，两膝微松；两手自胸前徐徐外展，至两侧平举；坐腕立掌，掌心向外，力在掌根，眼睛目视前方；吸气时胸部扩张，臂向后挺；呼气时，指尖内翘，掌向外撑。反复进行 8～20 次，可以疏通经络，改善气血运行。

（3）韦驮献杵第三势

口诀：掌托天门目上观，足尖着地立身端。力周腿胁浑如植，咬紧牙关不放宽。舌可生津将腭舐，鼻能调息觉心安。

动作：两脚开立，足尖着地，足跟提起；双手上举高过头顶，掌心向上，两中指相距3cm；沉肩屈肘，仰头，目观掌背。舌舐上腭，鼻息调匀。吸气时，缓缓提掌，两手用暗劲尽力上托，两腿同时用力下蹬；呼气时，全身放松，两掌向前下翻。收式时，两掌变拳，拳背向前，上肢用力将两拳缓缓收至腰部，拳心向上，脚跟着地。反复8～20次。

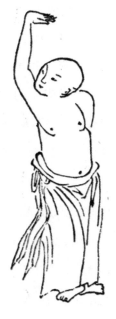

韦驮献杵第三势

（4）摘星换斗势

口诀：只手擎天掌覆头，更从掌内注双眸。鼻端吸气频调息，用力回收左右侔。

动作：右脚稍向右前方移步，与左脚形成斜八字，随势向左微侧；微屈膝，提右脚跟，身向下沉，右虚步。右手高举伸直，掌心向下，头微右斜，双目仰视右手心；左臂曲肘，自然置于背后。吸气时，头往上顶，双肩后挺；呼气时，全身放松，再左右两侧交换姿势锻炼。连续5～10次。

此动作通过掌心的翻转意存腰间来达到收敛真气，锻炼颈、肩、腰部关节和壮腰健肾的功效。长时间久坐学习容易使颈部和肩部疲劳，此动作可以很好地缓解肌肉的紧张状态。

摘星换斗势

（5）倒拽九牛尾势

口诀：两腿后伸前屈，小腹运气放松；用力在于两膀，观拳须注双瞳。

动作：以脊柱为轴，右脚前跨一步，屈膝成右弓步。右手握拳，举至前上方，双目观拳；左手握拳，左臂屈肘，斜垂于背后，吸气时，两拳紧握内收，右拳收至右肩，左拳垂至背后；呼气时，两拳两臂放松还原为本式预备动作。再身体后转，成左弓步，左右手交替进行。随呼吸反复 5 ~ 10 次。

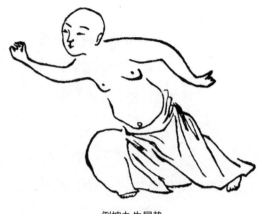

倒拽九牛尾势

此动作可锻炼背部、肩胛部和手指，改善软组织的血液循环，提高身体的协调性。

（6）出爪亮翅势

口诀：挺身兼怒目，推手向当前；用力收回处，功须七次全。

动作：两脚开立，两臂前平举，立掌，掌心向前，十指用力分开，虎口相对，两眼怒目平视前方，随势脚跟提起，以两脚尖支持体重。再两掌缓缓分开，上肢成一字样平举，坐腕立掌，掌心向外，随势脚跟着地。吸气时，两掌用暗劲伸探，手指向后翘；呼气时，臂掌放松。连续 8 ~ 12 次。

注意瞪目时也不要猛然地瞪起，应逐渐瞪大；动作要配合呼吸，用力要刚柔相济。

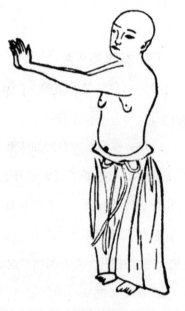

出爪亮翅势

此动作通过收掌、扩胸、推掌等动作导引可改善呼吸功能和全身气血运行。

（7）九鬼拔马刀势

口诀：侧首弯肱，抱顶及颈；自头收回，弗嫌力猛；左右相轮，身直气静。

动作：脚尖相衔，足跟分离成八字形；两臂向前成叉掌立于胸前。左手屈肘经下往后，成勾手置于身后，指尖向上；右手由肩上屈肘后伸，拉住左手指，使右手呈抱颈状。足趾抓地，身体前倾，如拔刀一样。吸气时，双手用力拉紧，呼气时放松。然后左右交换，如此反复 5～10 次。

此动作通过对身体的对拔拉伸、两臂内合，上抬起尽量用力，可牵拉活动部位的肌肉筋膜，有助于改善关节的活动功能。

（8）三盘落地势

口诀：上腭坚撑舌，张眸意注牙；足开蹲似踞，手按猛如拿；两掌翻齐起，千斤重有加；瞪目兼闭口，起立足无斜。

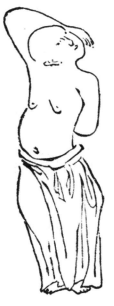

九鬼拔马刀势

动作：左脚向左横跨一步，屈膝下蹲成马步。上体挺直，两手叉腰，再屈肘翻掌向上，小臂平举如托重物状；稍停片刻，两手翻掌向下，小臂伸直放松，如放下重物状。动作随呼吸进行，吸气时，如托物状，呼气时，如放物状，反复 5～10 次。收功时，两脚徐徐伸直，左脚收回，两足并拢，呈直立状。

注意在下蹲的时候尽量一遍比一遍蹲得深。此动作可增强腰腹和下肢力量，有强腰固肾的作用。

（9）青龙探爪势

口诀：青龙探爪，左从右出；修士效之，掌平气实；力周肩背，围收过膝；两目平注，息调心谧。

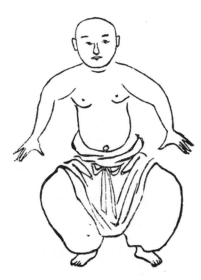

三盘落地势

动作：两脚开立，两手成仰拳护腰。右手向左前方伸探，五指捏成勾手，上体左转。腰部自左至右转动，右手亦随之自左至右水平划圈，手划至前上方时，上体前倾，同时呼气；划至身体左侧时，上体伸直，同时吸气。然后左右交换，动作相反。连续 5～10 次。

此动作通过转身左右探爪及身体前趋，可使两肋交替松紧开合，可以改善腰部和下肢肌肉的活动功能。

（10）卧虎扑食势

口诀：两足分蹲身似倾，屈伸左右腿相更；昂头胸作探前势，偃背腰还似砥羊；鼻息调元均出入，指尖着地赖支撑；降龙伏虎神仙事，学得真形也卫生。

动作：脚向右跨一大步，屈右膝下蹲，成右弓左仆腿势；上体前倾，双手撑地，头微抬起，目注前下方。吸气时，同时两臂伸直，上体抬高并尽量前探，重心前移；呼气时，同时屈肘，胸部下落，上体后收，重心后移，蓄势待发。如此反复，随呼吸而两臂屈伸，上体起伏，前探后收，如猛虎扑食。动作连续 5～10 次后，然后换左弓右仆脚势进行，动作如前。

此动作通过前扑后仰、胸腹部的伸展，可活动关节，调和全身气血，同时也有强健腰腿的功效。

（11）打躬势

口诀：两手齐持脑，垂腰至膝间；头惟探胯下，口更齿牙关；掩耳聪教塞，调元气自闲；舌尖还抵腭，力在肘双弯。

动作：两脚开立，脚尖内扣。双手仰掌缓

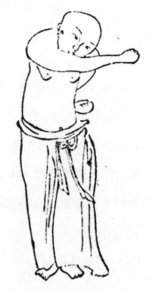

青龙探爪势

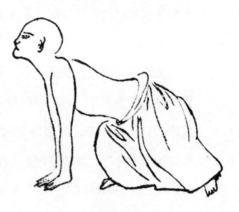

卧虎扑食势

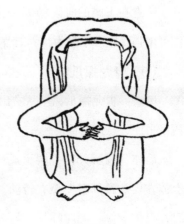

打躬势

缓向左右而上，用力合抱头后部，手指弹敲小脑后片刻（用食指弹拨中指，击打枕部七次，这个动作又叫鸣天鼓）。配合呼吸做屈体动作；吸气时，身体挺直，目向前视，头如顶物；呼气时，直膝俯身弯腰，两手用力使头探于膝间做打躬状，勿使脚跟离地。根据体力反复 8～20 次。

此动作主要是通过身体的舒卷、脊柱的节节拔伸来锻炼身体。注意打躬的幅度一遍比一遍深，直到自身条件的极限，动作不能太快，双腿不能弯曲，整个动作过程中要保持体松心静。

（12）掉尾势

口诀：膝直膀伸，推手自地；瞪目昂头，凝神一志；起而顿足，二十一次；左右伸肱，以七为志；更作坐功，盘膝垂眦；口注于心，息调于鼻；定静乃起，厥功维备。

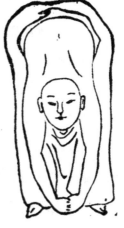

掉尾势

动作：两腿开立，双手仰掌由胸前徐徐上举至头顶，目视掌而移，身立正直，勿挺胸凸腹；十指交叉，旋腕反掌上托，掌以向上，仰身，腰向后弯，目上视；然后上体前屈，双臂下垂，推掌至地，昂首瞪目。呼气时，屈体下弯，脚跟稍微离地；吸气时，上身立起，脚跟着地；如此反复 21 次。收功：直立，两臂左右侧举，屈伸 7 次。

此动作通过体前屈和左右转头扭臀的相向运动，可调和全身气脉，强化背部肌肉力量，改善脊柱各关节的功能。

药　膳

中医药膳是在中医学理论指导下，将不同药物与食物进行合理组方配伍，采用传统和现代科学技术加工制作，具有独特的色、香、味、形、效，且有保健、防病、治病等作用的特殊膳食。可以依据药膳的功效特点分为解表类、清热类、消食解酒类等，也可根据形态分为菜肴类、粥食类、饮料类等。

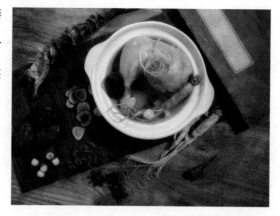

1. 药膳的应用原则

（1）平衡阴阳

药膳调治的途径，须遵循《黄帝内经》所说"谨察阴阳所在而调之，以平为期"。即审清阴阳的虚实盛衰所在，恰当地施用药食，以恢复阴阳的平衡。具体原则是："有余者损之"，如阴盛的实寒证必须祛寒以泻阴，阳盛的实热证必须泄热以救阴；"不足者补之"，如阴虚的虚热证当补阴以除虚热，阳虚的虚寒证当温补阳气以祛内外之寒等。

（2）调理脏腑

药膳按照辨证论治理论，调治脏腑以恢复正常生理机能。药膳中有以脏补脏的方法，如肝病夜盲用羊肝、鸡肝等治疗，肾虚腰痛用杜仲炒腰花，肝阳上亢头晕头痛用天麻蒸鱼头等，是临床调治脏腑的常见方法。

（3）扶正祛邪

中医学认为，人体之所以生病，是由于病邪的侵袭，制约或损伤了正气，扰乱了人体的脏腑气血阴阳，治疗目的就是祛除邪气，扶助正气，以正胜邪却，恢复健康。施膳前必须认识是正虚为主还是邪盛为主，是内生病邪还是外侵病邪，然后决定施膳方法。其基本原则是，邪气盛必须先祛邪，使邪去正复；正气虚甚者宜以扶正为主，使正气复而邪自却。

（4）三因制宜

人有男女、老幼、壮衰的不同，时序有四时寒暑的变更，地理的南北高下，环境的燥湿温凉，也对人体正气产生很多变数。由于这些差异的存在，对同一病证的施膳就不能千篇一律，必须根据各自的不同状态，制订相应的适宜措施，才能达到良好的调治效果。

（5）勿犯禁忌

药物禁忌表现在几个方面：一是有些药物相互之间不能一起配伍应用，如中药配伍的传统说法"十八反""十九畏"。二是某些特殊状态时的禁忌，如妇女妊娠时各种生理状态都发生了变化，胎儿的生长发育受外界影响，因而有妊娠禁忌，主要禁用一些性能峻猛或毒性剧烈类药，如大戟、芫花、巴豆等；破血逐瘀类药，如水蛭、三棱、莪术等；催吐类药，如瓜蒂、常山、藜芦等；通窍攻窜类药，如麝香、穿山甲等，以防伤胎、动胎。三是用膳禁忌，俗称忌口，指在应用某些药或药膳时不宜进食某些药、食。如服用治疗感冒的药膳时，不宜进食过分油腻的食物，以防滞邪；用常山时忌葱，用地黄、首乌忌葱、蒜、萝卜。四是病症禁忌，患某些病症时也须禁忌某些食物，如高血压患者禁辛辣，糖尿病患者忌高糖饮食，体质易过敏者当忌鱼、虾等。

2. 药膳的配伍禁忌及注意事项

配伍禁忌：药膳须遵循平衡阴阳、调理脏腑、扶正祛邪等原则。除了中药学中强调的"十八反""十九畏"等原则之外，还有一些传统的药膳禁忌，如猪肉忌乌梅、桔梗，羊肉忌南瓜，鸡蛋、螃蟹忌柿、荆芥，蜂蜜忌葱等。再如，胡萝卜、黄瓜等含分解维生素C的成分，不宜与白萝卜、旱芹等富含维生素C的食物配伍；牛奶等含钙高的食物不宜与菠菜、紫草等含草酸多的食物配伍等。

注意事项：药膳制作之前要先对原料进行炮制，通过净选、浸润、漂制、切制、炒制等方法，以除去杂质和异物、矫味矫臭、增强功效、减轻毒性等。药膳的制作，既注意疗效又讲究色香味形，配料严谨，隐药于食。

3. 药膳的品类

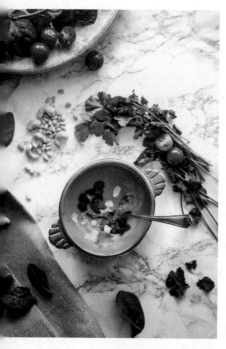

药膳的品类繁多，根据不同的方法可以制作出不同的药膳，可分为热菜类、凉菜类、饮料类、面点类和药酒类。

热菜类是药膳运用最多的品种，其制作方法主要有炖、蒸、煨、煮、熬、炒、爆、熘、炸、烧、烩、扒、卤、拔丝等。

凉菜类的制作方法有拌、炝、腌、冻等。其他如烩、扒、卤、拔丝等烹调法也是药膳热菜的常用加工方法。

药粥须根据药物与米谷不同特点制作，可将形、色、味俱佳，且能药食同用的生药与米共同煮制，如薏米莲子粥；较大的中药块或质地较硬的药物难以煮烂时，将其粉碎为细末后与米同煮，如茯苓、贝母等；可将动物乳汁或肉类汤汁与米谷同煮粥，如鸡汁粥、乳粥等。

药膳饮料包括药酒、保健饮料、药茶等。药酒是以白酒、黄酒为基料，浸泡或煎煮相应的药物，滤去渣后所获得的饮料。酒与药合，可起到促进药力的作用，所以药酒是常用的保健治疗性饮料。制作有冷浸法、热浸法、煎煮法、酿造法等不同工艺。保健饮料是以药物、水、糖为原料，用浸泡、煎煮、蒸馏等方法提取药液，再经沉淀、过滤、澄清，加入冰糖、蜂蜜等兑制而成，特点是能生津养阴，润燥止渴。药茶是将药物与茶叶相配，置于杯内，冲以沸水，盖闷 15 分钟左右即可饮用；或将药物加水煎煮后滤汁当茶饮；或将药物加工成

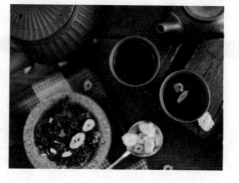

细末或粗末，分袋包装，临饮时以开水冲泡。特点是清香醒神，养阴润燥，生津止渴。

药膳面点是将药物加入面点中制成。这类食品可作主食，也可作点心类零食。多是将药物制成粉末，或将药物提取液与面点共同和揉，按面点制作方法加工而成。主要制作工艺包括和面、揉面、下药、上馅等工艺流程，主要有包类、饺类、糕类、团类、卷类、饼类、酥类、条类等。

贴 敷

贴敷法是指在穴位上贴敷药物，通过药物和腧穴的共同作用以防治疾病的方法。穴位贴敷的机理，与西医学的透皮给药技术颇有相似之处。通过穴位贴敷，可使药物经皮肤吸收，避免了肝脏及消化液、消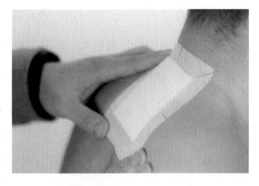化酶对药物成分的分解破坏，因而保持了更多有效成分，同时也减少了一些不良反应的发生，可更好地发挥治疗作用。本法一般无危险性和毒副作用，使用安全、方便，对于衰老、稚弱、药入即吐患者尤为适宜。

贴敷时还可选择一些特殊的天时，以助药力，例如著名的三伏贴就是利用了三伏天人体腠理大开、气血通畅，药物容易深达脏腑的特点。当然，并不是什么病、什么人都适合三伏贴，需辨证论治，灵活用药。

1. 贴敷用药

临床上有效的汤剂、丸剂，一般都可熬膏或研末用作穴位贴敷。常用剂型

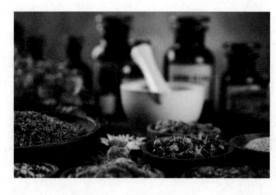

有膏剂、丸剂、散剂、糊剂、泥剂、膜剂、饼剂等。贴敷用药具有以下特点：

（1）常用通经走窜、开窍活络之品，以引领诸药开结行滞，直达病所，祛邪外出。常用的药物有冰片、麝香、丁香、花椒、白芥子、乳香、没药、肉桂、细辛、白芷、姜、葱、蒜等。

（2）多选气味醇厚、力猛有毒之品，如生南星、生半夏、生川乌、生草乌、巴豆、斑蝥、蓖麻子、大戟等。

（3）选择适当溶剂，调和药性或熬膏使用。以醋调和，有解毒、化瘀、敛疮等作用；以酒调和，有行气、活血、通络、消肿、止痛作用；以油调和，可润肤生肌。常用的溶剂有水、白酒或黄酒、醋、姜汁、蜂蜜、蛋清、凡士林等。

2. 药物剂型

根据病情及药物性能，临床中有多种剂型可供穴位贴敷使用。如膏剂、丸剂、散剂、糊剂、泥剂、膜剂、饼剂、熨贴剂等，其中膏剂又分为软膏剂、硬膏剂。

3. 操作方法

贴敷前先要辨证选穴，用穴力求少而精，再对腧穴局部皮肤进行常规消毒，将所用贴敷药物固定于患处。贴敷穴位皮肤出现色素沉着、潮红、微痒、烧灼感、疼痛、轻微红肿、轻度水疱，属于正常反应，但需密切观察，如出现剧烈反应要立即停止治疗，情况严重者对症处理。

一般每隔1～2天换药1次；不需溶剂调和的药物，还可适当延长到3～5天换药1次。换药重新贴敷时，可用无菌干棉球或棉签蘸温水、植物油或石蜡油清洁皮肤上的药物，擦干后即可再贴敷。

若贴敷部位已起水疱或破溃者，应待皮肤愈后再贴敷。小的水疱一般不必特殊处理，让其自然吸收。大的水疱应以无菌针具挑破其底部，排尽液体后消毒，以防感染。破溃的水疱做消毒处理后，外用无菌纱布包扎，以防感染。

4. 适用范围

贴敷主要用于慢性病的治疗，也可治疗某些急性病，如哮喘、咳嗽、腹痛、面瘫、便秘、小儿咳嗽、小儿哮喘、小儿泄泻、腰腿痛、乳癖、鼻渊、口疮、遗精、阳痿、经行腹痛、月经不调、蛇串疮等。此外，还常用于治未病。

5. 注意事项

（1）久病、体弱、消瘦及有严重心、肝、肾功能障碍者以及孕妇、幼儿慎用毒性药物；颜面部、糖尿病患者慎用发疱药物。

（2）若用膏剂贴敷，膏剂温度不应超过45℃，以免烫伤。

（3）贴敷药物后注意局部防水和观察贴敷皮肤反应。若出现范围较大、程度较重的皮肤红斑、水疱、瘙痒现象，应立即停药，对症处理。出现全身性皮肤过敏症状者，应及时到医院就诊。

（4）对残留在皮肤上的药膏，不宜用刺激性物质擦洗；对胶布过敏者可改用无纺布制品固定贴敷药物。

温　熨

温熨疗法即热敷法，历史悠久，具有热性和药性的双重效应，为中医常用的外治法之一，其作用有温经散寒、活血止痛、疏通经络、调整脏腑、运行气血等。通过热敷患部，可使药性直达病所，从而更加充分地发挥中药的作用，尤其对软组织损伤性疾病疗效较好，如在推拿后使用，可增强疗效。

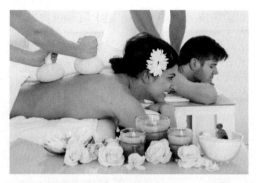

1. 热敷用具及药物

热敷部位多为病变局部，或根据中医理论选择腧穴进行热敷。根据不同的热敷方法，可选用毛巾、暖水袋及大小适宜的布袋等作为热敷用具。

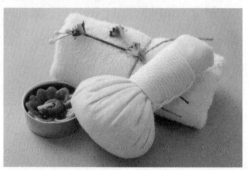

热敷多以祛风散寒除湿、活血化瘀的药物为主，适当配以行气、益气、养血、补肝肾的药物。活血化瘀选当归、乳香、没药、川芎等；祛风除湿选独活、威灵仙、防己、秦艽等；散寒止痛选桂枝、吴茱萸、花椒、丁香等；行气通经选木香、香附、沉香、冰片、地龙、丝瓜络等；强筋壮骨选补骨脂、自然铜、续断、天麻、鳖甲、杜仲等。

2. 操作方法

热敷应放在推拿治疗之后进行。热敷方法有干热敷和湿热敷两种。

干热敷：将盐、沙、黄豆、中药研成碎末或切成小块，放入锅中炒热（或加白酒、陈醋等作料拌匀）或隔水蒸热后，放入一布袋中，取药袋趁热熨摩特定部位或患处。将 60～70℃的热水灌满热水袋后装入布套或用布包好敷于患处的方法也是一种干热敷法。

湿热敷：有药巾湿热敷法和药包熨烫法两种。药巾湿热敷法是将毛巾浸透煮沸的药液后拧干趁热敷于患处；药包熨烫法是将浸泡于酒（一般用米酒）中数月的药渣包裹于布袋内，用微波炉加热后趁热敷于患处。

3. 适应证

软组织损伤所引起的颈肩腰腿痛，各种闭合性损伤及关节炎所引起的疼痛，某些慢性胃肠道疾病、阳痿、急性乳腺炎早期、痛经、早期尚未排脓的疖肿、淋巴结炎、牙痛、尿潴留、术后腹胀等病证。

4. 禁忌证

（1）关节扭伤初期（36小时以内）禁用热敷，否则可加重出血和肿胀；怀疑内脏有出血倾向时禁用热敷。

（2）当急腹症未确诊时，如急性阑尾炎禁用热敷。面部、口腔的感染化脓，以及合并伤口、皮肤湿疹者禁用热敷。

（3）孕妇腹部、腰骶部，局部无知觉处或反应迟钝处忌用热敷。麻醉未清醒者禁用热敷。昏迷患者及瘫痪、糖尿病、肾炎等血液循环较差或感觉迟钝的患者，以及不能明白指示者（如严重的老年痴呆症），都不宜使用。年老体弱及有严重心脏病的患者慎用。

（4）皮肤炎症、血栓性静脉炎、外周血管病变、刚愈合的皮肤、过度肿胀或疼痛的情况，禁用热敷。

5. 注意事项

注意避风保暖；密切观察患者病情，若感到头晕不适，应停止操作；热敷后2小时内不要洗澡；注意观察皮肤变化，若出现烫伤应停止热敷，并涂上烫伤膏，防止感染；注意温度和时间适度；热敷部位不要按揉；若发生晕厥，先让其平卧，注意保暖，掐水沟、合谷及内关等穴，并给予温开水或糖水，必要时按常规抢救措施处理。

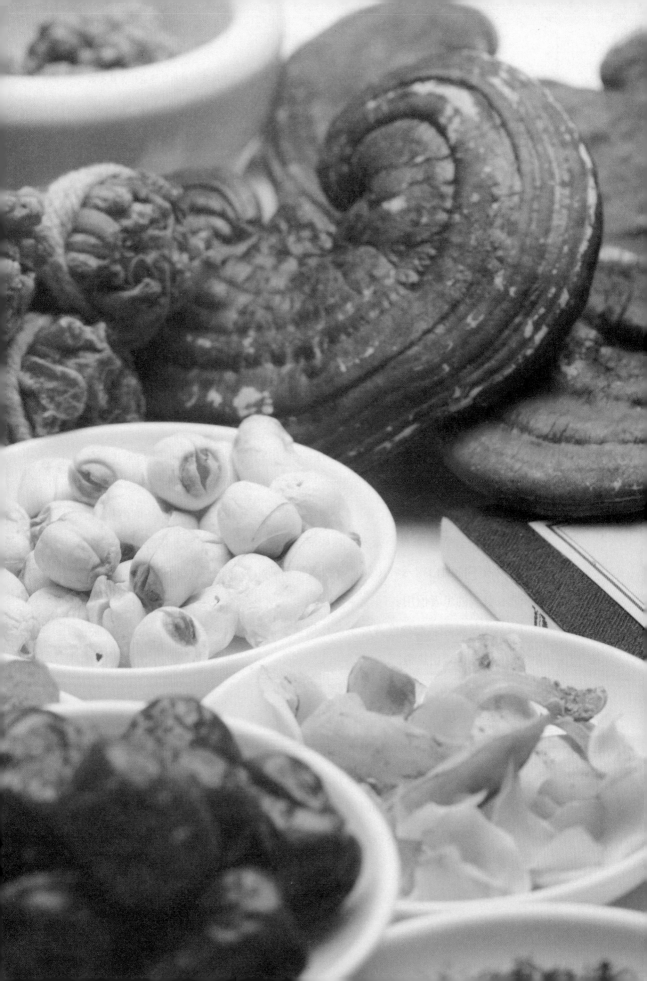

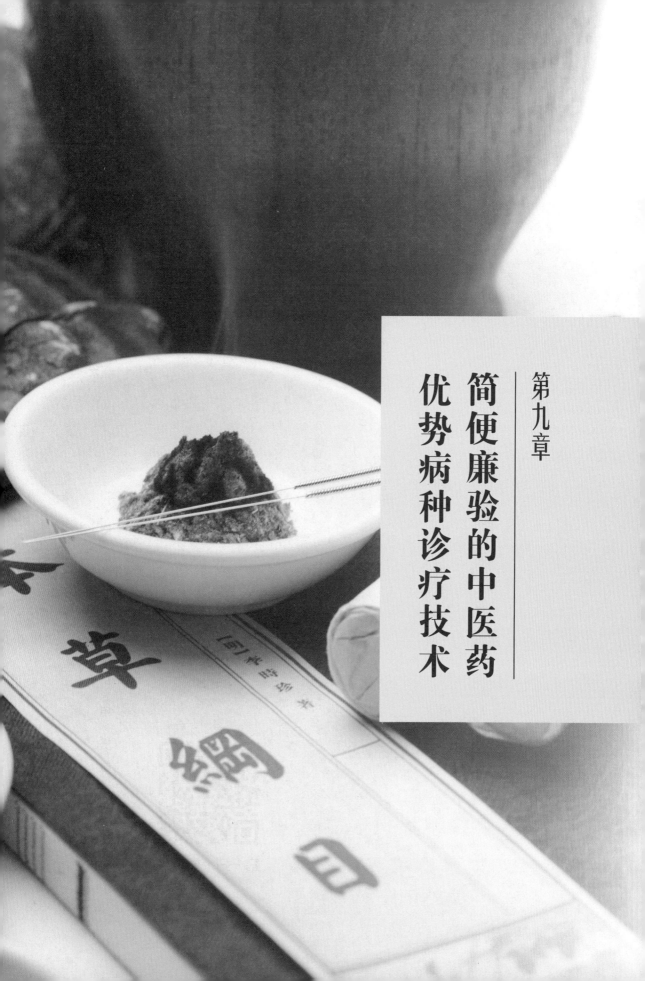

第九章

简便廉验的中医药
优势病种诊疗技术

本章配有学习课件，手机等电子设备微信扫码即可阅览文字、图片等数字资源。

扫一扫　看课件

咳　嗽

● 一、概念及病因病机

咳嗽是由于外感六淫之邪、饮食不节、情志内伤等，导致肺失宣肃、肺气上逆，以发出咳声或伴有咯痰为主症的一种肺系病症。有声无痰为咳，有痰无声为嗽，临床上多表现为痰声并见，难以截然分开，故以咳嗽并称。西医学急性气管 - 支气管炎、慢性支气管炎、咳嗽变异型哮喘等以咳嗽为主要症状的疾病均属本病范畴。

● 二、方药及食疗

（一）外感咳嗽

1.风寒袭肺

症状：咳嗽声重，气急，咽痒，咳白稀痰，鼻塞，流清涕，头痛，肢体酸痛，恶寒发热，无汗，舌苔薄白，脉浮或浮紧。

治法：疏风散寒，宣肺止咳。

方药：三拗汤（麻黄、杏仁、甘草、生姜）合止嗽散（桔梗、荆芥、紫菀、百部、白前、陈皮、甘草）。若咽痒、咳嗽较甚，加金沸草、细辛、五味子；若

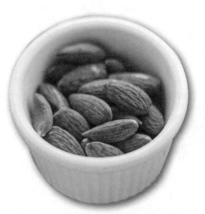

鼻塞声重较甚，加辛夷、苍耳子；若咯痰黏腻、胸闷、苔腻，加法半夏、厚朴、茯苓；若素有寒饮伏肺，兼见咳嗽上气、痰液清稀、胸闷气急、舌淡红、苔白而滑，可改用小青龙汤（麻黄、芍药、细辛、干姜、甘草、桂枝、五味子、半夏）。

杏仁

食疗：推荐食材为紫苏、杏仁、生姜、干姜、桂枝等。推荐食疗方为苏杏汤，用紫苏、杏仁各 10g，捣成泥，生姜 10g 切片，共煎取汁去渣，调入红糖再稍煮片刻，令其溶化。日分二三次饮用。

2. 风热犯肺

症状：咳嗽频剧，气粗或咳声嘶哑，流黄涕，喉燥咽痛，咳痰不爽，痰黏稠或色黄，口渴，头痛，恶风，身热，舌红，苔薄黄，脉浮数或浮滑。

治法：疏风清热，宣肺止咳。

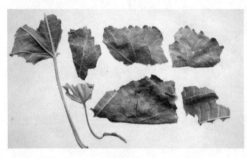

桑叶

方药：桑菊饮（桑叶、菊花、苦杏仁、连翘、薄荷、桔梗、芦根、甘草）。若咳甚，加浙贝母、枇杷叶；若肺热甚，加黄芩、鱼腥草；咽痛，加牛蒡子、射干；若热伤肺津，咽燥口干，舌质红，加南沙参、天花粉、芦根；若痰中带血，加白茅根、藕节；若夏令兼夹暑湿，症见咳嗽胸闷、心烦口渴、尿赤、舌红苔腻、脉濡数，加滑石、鲜荷叶。

食疗：推荐食材为桑叶、菊花、梨、杏仁、葫芦茶等。推荐食疗方为桑菊杏仁饮，即桑叶 10g，菊花 10g，杏仁 10g，共煎取汁，再调入白砂糖，酌量代茶饮。

3. 风燥伤肺

症状：干咳无痰，或痰少而黏，不易咳出，或痰中带血，咽喉干痛，口鼻干燥，初起或伴有少许恶寒，身热头痛，舌尖红，苔薄白或薄黄而干，脉浮数或小数。

治法：疏风清肺，润燥止咳。

方药：桑杏汤（桑叶、苦杏仁、北沙参、浙贝母、淡豆豉、栀子、梨皮）。若津伤较甚，舌干红苔少，加麦冬、南沙参；痰中带血，加白茅根、侧柏叶；若痰黏难出，加紫菀、瓜蒌仁；若咽痛明显，加玄参、马勃；若属温燥伤肺重证，见身热头痛，干咳无痰，气逆而喘，咽干鼻燥，心烦口渴，可改用清燥救肺汤（霜桑叶、煅石膏、甘草、人参、胡麻仁、阿胶、麦冬、杏仁、枇杷叶）；若痰质清稀、恶寒无汗、苔薄白而干、脉浮弦，为凉燥犯肺，可改用杏苏散（苏叶、半夏、茯苓、前胡、杏仁、桔梗、枳壳、橘皮、甘草、大枣）。

食疗：推荐食材为桑叶、白萝卜、红萝卜、麦冬、杏仁、蜂蜜等。推荐食疗方为红白萝卜蜜膏，用白萝卜200g，红萝卜200g，洗干净，切细丝，用纱布绞挤汁液，放入锅内用中火煎煮沸。加入蜂蜜100mL，继续熬至稠即成。日服2～3次，凉时饮用。

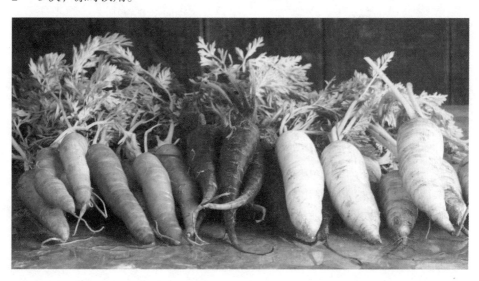

（二）内伤咳嗽

1. 痰湿蕴肺

症状：咳嗽反复发作，咳声重浊，因痰而嗽，痰出则咳缓，痰多色白，黏腻或稠厚成块，每于晨起或食后咳甚痰多，胸闷脘痞，纳差乏力，大便时溏，舌苔白腻，脉濡滑。

治法：燥湿化痰，理气止咳。

方药：二陈平胃散（法半夏、陈皮、茯苓、甘草、苍术、厚朴）合三子养亲汤（白芥子、莱菔子、紫苏子）。若寒痰较重，痰黏白如沫，畏寒背冷，加干姜、细辛；若咳逆气急，痰多胸闷，加旋覆花、白前；若久病脾虚，神疲倦怠，加黄芪、党参、白术。

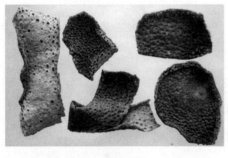

橘红

食疗：推荐食材为橘红、柚子、半夏、蜂蜜、山药等。推荐食疗方为橘红膏，用橘红 10g 研成细末，与白糖 200g 和匀为馅，米粉 500g 以水少许润湿，放笼屉上蒸熟，后压实，切为夹心方块米糕，不拘时酌量食用。

2. 痰热郁肺

症状：咳嗽气粗，喉中可闻及痰声，痰多黄稠或黏厚，咳吐不爽，或有热腥味，或夹有血丝，胸胁胀满，咳时引痛，面赤，身热，口干欲饮，舌红，苔薄黄腻，脉滑数。

治法：清热化痰，肃肺止咳。

方药：清金化痰汤（桑白皮、黄芩、栀子、知母、浙贝母、瓜蒌仁、桔梗、橘红、茯苓、麦冬、甘草）。若痰热较甚，咳黄脓痰或痰有热腥味，可加鱼腥

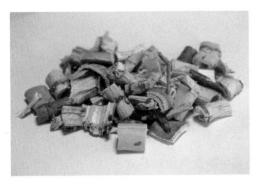

草、鲜竹沥、薏苡仁、冬瓜子；若胸满咳逆、痰多、便秘，加葶苈子、大黄、芒硝；若口干明显，舌红少津，加北沙参、麦冬、天花粉。

食疗：推荐食材为芦根、竹茹、荸荠、雪梨、藕、白萝卜等。推荐食疗方为白萝卜汁，用新鲜白萝卜

芦根

500g，洗净去皮，切成 2cm 见方的小块，用洁净的纱布绞挤汁液。将白糖 50g 放入白萝卜汁中，拌匀即成，随量饮之。

3. 肝火犯肺

症状：上气咳逆阵作，咳时面红目赤，引胸胁作痛，咽干口苦，常感痰滞咽喉而咳之难出，量少质黏，或痰如絮条，症状可随情绪波动而增减，舌红，苔薄黄少津，脉弦数。

治法：清肺泻肝，化痰止咳。

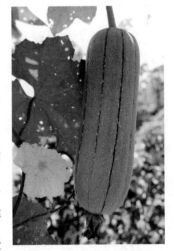

方药：黄芩泻白散（桑白皮、地骨皮、黄芩、甘草）合黛蛤散（青黛、海蛤壳）。若咳嗽频作、痰黄，加栀子、牡丹皮、浙贝母；若胸闷气逆，加枳壳、旋覆花；若咳时引胸胁作痛明显，加郁金、丝瓜络；若痰黏难咯，加海浮石、浙贝母、瓜蒌仁；若咽燥口干、舌红少津，加北沙参、天冬、天花粉。

食疗：推荐食材为丝瓜、蜂蜜、菊花、杏仁等。推荐食疗方为丝瓜花蜜饮，用丝瓜花 10 ～ 20g 洗净，以沸水冲泡，密闭 10 分钟，调入蜂蜜，趁热服用，1 日 3 次。

4. 肺阴亏虚

症状：干咳，咳声短促，痰少质黏色白，或痰中带血，或声音嘶哑，口干咽燥，午后潮热，颧红盗汗，日渐消瘦，神疲乏力，舌红少苔，脉细数。

治法：养阴清热，润肺止咳。

方药：沙参麦冬汤（沙参、麦冬、天花粉、玉竹、桑叶、白扁豆、甘草）。若咳而气促明显，加五味子、诃子；若痰中带血，加牡丹皮、白茅根、仙鹤草；若潮热明显，加功劳叶、银柴胡、青蒿、胡黄连；若盗汗明显，加乌梅、牡蛎、浮小麦；若咯黄痰，加海蛤壳、黄芩、知母；若手足心热，腰膝酸软，加黄柏、女贞子、墨旱莲；若倦怠无力，少气懒言，加党参、五味子。

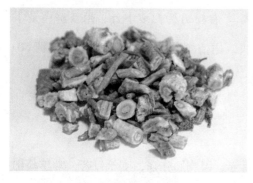

沙参

食疗：推荐食材为玉竹、沙参、麦冬、老鸭、藕、百合、杏仁等。推荐食疗方为沙参百合饮，用沙参 10g，百合 15g，共煎取汁，酌量缓缓饮用。

三、其他疗法

1. 针灸疗法

（1）体针

外感咳嗽：主穴取肺俞、列缺、合谷。风寒配风门、外关；风热配大椎、尺泽。

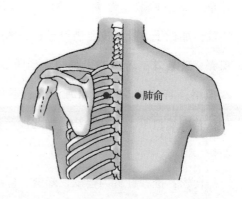

内伤咳嗽：主穴取肺俞、中府、太渊、三阴交。痰湿配丰隆；肝火犯肺配行间、鱼际；肺阴亏耗配膏肓；痰中带血配孔最。

刺太渊注意避开桡动脉；肺俞、中府不可直刺、深刺；其他腧穴常规操作。外感咳嗽用泻法，每日治疗 1 ～ 2 次；内伤咳嗽用平补平泻或补法，每日或隔日治疗 1 次。

（2）皮肤针

取项后、背部第 1 胸椎至第 2 腰椎两侧足太阳膀胱经、颈前喉结两侧足阳明经。外感咳嗽者叩至皮肤隐隐出血，每日 1 ～ 2 次；内伤咳嗽者叩至皮肤潮红，每日或隔日 1 次。

（3）拔罐

肺俞、中府、大椎、风门、膻中，常规拔罐。

（4）耳针

取肺、脾、肝、气管、神门。每次选取 2 ～ 3 穴，毫针刺法或压丸法。

（5）穴位贴敷

取肺俞、中府、大椎、风门、膻中。用白芥子、苏子、葶苈子、干姜、细辛、五味子等分研末，用生姜汁调成膏状，贴敷穴位上，30 ～ 90 分钟后去掉，局部红晕微痛为度，多用于内伤咳嗽。

2. 推拿疗法

以双手拇指或双掌分推胸胁部，自上向下，依次移动，反复 5 ～ 8 遍；继之以中指揉天突、中府，一指禅推膻中，每穴 1 分钟。之后以双手拇指揉大杼、风门、肺俞穴，每穴 1 分钟；再横擦肺俞穴，以透热为度。

在以上手法基础上，风寒咳嗽加拿颈肩部、背腰部及风池、肩井，并点按风府；风热咳嗽加点按风池、孔最、列缺、合谷。内伤咳嗽加按揉肩井、列缺、肝俞、脾俞、尺泽等，痰湿咳嗽加按揉足三里、阴陵泉、丰隆、公孙等；肝火咳嗽加按揉阳陵泉、太冲、鱼际等；肺阴亏虚咳嗽加一指禅推云门、拿捏三阴交。

四、预防与调护

1.应注意气候变化，做到防寒保暖；饮食不宜肥甘厚味，或辛辣过咸，戒除烟酒等不良嗜好；适当进行体育锻炼以增强体质。

2.咳嗽痰多者应尽量鼓励病人将痰排出，咯痰无力者，可翻身拍背以助痰排出，尤其是长时间卧床者。

哮 喘

一、概念及病因病机

哮喘，中医称哮病，是以喉中哮鸣有声，呼吸困难，甚则喘息不能平卧为主症的反复发作性肺系疾病。常因气候突变、饮食不当、情志失调、劳累等因素引动伏痰而发，发作前多有鼻痒、喷嚏、咳嗽、胸闷等症状。患者多有过敏史或家族史。西医学支气管哮喘、喘息性支气管炎、嗜酸性粒细胞增多症（或其他急性肺部过敏性疾患）引起的哮喘属本病范畴。

二、方药及食疗

（一）发作期

1.寒哮

症状：呼吸急促，喉中哮鸣有声，胸膈满闷如塞；咳不甚，痰稀薄色白，咳吐不爽，面色晦滞带青，口不渴或渴喜热饮，天冷或受寒易发，形寒畏冷；初起多兼恶寒、发热、头痛等表证；舌苔白滑，脉弦紧或浮紧。

治法：宣肺散寒，化痰平喘。

方药：射干麻黄汤（射干、麻黄、生姜、细辛、紫菀、款冬花、大枣、半夏、五味子）。若痰涌气逆，不得平卧，可加葶苈子、苏子、杏仁、白前、橘皮等；若咳逆上气、汗多，加白芍；若表寒里饮，寒象较重，可改用小青龙汤（麻黄、芍药、细辛、干姜、甘草、桂枝、五味子、半夏）。

食疗：推荐食材为紫苏子、杏仁、白果、白胡椒、生姜、芥菜等。推荐食疗方为干姜甘草饮，用干姜5g，甘草10g，水煎去渣，代茶饮，温服。

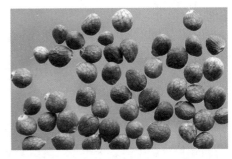

紫苏子

2. 热哮

症状：气粗息涌，呛咳阵作，喉中哮鸣，胸高胁胀，烦闷不安；汗出口渴喜饮，面赤口苦，咳痰色黄或色白，黏浊稠厚，咳吐不利，不恶寒；舌质红，苔黄腻，脉滑数或弦滑。

治法：清热宣肺，化痰定喘。

方药：定喘汤（白果、麻黄、杏仁、苏子、半夏、款冬花、桑白皮、黄芩、甘草）。若表寒里热，加石膏；若痰鸣息涌不得平卧，加葶苈子、地龙；咳痰黄稠加海蛤壳、射干、知母、鱼腥草；大便秘结，可加大黄、芒硝、全瓜蒌、枳实；若气急难续，痰少质黏，口燥咽干，舌红少苔，脉细数，加沙参、知母、天花粉。

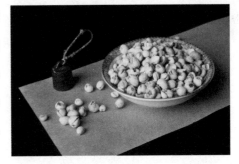

川贝母

食疗：推荐食材为川贝母、罗汉果、鱼腥草、海蜇、白萝卜、梨、荸荠、丝瓜等。推荐食疗方为冰糖冬瓜，用小冬瓜1个，冰糖适量。将冬瓜洗净剖开，再将冰糖填入，放笼屉内蒸，取冬瓜水，代茶常饮。

（二）缓解期

1. 肺虚

症状：喘促气短，语声低微，面色㿠白，自汗畏风；咳痰清稀色白，多因气候变化而诱发，发前喷嚏频作，鼻塞流清涕；舌淡苔白，脉细弱或虚大。

治法：补肺益气。

方药：玉屏风散（黄芪、白术、防风）。若恶风明显，加用桂枝汤（桂枝、芍药、甘草、生姜、大枣）；阳虚甚者加附子；痰多加前胡、杏仁。若气阴两虚，呛咳，痰少质黏，口咽干，舌质红，可用生脉散（人参、麦冬、五味子）加沙参、玉竹、黄芪。

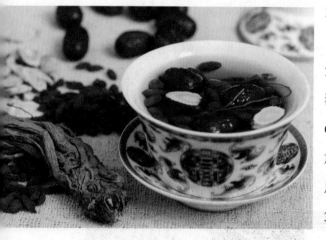

食疗：推荐食材为沙参、麦冬、党参、山药、黄芪、熟地黄、鲤鱼、猪肺等。推荐食疗方为参枣汤，人参6g，大枣10枚。将人参、大枣洗净，放入锅内，加清水，以武火烧开后改用文火，继续煎煮15分钟即可。每日3次，10天为1个疗程。

2. 脾虚

症状：倦怠无力，食少便溏，面色萎黄无华；痰多而黏，咳吐不爽，胸脘满闷，恶心纳呆；或食油腻易腹泻，每因饮食不当而诱发；舌质淡，苔白滑或腻，脉细弱。

治法：健脾益气。

方药：六君子汤（人参、白术、茯苓、炙甘草、陈皮、半夏）。若脾阳不足，形寒肢冷，加附子、干姜；若痰壅气滞，加三子养亲汤；若脾虚气陷，少气懒言，可改用补中益气汤（黄芪、人参、白术、炙甘草、当归、陈皮、升麻、柴胡、生姜、大枣）加减。

食疗：推荐食材为党参、白术、茯苓、山药、杏仁、大枣、黄芪、乳鸽等。推荐食疗方为茯苓大枣粥，用茯苓粉 30g，粳米 60g，大枣 10g，白糖适量。将大枣去核，浸泡后连水同粳米煮粥，粥成时加入茯苓粉拌匀，稍熟即可。服时加白糖适量，每日 2～3 次。

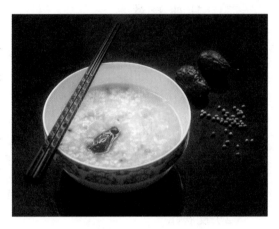

3. 肾虚

症状：平素息促气短，动则为甚，呼多吸少；咳痰质黏起沫，脑转耳鸣，腰酸腿软，心慌，不耐劳累；或五心烦热，颧红，口干；或畏寒肢冷，面色苍白；舌淡苔白质胖，或舌红少苔，脉沉细或细数。

治法：补肾纳气。

方药：金匮肾气丸（附子、桂枝、干地黄、山茱萸、山药、茯苓、牡丹皮、泽泻）或七味都气丸（金匮肾气丸去附子、桂枝，加五味子）。阳虚甚加肉桂、补骨脂、淫羊藿；阴虚甚，加冬虫夏草；若肾失潜纳，气不归元，加蛤蚧、胡桃肉、沉香。

食疗：推荐食材为党参、蛤蚧、南瓜、冬虫夏草、核桃仁、乌鸡、山茱萸

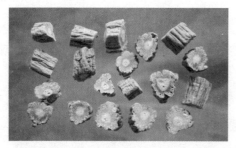

等。推荐食疗方为附子粥，用炮附子15～20g，炮姜15g，粳米100g。先将两药捣细，过箩为末，再与粳米同入砂锅内煮粥，空腹食用。

党参

三、其他疗法

1.针灸疗法

（1）体针

主穴取肺俞、中府、太渊、定喘、膻中。喘甚配天突、孔最；痰多配中脘、丰隆。毫针常规刺，可加灸。发作期每日治疗1～2次，缓解期每日或隔日治疗1次。

（2）皮肤针

取鱼际至尺泽手太阴肺经循行部位、第1胸椎至第2腰椎足太阳膀胱经第一侧线，循经叩刺，以皮肤潮红或微渗血为度。

（3）穴位贴敷

取肺俞、膏肓、膻中、定喘。用白芥子30g，甘遂15g，细辛15g，共为细末，用生姜汁调成膏状，贴于穴位处，30～90分钟后去掉，以局部红晕微痛为度。三伏天贴敷为佳。

（4）耳针

取对屏尖、肾上腺、气管、肺、皮质下、交感。每次选用3～5穴，毫针刺法。发作期每日1～2次；缓解期用弱刺激，每周2次。

（5）拔罐

取肺俞、中府、大椎、定喘、膏肓、肾俞、膻中，常规拔罐。

2. 推拿疗法

用拇指分别推颈部左、右两侧，由上而下 20 次；五指拿头顶，三指拿颈项，重复 5 遍；于头部两侧足少阳经分布区域施扫散法，由前向后，反复操作 10 遍。后用一指禅推法从天突推向膻中，从膻中向两旁胁肋部分推 20 遍；按揉中府，再从锁骨下缘至季胁横擦前胸，以透热为度。后按揉定喘、风门、肺俞、膏肓、膈俞、脾俞、肾俞，时间约 5 分钟；再直擦脊柱，由大椎至腰骶，横擦肺俞、膈俞、脾俞、肾俞，以透热为度。后以掌擦两胁，以透热为度；再拿上肢，重点在极泉、曲池、合谷、内关、外关；然后理手指，搓、抖上肢；最后直擦双上肢内外侧，以透热为度。

若痰浊阻肺，加按揉上脘、中脘、气海 5 分钟，或擦上脘、中脘，以透热为度；并按揉足三里、丰隆约 2 分钟。若肾虚，则按揉肾俞、命门、太溪约 5 分钟，并横擦命门、腰骶部，以透热为度。

四、预防与调护

注意保暖，防止感冒，避免因寒冷空气的刺激而诱发；做适当体育锻炼以增强体质；饮食宜清淡，忌肥甘油腻、辛辣甘甜，避免海膻发物、烟尘异味；保持心情舒畅；防止过度疲劳。平时常服玉屏风散、金匮肾气丸等扶正固本药物，以调护正气，提高抗病能力。

慢性咽炎

一、概念及病因病机

慢性咽炎属中医慢喉痹范畴，多因急性咽炎未治疗或治疗不当，迁延日久，或脏腑虚损，咽喉失养，以及痰凝血瘀、结聚咽喉所致，出现自觉咽部异物感、梗阻不利，或出现咽干、咽痒、咽部微痛及灼热感等各种不适，可反复发作，病程一般较长。烟酒过度、用嗓过多、长期接触有害气体、粉尘或鼻腔感染，均可诱发或加重。检查见咽黏膜肥厚增生，咽后壁颗粒状突起，或见咽黏膜干燥。

◉ 二、方药治疗

1. 肺肾阴虚，虚火灼咽

症状：咽部干燥、灼热、疼痛，午后较重，或咽部梗阻不利，干咳痰少而稠。咽部黏膜暗红、微肿，或黏膜干燥、萎缩变薄发亮。伴有头晕眼花，腰膝酸软，手足心热。舌红少苔，脉细数。

治法：养阴清热，生津利咽。

方药：肺阴虚为主者，选用养阴清肺汤（玄参、麦冬、生地黄、牡丹皮、白芍、贝母、甘草、薄荷）。若淋巴滤泡增生，可加香附、枳壳、郁金等以行气活血，解郁散结；咽黏膜干燥、萎缩明显者，酌加丹参、当归、玉竹、桑椹之类以助祛瘀生新，养血润燥。

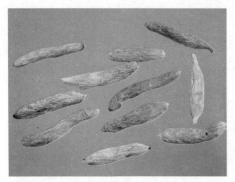

麦冬

肾阴虚为主者，可用六味地黄汤（熟地黄、山茱萸、山药、牡丹皮、泽泻、茯苓）加减。若咽部干燥、燋热较重，大便干结，可用知柏地黄丸（六味地黄丸加知母、黄柏）加减。

2. 脾胃虚弱，咽失濡养

症状：咽部微干、微痒、微痛，有异物梗阻感或痰黏着感，易恶心。若疲倦、多言、受凉则症状加重。咽黏膜淡红或微肿，咽后壁淋巴滤泡增生，或融合成片，或有少许分泌物附着。伴有面色无华或萎黄，倦怠乏力，少气懒言，胃纳欠佳，腹胀便溏。舌淡或有齿痕，苔薄白，脉缓弱。

治法：益气健脾，升清利咽。

方药：治以补中益气汤（黄芪、人参、白术、陈皮、升麻、柴胡、当归、甘草、生姜、大枣）加减。若咽后壁淋巴滤泡增生，加川芎、丹参、郁金以活血行气；痰黏者加沙参、贝母、香附、枳

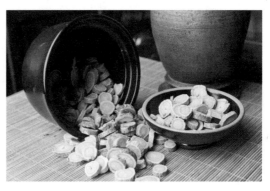

黄芪

壳理气化痰，散结利咽；咽干明显者，可加玄参、麦冬、百合以利咽生津；若纳呆、腹胀便溏，可加砂仁、茯苓、藿香以健脾利湿；易恶心者，加半夏、厚朴等和中降逆。

3. 痰凝血瘀，结聚咽窍

症状：咽部异物感、痰黏着感，咽干灼热，微痛或刺痛，痰黏难咯，易恶心呕吐。咽部黏膜暗红，咽后壁淋巴滤泡增生或融合成片，咽侧索肥厚。伴有咽干不欲饮，胸闷不适。舌质暗红，或有瘀斑瘀点，苔白或微黄腻，脉弦滑。

治法：祛痰化瘀，散结利咽。

方药：治以贝母瓜蒌散（贝母、瓜蒌、天花粉、茯苓、橘红、桔梗）加牡丹皮、赤芍、桃仁、川芎。若咽干不适、咳嗽痰黏，加杏仁、半夏、紫菀；若咽部刺痛、异物感，可加香附、郁金等。

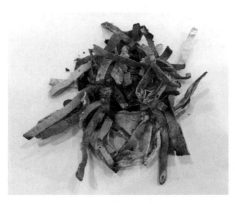

瓜蒌

三、其他疗法

1. 局部疗法

保持口腔、口咽清洁，常用复方硼砂溶液，或金银花、连翘、薄荷、甘草煎汤，或桔梗、甘草、菊花煎汤含漱；可含服华素片、碘喉片、六神丸等，或用双黄连雾化吸入。也可将冰硼散等中药粉剂，直接吹喷于咽喉患部，以清热止痛利咽。

慢性肥厚性咽炎可配合应用电凝、冷冻、激光、微波、射频等治疗咽后壁淋巴滤泡增生；亦可局部涂用 5% 硝酸银，或配合中医灼烙法。干燥性咽炎与萎缩性咽炎可用 2% 碘甘油涂抹咽部，可改善局部血液循环，促进腺体分泌。口服维生素 A、维生素 B_2、维生素 C、维生素 E 等，可促进黏膜上皮生长。

但需要注意，射频、激光等疗法对局部黏膜上皮有明显损伤作用，治疗后常引起咽部干燥感，务必慎用；低温液氮冷冻和等离子低温消融术，疗后咽部干燥感则相对较轻。

2. 针灸疗法

（1）体针

主穴取合谷、内庭、曲池、足三里、颊车、肺俞、太溪、照海，配穴为尺泽、内关、复溜、列缺。每次主、配穴各选 2～3 穴，中等或弱刺激，留针 20～30 分钟，每日 1 次。

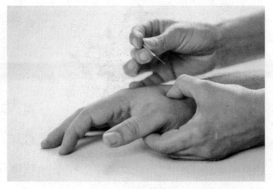

合谷

（2）艾灸

选合谷、足三里、肺俞等穴，悬灸或隔姜灸，每次 2～3 穴，每穴 20 分钟。主要用于体质虚寒者。

（3）耳针

可选咽喉、肺、心、肾上腺、神门等埋针，亦可用王不留行籽贴压以上耳穴，两耳交替。

（4）穴位注射

可选人迎、扶突、水突等穴，每次 1 穴（双侧），药物可用丹参注射液、川芎注射液，或维生素 B_1 注射液等，每穴注射 0.5～1mL。

（5）刺血法

咽喉痛较甚、发热者，可配合耳尖、少商、商阳穴点刺放血，以助泄热。

3.推拿导引

（1）推拿

首先在大椎及双侧风门穴施点、按或揉法，每穴 1 分钟。后在人迎、水突、廉泉、承浆及咽喉局部敏感压痛点行一指禅推法或按揉法，每穴 1 分钟；用一指禅推法自喉结旁推至缺盆穴，自上而下，左右各 3～5 遍；用颤法或振法作用于压痛点 1 分钟。最后点按合谷、少泽、鱼际、少商、内庭等穴位，每穴 1 分钟，压力由轻到重，以有得气感为度。用食指、中指、无名指沿颈部两侧纵向平行线上下反复轻轻揉按，或用一指禅推法，每次 10～20 分钟。

在上述手法的基础上，若阴虚肺燥，咽部充血呈暗红色、黏膜肥厚增生者，可加中府、列缺、太溪、涌泉、肺俞、脾俞、肾俞、八髎。若痰热蕴结，咽后壁脓点或伴散在颗粒，或有悬雍垂肥厚增长者，可加迎香、膻中、中府、中脘、天枢、列缺、足三里、丰隆、肺俞、脾俞、胃俞。

（2）导引

可用叩齿咽津法。静心聚神，口轻闭，上下牙齿互相轻轻叩击30次以上，舌头在口腔里、牙齿外左右上下来回运转，舌抵上腭，待唾液增多时分次徐徐咽下。动作要领：所有的牙齿都要叩击，牙齿开合的幅度和用力不可太大，还要防止咬舌。叩齿可使牙齿坚固，咀嚼有力，不易松动脱落，预防牙病。运舌、咽津能按摩牙龈、口颊，刺激唾液分泌，滋润胃肠，有助于增强脾胃功能。

四、预防与调护

1.饮食有节，忌过食肥甘厚腻及生冷寒凉，戒除烟酒；咽部红肿疼痛者，忌煎炒和辛辣刺激性食物。多食富有营养和具有清润作用的食物，改善消化功能，保持大便通畅。

2.减少或避免长时过度用声，动静适宜，劳逸结合，避免过度疲劳。起居有常，避免熬夜，早睡早起，增强体质。

3.注意保暖防寒，空气污染严重时戴口罩。改善工作和生活环境，避免粉尘和有害气体刺激。

4.保持心情舒畅，减轻压力。

心　悸

一、概念及病因病机

心悸是指病人自觉心中悸动，惊惕不安，甚则不能自主的一种病症，多呈发作性，常伴胸闷、气短、失眠、健忘、眩晕、耳鸣等症。心悸的发生多因体质虚弱、饮食劳倦、七情所伤、感受外邪及药食不当等，以致气血阴阳亏损，心神失养，心主不安，或痰、饮、火、瘀阻滞心脉，扰乱心神。西医学中各种原因引起的心律失常及心功能不全以心悸为主症者，属本病范畴。

二、方药及食疗

1. 心虚胆怯

症状：心悸不宁，善惊易恐，坐卧不安，不寐多梦而易惊醒，恶闻声响，食少纳呆，苔薄白，脉细数或细弦。

治法：镇惊定志，养心安神。

方药：安神定志丸（人参、茯苓、茯神、石菖蒲、远志、龙齿）。气短乏力，头目眩晕，动则悸甚，为心气虚损明显，重用人参；兼见心阳不振，加肉桂、炮附子；兼心血不足，加阿胶、制何首乌、龙眼肉；兼心气郁结，心悸烦闷，精神抑郁，加柴胡、郁金、合欢皮、绿萼梅；气虚夹湿，加泽泻，重用白术、茯苓；气虚夹瘀，加丹参、川芎、红花、郁金。

食疗：推荐食材为百合、桑椹、西瓜、银耳、西洋参、荔枝、甘蔗、蜂蜜等。推荐食疗方为，百合糯米粥，糯米 100g，百合 30g 洗净，置砂锅内加水适量，武火煮沸后，文火煮成粥，加糖适量即成，作早餐服用。

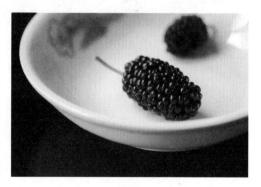

桑椹

2. 心血不足

症状：心悸气短，头晕目眩，失眠健忘，面色无华，倦怠乏力，纳呆食少，舌淡红，脉细弱。

治法：补血养心，益气安神。

方药：归脾汤（白术、当归、茯神、炙黄芪、龙眼肉、远志、酸枣仁、木香、炙甘草、人参、生姜、大枣）。五心烦热、自汗盗汗为气阴两虚，用炙甘草汤（炙甘草、生姜、桂枝、人参、干地黄、阿胶、麦冬、火麻仁、大枣）；兼阳虚而汗出肢冷，加炮附子、黄芪、煅龙骨、煅牡蛎；兼阴虚，重用麦冬、生地黄、阿胶，加北沙参、玉竹、石斛；纳呆腹胀，加陈皮、谷芽、麦芽、神曲、山楂、鸡内金、枳壳；失眠多梦，加合欢皮、首乌藤、五味子、柏子仁、莲子心等；热病后期可用生脉饮（人参、麦冬、五味子）。

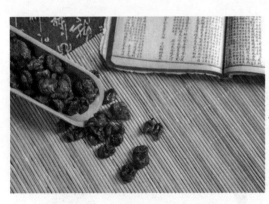

龙眼肉

食疗：推荐食材为猪心、龙眼肉、大枣、阿胶、枸杞子、酸枣仁、葡萄、乌鸡等。推荐食疗方为龙眼莲芡茶，用龙眼肉 4～6 枚，莲子、芡实各 20g 杵碎，以上置砂锅中，加水适量，煮沸后，置保温瓶中，加盖焖 20 分钟，连渣饮用，每日 1 剂。

3. 阴虚火旺

症状：心悸易惊，心烦失眠，五心烦热，口干，盗汗，思虑劳心则症状加重，伴耳鸣腰酸，头晕目眩，急躁易怒，舌红少津，苔少或无，脉象细数。

治法：滋阴降火，养心安神。

方药：天王补心丹（人参、茯苓、玄参、丹参、桔梗、远志、当归、五味子、麦冬、天冬、柏子仁、酸枣仁、生地黄、朱砂）合朱砂安神丸（朱砂、黄连、炙甘草、生地黄、当归）。遗精腰酸加龟甲、熟地黄、知母、黄柏，或加服知柏地黄丸（知母、黄柏、生地黄、山茱萸、山药、茯苓、泽泻、牡丹皮）；若阴虚火不旺，可单用天王补心丹；若兼瘀热，加赤芍、牡丹皮、桃仁、红花、郁金等。

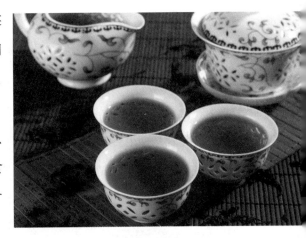

食疗：推荐食材为酸枣仁、枸杞子、西洋参、桑椹、银耳、黄花菜等。推荐食疗方为西洋参茶，用西洋参 3～5g 切片泡茶，代茶饮。

4. 心阳不振

症状：心悸不安，胸闷气短，动则尤甚，面色苍白，形寒肢冷，舌淡苔白，脉象虚弱或沉细无力。

治法：温补心阳，安神定悸。

方药：桂枝甘草龙骨牡蛎汤（桂枝、炙甘草、煅龙骨、煅牡蛎）合参附汤（人参、炮附子、生姜）。形寒肢冷，重用人参、黄芪、炮附子、肉桂；大汗出者，重用人参、黄芪、煅龙骨、煅牡蛎、山茱萸，或用独参汤；兼见水饮内停者，加葶苈子、五加皮、车前子、泽泻等；夹瘀血者，加丹参、赤芍、川芎、桃仁、红花；兼见伤阴者，加麦冬、枸杞子、玉竹、五味子；若心动过缓，加蜜麻黄、补骨脂，重用桂枝。

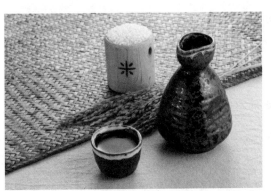

食疗：推荐食材为桂枝、米酒、薤白、羊肉、葱、韭菜、干姜等。推荐食疗方为干姜饮，用干姜 3g 研细粉，入米汤内，温热顿服。

5. 水饮凌心

症状：心悸眩晕，胸闷痞满，渴不欲饮，小便短少，或下肢浮肿，形寒肢冷，伴恶心、欲吐、流涎，舌淡胖，苔白滑，脉象弦滑或沉细而滑。

治法：振奋心阳，化气行水，宁心安神。

方药：苓桂术甘汤（茯苓、桂枝、白术、甘草）。兼见呕吐，加半夏、陈皮、生姜；兼见咳喘胸闷，加杏仁、前胡、桔梗、葶苈子、五加皮、防己；兼见瘀血者，加当归、川芎、刘寄奴、泽兰、益母草；若见因心功能不全而致浮肿、尿少、阵发性夜间咳喘或端坐呼吸者，可用真武汤（茯苓、芍药、生姜、附子、白术）。

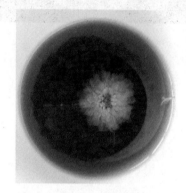

食疗：推荐食材为赤小豆、玉米须、冬瓜、薏苡仁、鲤鱼等。推荐食疗方为玉米须茶，用玉米须 18g，决明子 10g，甘菊花 6g，开水冲泡，代茶频饮。

6. 瘀阻心脉

症状：心悸不安，胸闷不舒，心痛时作，痛如针刺，唇甲青紫，舌质紫暗或有瘀斑，脉涩或结或代。

治法：活血化瘀，理气通络。

方药：桃仁红花煎（丹参、赤芍、桃仁、红花、香附、延胡索、青皮、当归、川芎、生地黄、乳香）。兼气滞，加柴胡、枳壳；兼气虚加黄芪、党参、黄精；兼血虚加制何首乌、枸杞子、熟地黄；兼阴虚加麦冬、玉竹、女贞子；兼阳虚加炮附子、肉桂、淫羊藿；胸部窒闷，加沉香、檀香、降香；夹痰浊，胸满闷痛，加瓜蒌、薤白、半夏、陈皮；胸痛甚，加乳香、没药、五灵脂、蒲黄、三七粉等。

食疗：推荐食材为月季花、韭菜、藕、山楂、红糖、玫瑰花等。推荐食疗

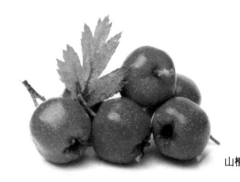

山楂

方为月季花茶，将鲜月季花瓣 20g，入盐水中反复清洗、沥干，放入茶杯中，以沸水冲泡，10～15分钟即可，代茶饮。

7. 痰火扰心

症状：心悸时发时止，受惊易作，胸闷烦躁，失眠多梦，口干苦，大便秘结，小便短赤，舌红，苔黄腻，脉弦滑。

治法：清热化痰，宁心安神。

方药：黄连温胆汤（半夏、陈皮、茯苓、甘草、枳实、竹茹、黄连、生姜、大枣）。大便秘结加生大黄；心悸重者加珍珠母、石决明、磁石；火郁伤阴，加麦冬、玉竹、天冬、生地黄；兼见脾虚加党参、白术、谷芽、麦芽、砂仁。

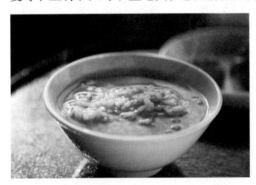

食疗：推荐食材为枇杷、茼蒿、苦瓜、梨、竹沥等。推荐食疗方为竹沥粥，用粳米 100g 加水适量煮粥，粥成时加入竹沥水 100mL，稍煮即成。每日早晚服用。

三、其他疗法

1. 针灸疗法

（1）体针

主穴取心俞、厥阴俞、巨阙、膻中、神门、内关。心虚胆怯配日月、胆俞；心血不足配脾俞、足三里；心阳不振配至阳、关元；阴虚火

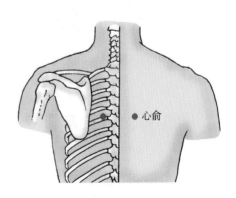

· 心俞

旺配太溪、三阴交；心血瘀阻配膈俞；水气凌心配水分、阴陵泉。

（2）耳针

取心、胆、脾、肾、交感、神门、皮质下、小肠，毫针刺法或压丸法。

（3）皮肤针

取心俞、厥阴俞、巨阙、膻中，叩至局部出现红晕、略有出血点为度。

（4）穴位注射

取心俞、厥阴俞、内关、膻中，每次选1～2穴，用生脉注射液或丹参注射液、参附注射液等，常规穴位注射。

2. 推拿疗法

先开天门、分推前额各7遍；一指禅推太阳、神庭、头维、百会各1分钟；鱼际揉前额，推颈部左、右两侧，拿风池穴各1分钟。后用摩法在胸腹部放松2分钟；然后分推胸腹部阴阳；点膻中、巨阙、鸠尾、璇玑、玉堂穴各1分钟；用一指禅推法施于中府、云门各1分钟；最后搓两胁1分钟。后按揉双侧内关、神门、合谷、通里、阴郄，每穴1分钟；搓上肢1分钟。后用揉法、滚法放松背腰部肌肉；点按心俞、厥阴俞、肺俞、脾俞、膏肓、肾俞各1分钟；推膀胱经10遍。

在以上治法的基础上，若为心虚胆怯，加按揉劳宫、少海、足临泣、阳陵泉；心血不足加点按百会，按揉中脘、气海、关元、足三里、脾俞、胃俞、心俞、肝俞；心阳不振加按揉太溪、涌泉、肾俞、命门；水饮凌心加按揉阴陵泉、水泉、丰隆、三阴交；心血瘀阻加按揉血海、膈俞；若痰火扰心加按揉丰隆、三阴交、阴陵泉、太冲、行间，以酸胀为度。

● 四、预防与调护

保持心情愉快；居住环境宜安静；保持室内空气清新，温度适宜；适当参加活动，但久病或心阳虚弱者以休息为主。平时可服人参等补气药，改善心气虚症状，增强抗病能力。积极治疗原发病症，如胸痹、痰饮、肺胀、喘证、痹病等，对预防心悸发作具有重要意义。

腹 泻

一、概念及病因病机

腹泻是由于感受外邪，饮食所伤，情志不调，禀赋不足及年老体弱、大病久病之后脏腑虚弱等，导致脾虚湿盛，肠道清浊不分，传化失司而引起的病症，主要表现为大便稀溏或如水样，次数增多，每日3次以上，常伴有腹胀腹痛、肠鸣纳呆。暴泻以实证为主，起病急，病程短，有感寒受凉、暴饮暴食或误食不洁之物病史，多伴有恶寒、发热等症状。久泻以虚证为主，起病缓，病程长，时发时止，多为禀赋不足，或由急性腹泻失治误治，迁延日久而成，常因受凉、饮食生冷或情志不畅而诱发。西医中器质性疾病，如急性肠炎、炎症性肠病、吸收不良综合征、肠道肿瘤、肠结核等，功能性疾病如肠易激综合征、功能性腹泻等以腹泻为主症的疾病，均可参照本病治疗。

二、方药及食疗

（一）暴泻

1. 寒湿内盛

症状：泄泻清稀，甚则如水样，脘闷食少，腹痛肠鸣，或兼恶寒、发热、头痛、肢体酸痛，舌苔白或白腻，脉濡缓。

治法：芳香化湿，解表散寒。

方药：藿香正气散（大腹皮、白芷、紫苏、茯苓、半夏曲、白术、陈皮、厚朴、姜汁、桔梗、藿香、炙甘草）。若寒热身痛，加荆芥、防风，或用荆防败毒散（荆芥、防风、茯苓、独活、柴胡、前胡、川芎、枳壳、羌活、桔梗、薄荷、甘草）；若腹满肠鸣，小便不利，可用胃苓汤（苍术、陈皮、厚朴、甘草、泽泻、猪苓、赤茯苓、白术、肉桂）；若腹胀冷痛，可用理中丸（人参、白术、干姜、甘草）。

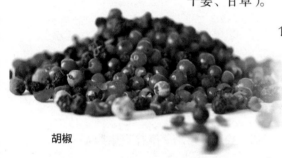

胡椒

食疗：推荐食材为干姜、高良姜、生姜、胡椒等。推荐食疗方为生姜胡椒红糖水，用生姜 10g，胡椒 10 粒，红糖适量。生姜切片，胡椒捣碎，与红糖一同水煎饮用。

2. 湿热中阻

症状：泄泻腹痛，泻下急迫，或泻而不爽，粪色黄褐臭秽，肛门灼热，烦热口渴，小便短黄，舌质红，苔黄腻，脉滑数或濡数。

治法：清热燥湿，分消止泻。

方药：葛根芩连汤（葛根、炙甘草、黄芩、黄连）。湿偏重加薏苡仁、厚朴；夹食滞者加神曲、山楂、麦芽；如有发热、头痛、脉浮等风热表证，可加金银花、连翘、薄荷；如在夏暑期间，症见发热头重，烦渴自汗，小便短赤，脉濡数等，是暑湿入侵，表里同病，可用新加香薷饮（香薷、银花、鲜扁豆花、厚朴、连翘）合六一散（滑石、甘草）。

食疗：推荐食材为马齿苋、薏

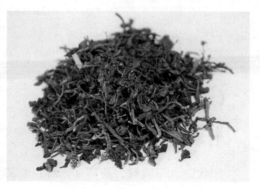

马齿苋

芡仁、粳米、荞麦、小麦麸、山药等。推荐食疗方为小麦麸饼，用小麦麸100g，面粉100g，食盐适量。小麦麸、面粉放入盆中，加盐水和面，做饼食。

3. 食滞肠胃

症状：腹痛肠鸣，泻下粪便臭如败卵，泻后痛减，脘腹胀满，嗳腐酸臭，不思饮食，舌苔垢浊或厚腻，脉滑。

治法：消食导滞，和中止泻。

方药：保和丸（山楂、六神曲、半夏、茯苓、陈皮、连翘、莱菔子、麦芽）。若脘腹胀满，可因势利导，用枳实导滞丸（大黄、神曲、枳实、黄芩、黄连、白术、茯苓、泽泻）。

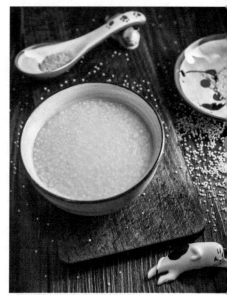

食疗：推荐食材为神曲、麦芽、山楂、鸡内金、胡萝卜、香蕉等。推荐食疗方为小米粥，用小米100g，神曲30g煮粥食用。

（二）久泻

1. 肝气乘脾

症状：平时心情抑郁，或急躁易怒，每因抑郁恼怒，或情绪紧张而腹泻，伴有胸胁胀闷、食少、腹痛攻窜、肠鸣矢气，舌淡红，脉弦。

治法：抑肝扶脾。

方药：痛泻要方（白术、白芍、防风、陈皮）。若肝郁气滞，胸胁脘腹胀痛，可加枳壳、香附、延胡索、川楝子；若脾虚明显，神疲食少者，加黄芪、党参、扁豆；若久泻不止，可加乌梅、诃子、石榴皮。

食疗：推荐食材为香橼、佛手、荞麦、高粱米、白萝卜、柚子等。推荐食

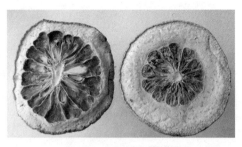

香橼

疗方为香橼露，香橼 500g，加水浸泡 2 小时，入蒸馏器内蒸 2 次，收集芳香蒸馏液。每服 30mL，炖温服，日 2 次。

2. 脾胃虚弱

症状：大便时溏时泻，迁延反复，稍进油腻食物，则大便溏稀，次数增加，或完谷不化，伴食少纳呆，脘闷不舒，面色萎黄，倦怠乏力，舌质淡，苔白，脉细弱。

治法：健脾益气，化湿止泻。

方药：参苓白术散（白扁豆、白术、茯苓、甘草、桔梗、莲子、人参、砂仁、山药、薏苡仁）。若脾阳虚衰，阴寒内盛，可用附子理中汤（人参、白术、干姜、附子、炙甘草）；若兼有脱肛，可用补中益气汤（黄芪、党参、白术、炙甘草、当归、陈皮、升麻、柴胡、生姜、大枣），并重用黄芪、党参；还可辨证选用升阳益胃汤（黄芪、半夏、人参、炙甘草、独活、防风、白芍、羌活、橘皮、茯苓、柴胡、泽泻、白术、黄连）、黄芪建中汤（黄芪、桂枝、白芍、生姜、甘草、大枣、饴糖）等。

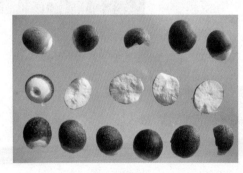

芡实

食疗：推荐食材为薏苡仁、芡实、扁豆、莲子、山药等。推荐食疗方为炒面粥，用炒面 15g，粳米 30g，先煮粳米粥，入炒面，搅匀，空腹食。

3. 肾阳虚衰

症状：黎明前腹部作痛，肠鸣即泻，泻后痛减，完谷不化，腹部喜暖喜按，形寒肢冷，腰膝酸软，舌淡苔白，脉沉细。

治法：温肾健脾，固涩止泻。

方药：附子理中丸（人参、白术、干姜、附子、炙甘草）合四神丸（肉豆蔻、补骨脂、五味子、吴茱萸、生姜、大枣）。若年老体弱，久泻不止，中气下陷，加黄芪、升麻、柴胡，亦可合桃花汤（赤石脂、干姜、粳米）。

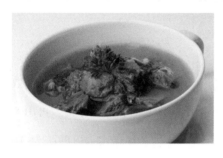

食疗：推荐食材为枸杞子、羊肉、韭菜等。推荐食疗方为桂心茯苓粥，用桂心1g，茯苓30g，桑白皮60g取汁，加粳米50g熬粥，每日1次，晨起空腹食用。

三、其他治疗

1. 针灸疗法

（1）体针

主穴取大肠俞、天枢、上巨虚、三阴交、神阙。寒湿内盛配阴陵泉、脾俞；肠腹湿热配曲池、下巨虚；食滞肠胃配下脘、梁门；肝气乘脾配期门、太冲；脾胃虚弱配脾俞、足三里；肾阳虚

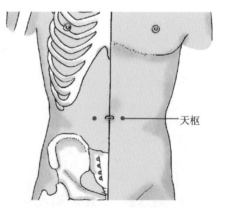

天枢

衰配肾俞、命门；水样便配关元、下巨虚。神阙用灸，余穴毫针常规刺。寒湿内盛、脾胃虚弱可用隔姜灸、温和灸或温针灸；肾阳虚衰可用隔附子饼灸。急性腹泻每日治疗1～2次，慢性腹泻每日或隔日1次。

（2）耳针

取大肠、小肠、腹、胃、脾、神门。每次选用3～5穴，毫针刺法，或压丸法。

（3）穴位贴敷

取神阙，用五倍子适量，研末，食醋调成膏状敷脐，2～3日更换一次，用于慢性泄泻。

（4）穴位注射

取天枢、上巨虚，选用维生素 B_1 或维生素 B_{12} 注射液，常规穴位注射。

2. 推拿疗法

用沉着缓慢的一指禅推法、摩法，由中脘向下移动至气海、关元，往复数次，再按揉中脘、天枢、气海及足三里，用振法振腹部，时间约5分钟。再用一指禅推脾俞、胃俞、大肠俞、次髎约5分钟，然后按揉上述诸穴，以酸胀为度，横擦大肠俞、八髎，以透热为度。最后拿肩井及曲池、合谷等穴，结束治疗。

在以上基本治法基础上，若为湿邪侵袭，加按揉阴陵泉、丰隆、三阴交、风池、水道、归来各5分钟，并点按风池，以酸胀为度。若为伤食，加按揉内关、上巨虚、冲阳、大巨、外陵；若为肝气乘脾，加按揉太冲、行间、期门、肝俞；若为脾胃虚弱，加按揉上巨虚、三阴交、太溪、建里；若为肾阳虚衰，加按揉太溪、涌泉、命门、肾俞、百会，均以酸胀为度。

◎ 四、预防与调护

忌生冷油腻、肥甘厚味；注意保暖；调节情志；暴泻者要减少饮食，可给予米粥以养护胃气；久泻者注意平素避风寒，勿食生冷食物。脾胃素虚者可选用健脾补气之品，或艾灸足三里、神阙等穴位。

便 秘

一、概念及病因病机

便秘，是以大便排出困难，排便周期延长，或周期不长但粪质干结，排出艰难，或粪质不硬，虽频有便意，但排便不畅为主要表现的病症。多因外感寒热之邪、内伤饮食情志、病后体虚、阴阳气血不足等所致。病位主要在大肠，涉及脾、胃、肺、肝、肾等多个脏腑。基本病机为大肠传导失常。

二、方药及食疗

（一）实秘

1. 热秘

症状：大便干结，腹胀成痛，口干口臭，面红心烦，或有身热，小便短赤，舌质红，苔黄燥，脉滑数。

治法：泻热导滞，润肠通便。

方药：麻子仁丸（火麻仁、芍药、枳实、大黄、厚朴、杏仁）。若津液已伤，可加生地黄、玄参、麦冬；若兼咳喘，加瓜蒌仁、苏子、黄芩；若易怒目赤者，加服更衣丸（朱砂、更衣）；若兼痔疮、便血，可加槐花、地榆；若热势较盛，痞满燥实坚者，可用大承气汤（大黄、厚朴、枳实、芒硝）。

食疗：推荐食材为菠菜、香蕉、蜂蜜、香菇、马铃薯、苦菜等。推荐食疗方为蜂蜜饮，用蜂蜜 15g，青盐 3g，开水冲服，晨起空腹饮。

2. 气秘

症状：大便干结，或不甚干结，欲便不得出，或便后不爽，肠鸣矢气，嗳气频作，胁腹痞满胀痛，舌苔薄腻，脉弦。

治法：顺气导滞，降逆通便。

方药：六磨汤（沉香、木香、槟榔、乌药、枳实、大黄）。若腹部胀痛甚，可加厚朴、柴胡、莱菔子；若便秘腹痛，舌红苔黄，加黄芩、栀子、龙胆草；若气逆呕吐，加半夏、陈皮、代赭石；若忧郁寡言，加白芍、柴胡、合欢皮；若跌仆损伤、腹部术后，气滞血瘀，便秘不通，可加红花、赤芍、桃仁等。

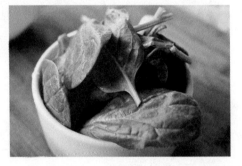

菠菜

食疗：推荐食材为菠菜、萝卜、玫瑰花、红薯叶等。推荐食疗方为炒薯叶，用红薯叶 500g，加油、盐炒熟食用，每天 2 次，连服数日。

3. 冷秘

症状：大便艰涩，腹痛拘急，胀满拒按，胁下偏痛，手足不温，呃逆呕吐，苔白腻，脉弦紧。

治法：温里散寒，通便止痛。

方药：温脾汤（附子、人参、大黄、甘草、干姜）合半硫丸（半夏、硫黄）。便秘腹痛可加枳实、厚朴、木香；若腹部冷痛，手足不温，加高良姜、小茴香。

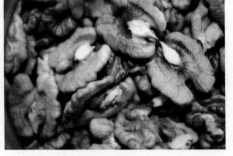

核桃仁

食疗：推荐食材为桑椹、蜂蜜、核桃仁、羊肉等。推荐食疗方为核桃仁粉，用核桃仁 5 个，烤干，研粉。睡前开水送服，连服 1 ～ 2 个月。

（二）虚秘

1. 气虚秘

症状：虽有便意，但排出困难，用力努挣则汗出短气，便后乏力，面白神疲，肢倦懒言，舌淡苔白，脉弱。

治法：补脾益肺，润肠通便。

方药：黄芪汤（黄芪、陈皮、火麻仁、白蜜）。若乏力汗出，加白术、党参；若排便困难，腹部坠胀者，可合用补中益气汤（黄芪、人参、白术、炙甘草、当归、陈皮、升麻、柴胡、生姜、大枣）；若气息低微，懒言少动者，加生脉散（人参、麦冬、五味子）；若肢倦腰酸者，可用大补元煎（人参、山药、熟地黄、杜仲、当归、山茱萸、枸杞子、炙甘草）；若脘腹痞满，舌苔白腻者，可加白扁豆、生薏苡仁；若脘胀纳少者，可加炒麦芽、砂仁。

食疗：推荐食材为荸荠、小米、山药、大枣、胡萝卜、鸡肉、菠菜等。推荐食疗方为菠菜粥，用菠菜 250g，粳米 50g，先煮粳米粥，将熟入菠菜，几沸即熟，任意食。

荸荠

2. 血虚秘

症状：大便干结，面色无华，皮肤干燥，头晕目眩，心悸气短，健忘少寐，口唇色淡，舌淡苔少，脉细。

治法：养血滋阴，润燥通便。

方药：润肠丸（当归、生地黄、火麻仁、桃仁、枳壳）。若面白、眩晕甚，加玄参、何首乌、枸杞子；若手足心热，午后潮热者，可加知母、胡黄连等；若阴血已复，大便仍干燥，可用五仁丸（杏仁、桃仁、柏子仁、松子仁、郁李仁、陈皮）。

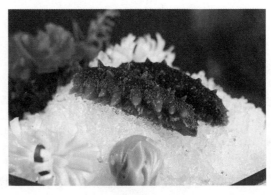

海参

食疗：推荐食材为海参、黑芝麻、阿胶、当归、大枣、桑椹等。推荐食疗方为阿胶葱白煮蜜糖，用阿胶 6g，葱白 3 茎，蜂蜜 2 匙。用水 1 碗煮葱白，沸后捞出，加入阿胶、蜂蜜炖化，饭前温服。

3. 阴虚秘

症状：大便干结，形体消瘦，头晕耳鸣，两颧红赤，心烦少寐，潮热盗汗，腰膝酸软，舌红少苔，脉细数。

治法：滋阴增液，润燥通便。

方药：增液汤（玄参、生地黄、麦冬）。若口干面红，心烦盗汗者，可加芍药、玉竹；便秘干结如羊矢状，加火麻仁、柏子仁、瓜蒌仁；若胃阴不足，口干口渴

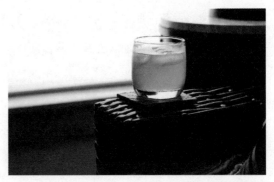

者，可用益胃汤；若肾阴不足，腰膝酸软者，可用六味地黄丸（熟地黄、山药、山茱萸、茯苓、牡丹皮、泽泻）；若阴亏燥结、热盛伤津者，可用增液承气汤（玄参、麦冬、生地黄、大黄、芒硝）。

食疗：推荐食材为银耳、木耳、山药等。推荐食疗方为冰糖炖香蕉，用香蕉 1～2 个去皮，加冰糖适量，隔水炖服。日 1～2 次，连服数日。

4. 阳虚秘

症状：大便排出困难，小便清长，面色㿠白，四肢不温，腹中冷痛，腰膝酸冷，舌淡苔白，脉沉迟。

治法：补肾温阳，润肠通便。

方药：济川煎（肉苁蓉、当归、牛膝、枳壳、泽泻、升麻）。若寒凝气滞、腹痛较甚，加肉桂、木香；胃气不和，恶心呕吐，可加半夏、砂仁。

食疗：推荐食材为韭菜、核桃仁、羊肉、生姜、山药、锁阳等。推荐食疗方为锁阳粥，用锁阳 15g，粳米 50～60g，洗净锁阳，切片，与粳米同煮，一次食用。

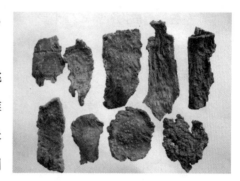

锁阳

🏵 三、其他疗法

1. 针灸疗法

（1）体针

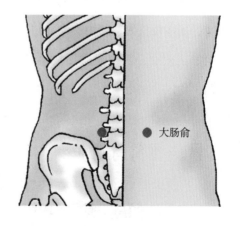

● 大肠俞

天枢、大肠俞、上巨虚、支沟、照海，热秘配合谷、腹结；气秘配中脘、太冲；冷秘配关元、神阙；虚秘配关元、脾俞。大便干结配关元、下巨虚。毫针常规刺。冷秘、虚秘可加用灸法。

（2）耳针

取大肠、直肠、交感、皮质下。毫针刺法，或埋针法、压丸法。

（3）穴位注射

取大肠俞、上巨虚。选用生理盐水或维生素 B_1、维生素 B_{12} 注射液，常规穴位注射。

（4）穴位埋线

取天枢、大肠俞、气海、足三里。以特制埋线针将羊肠线埋入穴位内，每15日1次。

（5）皮内针

取左腹结，皮内针常规操作。

2.推拿疗法

用一指禅推法在中脘、天枢、大横治疗，每穴1分钟；然后顺时针方向摩腹约5分钟，使热量深透至腹部，增强肠胃蠕动。后用一指禅推法或擦法沿脊柱两侧从肝俞、脾俞到八髎穴治疗，时间约5分钟；按揉肾俞、大肠俞、八髎、长强2～3遍。

在以上手法的基础上，胃肠燥热加按揉大椎、曲池、合谷、支沟；若气机郁滞，加揉按气海、膻中、太冲、期门；气血亏虚加按揉气海、足三里、命门、百会、三阴交；阴寒凝滞加按揉建里、水分、水道、归来、阴陵泉、三阴交、命门，均以酸胀为度。

◉ 四、预防与调护

饮食以清淡为主，避免过食辛辣厚味或饮酒无度，勿过食寒凉生冷，多吃粗粮果蔬，多饮水。避免久坐少动，宜多活动。养成定时排便的习惯。避免过度的精神刺激，保持心情舒畅。注意不可滥用泻药。

痤 疮

⚬ 一、概念及病因病机

痤疮是一种以颜面、胸、背等处见丘疹，顶端如刺状，可挤出白色碎米样粉汁为主的毛囊、皮脂腺的慢性炎症。其临床特点是丘疹、脓疱等皮疹多发于颜面、前胸、后背等处，常伴有皮脂溢出。中医文献中又称"肺风粉刺""面疮""酒刺"，俗称"青春疙瘩""青春痘"，常与过食辛辣厚味、冲任不调、先天禀赋等因素有关，早期肺热及肠胃湿热为主，晚期有痰瘀。西医学认为，本病与内分泌、毛囊皮脂腺导管角化、感染、免疫及遗传等因素有关。

⚬ 二、方药及食疗

1.肺经风热

症状：丘疹色红，或有痒痛，或有脓疱，伴口渴喜饮，大便秘结，小便短赤，舌质红，苔薄黄，脉弦滑。

治法：疏风清热。

方药：治以枇杷清肺饮加减，常用枇杷叶、桑白皮、黄连、黄芩、生地黄、赤芍、牡丹皮、地骨皮、栀子、生甘草等。伴口渴喜饮者，加生石膏、天花粉；大便秘结者，加生大黄；脓疱多者，加紫花地丁、白花蛇舌草；经前加重者加香附、益母草、当归。

食疗：推荐食材有金银花、荸荠、菊花、绿豆、枇杷、百合

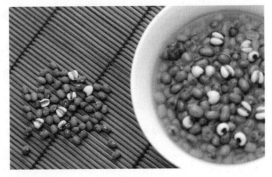

等。推荐食疗方为薏苡仁绿豆汤，即用绿豆 30g，薏苡仁 30g，用文火煮烂，然后加糖适量，最后加入薄荷 5g 即可取出，待凉服饮，每日 1 次。

2. 肠胃湿热

症状：颜面、胸背部皮肤油腻，皮疹红肿疼痛，或有脓疱，伴口臭、便秘、尿黄，舌质红，苔黄腻，脉滑数。

治法：清热除湿解毒。

方药：治以茵陈蒿汤加减，常用茵陈蒿、栀子、黄芩、黄柏、生大黄（后下）、蒲公英、生薏苡仁、车前草、生甘草等。伴腹胀、舌苔厚腻者，加生山楂、鸡内金、枳实；脓疱较多者，加白花蛇舌草、野菊花、金银花。

食疗：推荐食材有茵陈蒿、马齿苋、冬瓜、枇杷叶、薏苡仁、茯苓等。推荐食疗方为马齿苋粥，即马齿苋 150g，粳米 100g。将马齿苋洗净，切成碎段备用。马齿苋与粳米加水同煮，旺火烧沸，改用小火煮至粥成。不加盐、醋，空腹淡食。

茵陈蒿

3. 痰瘀凝滞

症状：皮疹颜色暗红，以结节、脓肿、囊肿、疤痕为主，或见窦道，经久难愈，伴纳呆腹胀，舌质暗红，苔黄腻，脉弦滑。

治法：除湿化痰，活血散结。

方药：治以二陈汤合桃红四物汤加减，常用当归、桃仁、红花、茯苓、白术、怀山药、姜半夏、陈皮、白芥子、丹参、车前子、白花蛇舌草等。伴痛经者，加益母草、泽兰；伴囊肿成脓者，加贝母、皂角刺、夏枯草；伴结节、囊肿难消者，加三棱、莪术、海藻、昆布。

食疗：推荐食材为生山楂、昆布、海藻、海带、桃仁、荷叶等。推荐食疗方为黑豆坤草粥，即用黑豆150g，益母草（坤草）30g，桃仁10g，苏木15g，粳米250g，红糖适量。将益母草、苏木、桃仁用水煎30分钟，滤出药汁，将黑豆放入药汁，加水适量，煮至八成熟，下粳米煮粥，粥成加糖即可服用，早晚各服一小碗。

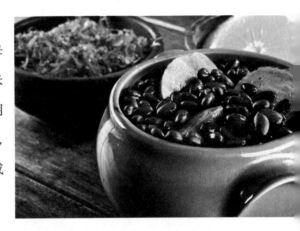

三、其他疗法

1. 局部疗法

（1）皮疹较多者可用颠倒散，以茶水调涂患处，每日2次，或每晚涂1次，次日清晨洗去。脓肿、囊肿、结节较甚者，可外敷金黄膏，每日2次。

（2）可外用0.05%维甲酸霜，每日1～2次，以及2%红霉素软膏、5%硫黄霜，连用1～2个月。

2. 针刺疗法

（1）体针

主穴取大椎、合谷、四白、阳白、太阳、下关、颊车、内庭，肺经风热配少商、尺泽、曲池、肺俞；肠胃湿热配足三里、丰隆、阴陵泉、大肠俞；伴月经不调者，配血海、三阴交、膈俞。中等刺激，用泻法，留针30分钟，每日1次，10次为1个疗程。可取大椎、肺俞等穴，用三棱针点刺放血后加拔罐3分钟，每周1～2次。

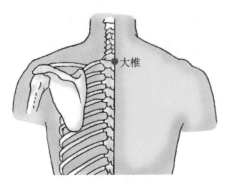

（2）耳针

取交感、肺、胃、神门、内分泌、皮质下、肾上腺、面颊、耳尖、脑点、额区。皮脂溢出加脾；便秘加大肠；月经不调加子宫、肝。每次选用4～5穴，毫针刺或压丸，耳尖可点刺放血，5次为1个疗程。

（3）三棱针

取胸1～12椎旁开0.5～3寸范围内的阳性反应点。用三棱针挑断皮下部分纤维组织，使之出血少许，每周1～2次。

四、预防与调护

1.经常用温水、硫黄皂洗脸，皮脂较多时可每日洗2～4次。

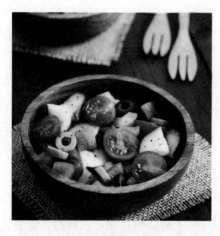

2.饮食以清淡不油腻、营养丰富、易消化为宜。多吃新鲜蔬菜、瓜果，保持大便通畅，多饮水、绿茶、果汁等，有助于减轻症状。忌食辛辣刺激性食品、炒货和海鲜发物，如烟酒、辣椒、羊肉、胡荽、韭菜、葱蒜、海鱼、虾蟹、炒瓜子等。少食油腻、甜食，如奶油、巧克力、糖果、糕点等。

3.不要滥用化妆品，有些粉质化妆品会堵塞毛孔，造成皮脂瘀积。

4.禁止用手挤压脓疱，以免炎症扩散，愈后遗留凹陷性疤痕。

面 瘫

一、概念及病因病机

面瘫是由于劳作过度、正气不足、络脉空虚、卫外不顾，风寒、风热之邪乘虚而入，导致人体气血痹阻，经筋功能失调、缓纵不收引起的病症，又称口眼㖞斜，西医学周围性面神经麻痹属本病范畴。

临床表现为突然出现一侧面部肌肉板滞、麻木、瘫痪，额纹消失，眼裂变大，露睛流泪，鼻唇沟变浅，口角下垂㖞向健侧，病侧不能皱眉、蹙额、闭目、露齿、鼓颊；部分患者初起时有耳后疼痛，还可出现患侧舌前 2/3 味觉减退或消失、听觉过敏等症。病程日久，可因瘫痪肌肉出现挛缩，口角反牵向患侧，甚则出现患侧面肌痉挛，形成"倒错"现象。

二、针灸疗法

1. 体针

主穴取阳白、四白、颧髎、颊车、地仓、翳风、牵正、太阳、合谷。风寒外袭配风池、风府；风热侵袭配外关、关冲；气血不足配足三里、气海。味觉减退配足三里；听觉过敏配阳陵泉；抬眉困难配攒竹；鼻唇沟变浅配迎香；人中沟㖞斜配水沟；颏唇沟㖞斜配承浆；流泪配太冲。

面部腧穴均行平补平泻法；急性期，面部穴位手法不宜过重，肢体远端的腧穴行泻法且手法宜重；在恢复期，合谷行平补平泻法，足三里行补法。翳风宜灸，恢复期主穴多加灸法。

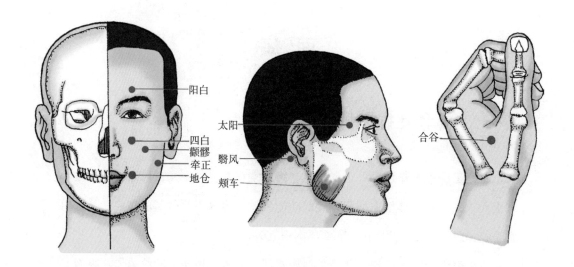

2. 皮肤针

取阳白、颧髎、地仓、颊车、翳风，叩刺以局部潮红为度，适用于恢复期。

3. 拔罐

取阳白、颧髎、地仓、颊车，可行闪罐、走罐或刺络拔罐。

4. 穴位贴敷

取太阳、阳白、颧髎、地仓、颊车，将马钱子锉成粉末，取 1～2 分，撒于胶布上，然后贴于穴位处，5～7 日换药 1 次；或用蓖麻仁捣烂加麝香少许，取绿豆粒大一团，贴敷穴位上，每隔 3～5 日更换 1 次；或用白附子研细末，加冰片少许做面饼，贴敷穴位，每日 1 次。

● 三、推拿疗法

治疗顺序为先患侧再健侧。用一指禅推法自印堂穴开始，经阳白、太阳、四白、睛明、迎香、地仓、颧髎、下关至颊车穴，往返治疗5～6遍。后用双手拇指自印堂向上抹至神庭，从印堂向左、右抹至两侧太阳穴，从印堂向左、右抹上、下眼眶，自睛明穴沿两侧颧骨抹向耳前听宫穴，再从迎香沿两侧颧骨抹向耳前听宫穴，以感觉酸胀温热为度。拇指按揉牵正、承浆、翳风，每穴1分钟。用大鱼际揉面部前额、颊部3分钟。在患者颜面部用擦法治疗，以透热为度。最后拿风池、合谷各1分钟。

在以上治法的基础上，风寒证加推背部膀胱经至微发汗；风热证加按揉大椎、曲池各1分钟；气血不足加按揉肝俞、肾俞，后用腰部横擦法，以透热为度，时间2～3分钟。

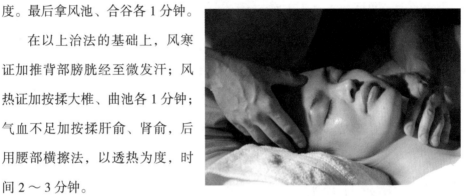

推拿手法操作宜轻柔，避免颜面部皮肤破损。早期禁止在翳风、颊车等处施术，因其深层内部正是面神经干通过之处，此时神经处于水肿、变性状态，不能承受推拿的直接压力。如果误推该处，可能会加重病情或延缓治愈时间。

◉ 四、预防及调护

1.平时应当节饮食、避风寒，避免过度劳累。

2.患病后，早期面部表情肌的功能锻炼对于缩短疗程有着重要意义。嘱患者应尽早进行皱眉、蹙额、闭眼、露齿、鼓腮、吹口哨等动作训练，每日可进行数次，每次数分钟。每日2～3次，10次为1个疗程，连用2～3个疗程。

3.嘱患者生活规律，注意保暖，防止受风寒刺激，保持情志舒畅。

4.嘱患者平时用湿毛巾或热水袋热敷患侧耳下方。病程达20天以上者，鼓励患者做自我推拿。方法为单手在额部、颊部做来回摩擦，以透热为度。

眩 晕

一、概念及病因病机

眩晕是以目眩与头晕为主要表现的病证。轻者闭目即止，重者如坐车船，旋转不定，不能站立，或伴有恶心、呕吐、汗出，甚则仆倒等症状。多因情志不遂、年老体弱、饮食不节、久病劳倦、跌仆坠损、感受外邪等因素导致风眩内动、清窍不宁或清阳不升而发病。西医学的良性位置性眩晕、后循环缺血、梅尼埃病、高血压病等以眩晕为主症者，均属本病范畴。

二、方药及食疗

1. 肝阳上亢

症状：眩晕，耳鸣，头目胀痛，急躁易怒，口苦，失眠多梦，遇烦劳郁怒而加重，甚则仆倒，颜面潮红，肢麻震颤，舌红苔黄，脉弦或数。

治法：平肝潜阳，清火息风。

方药：天麻钩藤饮（天麻、钩藤、石决明、川牛膝、桑寄生、杜仲、栀子、黄芩、益母草、朱茯神、首乌藤）。若口苦目赤，烦躁易怒者，加龙胆草、川楝子、夏枯草；若目涩耳鸣，腰酸膝软，加枸杞子、生地黄、玄参；若目赤便秘，加大黄、芒硝，或佐用当归龙荟丸（当归、龙胆、芦荟、青黛、栀子、黄连、黄芩、黄柏、大黄、木香、麝香）。若眩晕剧烈，兼见手足麻木或震颤者，加磁石、珍珠母、羚羊角粉等。

食疗：推荐食材为芹菜、绿豆衣、荷叶、菊花等。推荐食疗方为天麻鸡蛋羹，天麻15g，水煎1小时后去渣，加入打匀的鸡蛋1～2个，隔水蒸熟，日分两次服用。

2. 痰湿中阻

症状：眩晕，头重如蒙，或伴视物旋转，胸闷恶心，呕吐痰涎，食少多寐，舌苔白腻，脉濡滑。

治法：化痰祛湿，健脾和胃。

方药：半夏白术天麻汤（半夏、白术、天麻、橘红、茯苓、甘草、生姜、大枣）。若呕吐频作，加胆南星、天竺

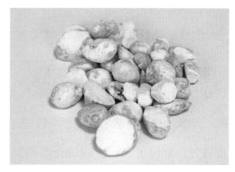

半夏

黄、竹茹、旋覆花；若脘闷纳呆，加砂仁、白豆蔻、佩兰；若耳鸣重听，加郁金、石菖蒲、磁石；若头痛头胀，心烦口苦，渴不欲饮，用黄连温胆汤。

3. 瘀血阻窍

症状：眩晕，头痛，痛有定处，兼见健忘、失眠、心悸、精神不振、耳鸣耳聋、面唇紫暗，舌暗有瘀斑，多伴见舌下脉络迂曲增粗，脉涩或细涩。

治法：祛瘀生新，活血通窍。

方药：通窍活血汤（赤芍、川芎、桃仁、红花、麝香、老葱、生姜、大枣、酒）。若兼见神疲乏力，少气自汗等，加入黄芪、党参；若兼心烦面赤，舌红苔黄，加栀子、连翘、薄荷、菊花；若兼畏寒肢冷，感寒加重，加附子、桂枝；若头颈部不能转动，加威灵

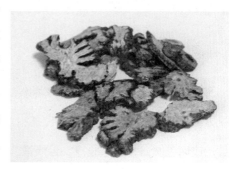

川芎

仙、葛根、豨莶草等。

4. 气血亏虚

症状：眩晕动则加剧，劳累即发，面色㿠白，神疲自汗，倦怠懒言，唇甲不华，发色不泽，心悸少寐，纳少腹胀，舌淡，苔薄白，脉细弱。

治法：补益气血，调养心脾。

方药：归脾汤（人参、黄芪、白术、茯神、酸枣仁、龙眼肉、木香、甘草、当归、远志、生姜、大枣）。若短气乏力，神疲便溏者，可合补中益气汤（黄芪、人参、白术、炙甘草、当归、陈皮、升麻、柴胡、生姜、大枣）；若自汗、易感冒，重用黄芪，加防风、浮小麦；若脾虚湿盛，腹胀纳呆者，加薏苡仁、扁豆、泽泻等；若兼见形寒肢冷，腹中隐痛，加肉桂、干姜；若血虚甚，面色

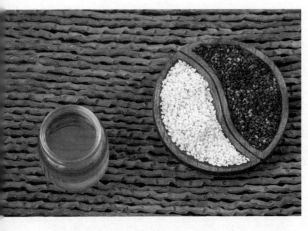

㿠白，唇舌色淡者，加熟地黄、阿胶；兼见心悸怔忡，少寐健忘，加柏子仁、酸枣仁、首乌藤及龙骨、牡蛎。

食疗：推荐食材为芝麻胡桃泥，用黑芝麻 100g，文火炒熟，胡桃肉 100g，鲜桑叶 100g，去叶脉络，共捣烂如泥，加入蜂蜜适量调匀。每服 10g（约 1 大匙），日服 3 次。

5. 肾精不足

症状：眩晕日久不愈，精神萎靡，腰酸膝软，少寐多梦，健忘，两目干涩，视力减退；或遗精滑泄，耳鸣齿摇；或颧红咽干，五心烦热，舌红少苔，脉细数；或面色㿠白，形寒肢冷，舌淡嫩，苔白，脉沉细无力，尺脉尤甚。

治法：滋养肝肾，填精益髓。

方药：左归丸（熟地黄、山药、山茱萸、枸杞子、菟丝子、川牛膝、龟甲胶、鹿角胶）。若五心烦热，潮热颧红者，加鳖甲、知母、黄柏、牡丹皮等；若遗精滑泄，加芡实、莲须、桑螵蛸、紫石英等；若兼失眠、多梦、健忘者，加阿胶、鸡子黄、酸枣仁、柏子仁等；若四肢不温、畏寒、精神萎靡者，加巴戟天、淫羊藿、肉桂，或予右归丸（熟地黄、附子、肉桂、山药、山茱萸、菟丝子、鹿角胶、枸杞子、当归、杜仲）；若兼见下肢浮肿、尿少，加桂枝、茯苓、泽泻等；若兼见便溏，腹胀少食，加白术、茯苓、薏苡仁等。

食疗：推荐食材为黑芝麻、黑豆、枸杞子、菊花等。推荐食疗方为天麻菊花枸杞粉，天麻 50g，菊花 50g，枸杞子 30g，共研末，每次服 10g，每日 2 次，开水送服。

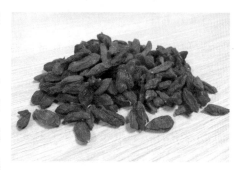

枸杞子

⊛ 三、其他疗法

1. 针灸疗法

（1）体针

实证：主穴取百会、风池、太冲、内关、丰隆。肝阳上亢配行间、率谷；痰湿中阻配中脘、阴陵泉；瘀血阻窍配膈俞、阿是穴。

虚证：主穴取百会、风池、肝俞、肾俞、足三里。气血亏虚配脾俞、气海；肾精不足配悬钟、太溪。

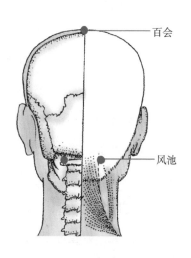

百会

风池

针刺风池应正确把握进针的方向、角度和深度。其他腧穴常规刺法。

（2）三棱针

眩晕剧烈时取印堂、太阳、百会、头维等穴，用三棱针点刺出血数滴。

（3）耳针

取肾上腺、皮质下、枕、脑、神门、额、内耳，每次取3～5穴，毫针刺法或压丸法。

（4）头针

取顶中线、枕下旁线，头针常规刺法。

2. 推拿疗法

先采用抹法，自印堂穴向上抹至神庭穴，再从印堂向两侧沿眉弓抹至太阳穴，反复5～6遍。后用拇指或中指按揉印堂、神庭、睛明、攒竹、鱼腰、太阳、翳风、听宫、率谷穴，每穴1分钟；拇指按揉百会穴2分钟。后自头维穴沿足少阳胆经头颞部循行线至风池穴施扫散法，两侧交替进行，时间1～2分钟。后自前额经头顶向后至后枕部做五指拿五经法，反复5～6遍。最后用双手拇指按揉双侧内关、神门穴，拿合谷穴，时间2～3分钟。

在以上手法基础上，若肝阳上亢加推抹颈部左、右两侧5～6遍，并用拇指按揉角孙、肾俞、太冲、行间各1分钟，并擦涌泉，以透热为度；若痰湿中阻，加掌摩胃脘部及腹部、一指禅推中脘、天枢2～3分钟，并用拇指按揉足三里、丰隆、脾俞、胃俞、大肠俞各3分钟，并横擦脾俞、胃俞，以透热为度；若气血两虚，加掌摩腹部及胃脘部、一指禅推中脘、气海、关元3～5分钟，用拇指按揉心俞、肝俞、膈俞、脾俞、肾俞、足三里各1分钟，并擦背部督脉、脾俞、胃俞，以透热为度；若肾阴虚，加推抹颈部左、右两侧5～6遍，按揉角孙、太冲、行间各1分钟，并掌擦涌泉，以透热为度；若肾阳虚，加掌摩腹部、按揉气海、关元，以腹部温热为度，并用掌擦法横擦肾俞、命门及腰骶部，以透热为度。

四、预防与调护

平素坚持适当的体育锻炼，保持心情舒畅；注意劳逸结合；饮食清淡有节，少食肥甘厚味及过咸伤肾之品，尽量戒烟戒酒，作息规律。已发眩晕者，要避免突然、剧烈的体位改变和头颈部运动，避免从事高空作业。

中 风

一、概念及病因病机

中风，又称卒中，是以半身不遂、肌肤不仁、口舌㖞斜、言语不利，甚则突然昏仆、不省人事为主要表现的病症。因其发病骤然，变化迅速，有"风性善行而数变"的特点，故名中风。多因内伤积损、情志过极、饮食不节、体态肥盛等，引起虚气留滞，或肝阳暴张，或痰热内生，或气虚痰湿，引起内风旋动，气血逆乱，横窜经脉，直冲犯脑，导致血瘀脑脉或血溢脉外而发病。西医学的急性脑卒中属本病范畴。

二、方药及食疗

（一）中经络

中经络以半身不遂、肌肤不仁、口舌㖞斜、言语不利或舌强不语为主症，根据其他伴随症状又可分为不同证型，主要临床表现、治法如下：

1. 风阳上扰

症状：急躁易怒，头晕头痛，面红目赤，口苦咽干，尿赤，便干，舌红少苔或苔黄，脉弦数。

治法：清肝泻火，息风潜阳。

方药：天麻钩藤饮（天麻、钩藤、石决明、川牛膝、益母草、黄芩、栀子、杜仲、桑寄生、朱茯神、首乌藤）。头痛较重减杜仲、桑寄生，加川芎、木贼草、菊花、桑叶；若急躁易怒较重，可加牡丹皮、生白芍、珍珠母；若兼便秘不通，减杜仲、桑寄生，加大黄、玄参等。

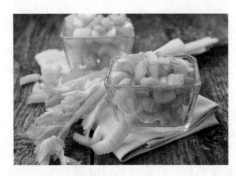

食疗：推荐食材为荸荠、海蜇头、芹菜、天麻、菊花、全蝎、蝉等。推荐食疗方为全虫闹金蝉，将全蝎（全虫）30g，金蝉 30g 入六成熟油中炸酥，摆在盘内，撒少许精盐，日分 3 次食用。

2. 风痰阻络

症状：头晕目眩，舌质暗淡，舌苔白腻，脉弦滑。

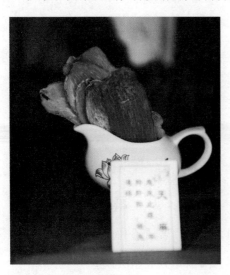

天麻

治法：息风化痰，活血通络。

方药：半夏白术天麻汤（半夏、天麻、橘红、茯苓、甘草、白术、生姜、大枣）。若眩晕较甚且痰多者，加胆南星、天竺黄、珍珠粉；若肢体麻木，甚则肢体刺痛，痛处不移，加丹参、桃仁、红花、赤芍；若便干便秘，加大黄、黄芩、栀子。

3. 痰热腑实

症状：头晕目眩，吐痰或痰多，腹胀、便干或便秘，舌质暗红或暗淡，苔黄或黄腻，脉弦滑或兼数。

治法：清热化痰，通腑泻浊。

方药：星蒌承气汤（胆南星、全瓜蒌、生大黄、芒硝）。若痰涎较多，可合用竹沥汤（竹沥、生葛汁、生姜汁）；若头晕较重，加天麻、钩藤、菊花、珍珠母；若舌质红而烦躁不安，彻夜不眠者，加生地黄、麦冬、柏子仁、首乌藤；若痰热腑实较甚，改用大柴胡汤。

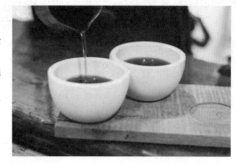

4. 气虚血瘀

症状：面色无华，气短乏力，口角流涎，自汗，心悸，便溏，手足或偏身肿胀，舌质暗淡或瘀斑，舌苔薄白或腻，脉沉细、细缓或细弦。

治法：益气扶正，活血化瘀。

方药：补阳还五汤（生黄芪、当归尾、赤芍、川芎、桃仁、红花、地龙）。若心悸、气短、乏力明显，加党参、太子参、红参；若肢体肿胀或麻木、刺痛等血瘀重者，加莪术、水蛭、鬼箭羽、鸡血藤；若肢体拘挛，加穿山甲、水蛭、桑枝；若肢体麻木，加木瓜、伸筋草、防己；上肢偏废者，加桂枝、桑枝；下肢偏废者，加川断、桑寄生、杜仲、牛膝。

食疗：推荐食材为羊肚、黄芪、粳米、葱白、花椒等。推荐食疗方为羊肚粥，羊胃1具，洗切净，煮熟，加入粳米100g，葱白、生姜、豆豉、花椒各适量，煮粥，加盐少许调味，日分3次食用。

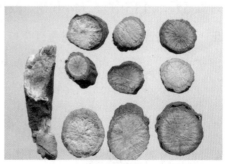

赤芍

5. 阴虚风动

症状：平素头晕头痛，耳鸣目眩，双目干涩，腰酸腿软，急躁易怒，少眠多梦，舌质红绛或暗红，少苔或无苔，脉细弦或细弦数。

治法：滋养肝肾，潜阳息风。

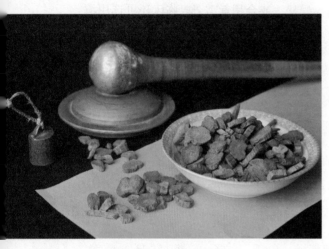

牛膝

方药：镇肝息风汤（怀牛膝、生赭石、川楝子、生龙骨、生牡蛎、生龟甲、生白芍、玄参、天冬、生麦芽、茵陈、甘草）。痰盛者去龟甲，加胆南星、竹沥；若心中烦热，加黄芩、生石膏；若心烦失眠，加黄连、莲子心、栀子、首乌藤；若头痛重，加生石决明、珍珠母、夏枯草、川芎、地龙、全蝎、红花。

食疗：推荐食材为黑豆、黑芝麻、地黄等。推荐食疗方为加味大豆酒，用地黄 50g，低度酒 2500mL，共置大瓶中，黑豆 500g 炒熟，趁豆热倒入酒中，密封 7 日。日分 3 次，酌量饮用。

（二）中脏腑

中脏腑分为闭证、脱证，均表现为突然昏仆、不省人事。闭证以牙关紧闭，口噤不开，两手固握，大小便闭，肢体强痉为主症，根据伴随症状不同又分为阳闭和阴闭；而脱证则表现为目合口张，鼻鼾息微，手撒遗尿。具体表现及治法如下：

1. 阳闭

症状：兼有面赤身热，气粗口臭，躁扰不宁，舌苔黄腻，脉弦滑而数。

治法：清热化痰，开窍醒神。

方药：羚羊角汤（羚羊角、龟甲、生地黄、白芍、牡丹皮、柴胡、薄荷、菊花、夏枯草、蝉蜕、红枣、生石决明）合安宫牛黄丸。若痰盛神昏，可合用至宝丹或清宫汤（玄参、莲子、竹叶、连翘、犀角、麦冬），方中犀角用水牛角代；若热闭神昏兼有抽搐者，加全蝎、蜈蚣，或合用紫雪丹。临床还可选用清开灵注射液或醒脑静注射液静脉滴注。

食疗：推荐食材为薄荷、火麻仁、竹沥、决明子等。推荐食疗方为薄荷荆芥粥，用鲜薄荷叶、鲜荆芥穗各 30g，洗净切碎，煎汤取汁，入炒火麻仁 50g，粳米 50～100g，共煮粥，粥成过箩，鼻饲。可加入竹沥以化痰开窍，日分 3 次服用。

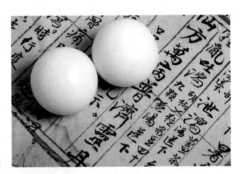

2. 阴闭

症状：兼面白唇暗，四肢不温，静卧不烦，舌苔白腻，脉沉滑。

治法：温阳化痰，开窍醒神。

方药：涤痰汤（茯苓、人参、甘草、橘红、胆南星、半夏、竹茹、枳实、石菖蒲、生姜、大枣）合苏合香丸。若四肢厥冷加桂枝；若兼风象，加天麻、钩藤；若见戴阳，急进参附汤（人参、附子、生姜）、白通加猪胆汁汤（葱白、干姜、附子、人中白、猪胆汁）鼻饲，或用参附注射液静脉滴注。

食疗：推荐食材为远志、石菖蒲、葱白、猪肾等。推荐食疗方为人参粥，用人参 3g 打粉，粳米 100g 洗净，放入

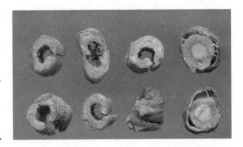

远志

锅内加适量水，加入人参粉煮粥，把熬成汁的冰糖加入粥中拌匀。

3. 脱证

症状：兼有汗多不止，四肢冰冷，舌痿，脉微欲绝。

治法：回阳固脱。

方药：参附汤（人参、附子、生姜）。汗出不止，加炙黄芪、生龙骨、煅牡蛎、山茱萸、醋五味子；阳气恢复后又见面赤足冷、虚烦不安、脉极弱或突然脉大无根，可用地黄饮子（熟地黄、巴戟天、山茱萸、石斛、肉苁蓉、炮附子、五味子、肉桂、茯苓、麦冬、石菖蒲、远志），或参附注射液，或生脉注射液静脉滴注。

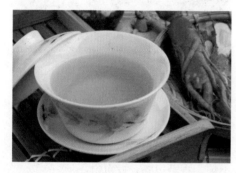

食疗：推荐食材为人参、干姜、甘草、冰糖等。推荐食疗方为独参汤，用大人参 20～30g，去芦。用水 300mL，大枣 5 枚，同煎至 150mL，灌服或随时鼻饲。

三、其他疗法

1. 针灸疗法

（1）体针

中经络：主穴取水沟、内关、极泉、尺泽、委中、三阴交。风阳上扰配太冲、太溪；风痰阻络配丰隆、合谷；痰热腑实配内庭、丰隆；气虚血瘀配气海、血海；阴虚风动配太溪、风池。上肢不遂配肩髃、曲池、手三里、合谷；手指不伸配腕骨；下肢不遂配环跳、足三里、阳陵泉、阴陵泉、太冲、风市；病侧肢体拘挛，肘部配曲泽，腕部配大陵；足内翻配丘墟透照海；口角㖞斜配颊车、地仓、合谷、太冲；言语謇涩配廉泉、通里、哑门；头晕配风池、天柱；复视配风池、睛明；便秘配天枢、支沟；尿失禁、尿潴留配中极、关元。

水沟用雀啄法，以眼球湿润为度；内关用捻转泻法；极泉在原位置下 1 寸心经上取穴，避开腋毛，直刺进针，用提插泻法，以上肢有麻胀感和抽动为度；尺泽、委中直刺，提插泻法，使肢体抽动；三阴交用提插补法，可用电针。

中脏腑：主穴取水沟、百会、内关。闭证配十二井穴、太冲；脱证配关元、神阙。百会闭证用毫针刺，泻法；脱证用灸法。十二井穴点刺放血，关元、神阙用大艾炷重灸法。

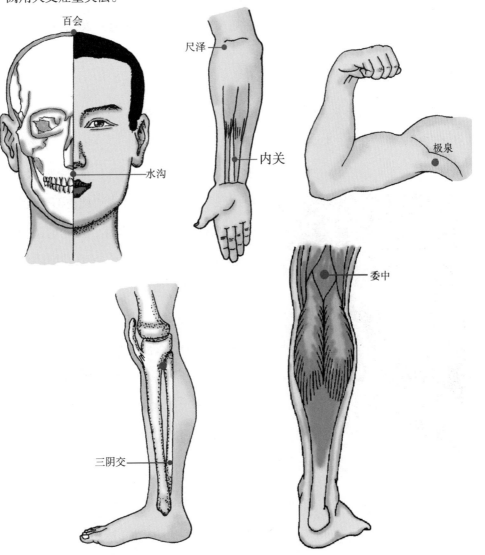

（2）头针

取对侧顶颞前斜线、顶颞后斜线、顶旁 1 线及顶旁 2 线。头针常规刺。

（3）穴位注射

取肩髃、曲池、手三里、足三里、丰隆。每次选用 2～4 穴，可选用丹参注射液或川芎嗪注射液、维生素 B_1 注射液、维生素 B_{12} 注射液，常规穴位注射，适用于中经络者。

（4）电针

取穴参考中经络主穴、配穴，在患侧上、下肢体各选一组穴位，针刺得气后留针，接通电针仪，电流强度以患者肌肉微颤为度，每次通电 20 分钟。

2. 推拿疗法

主要沿背部两侧膀胱经循行向下推拿臀部、大腿后侧、小腿后部，重点按揉天宗、膈俞、肝俞、胆俞、肾俞、承扶、委中、承山、昆仑；推拿头面颈部，重点穴位印堂、攒竹、睛明、风府、风池、肩井；推拿肩臂部，重点按揉极泉、

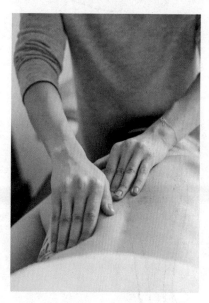

曲池、合谷、手三里；推拿小腿前部至足背，重点按揉髀关、伏兔、膝眼、足三里、三阴交、解溪。

在以上手法基础上，中经络之风痰入络，加按揉天突、丰隆、合谷、曲池约 5 分钟；风阳上扰加按揉太冲、行间、太溪、三阴交约 3 分钟，配合推颈部左、右两侧各 20 次，并擦涌泉，以透热为度；阴虚风动加按揉太溪、风池、三阴交约 5 分钟。

◎ 四、预防与调护

减少情志过极，改变不良的饮食习惯，坚持适当运动。若已患中风，应当积极采取治疗性干预措施，以预防中风再次发生和中风后痴呆、抑郁、癫痫等继发病的发生。另外，采取针对性调护措施，如采取良肢位卧床休息、保持呼吸道通畅、尽早进行康复训练。

肩关节周围炎

◎ 一、概念及病因病机

肩关节周围炎简称肩周炎，是肩关节囊及关节周围软组织因急慢性损伤、退行性变、风寒湿邪侵袭等因素所致的一种慢性非特异性炎症。临床以肩关节周围疼痛、痛处固定、夜间为甚，肩前、后或外侧压痛，主动和被动外展、后伸、上举等功能明显受限，后期可出现肌肉萎缩。好发于中老年人，故有"五十肩"之称。中医称其为"漏肩风"，认为多与体虚、劳损及风寒侵袭肩部等因素有关，基本病机是肩部经络不通或筋肉失于气血温煦和濡养。

◎ 二、针灸疗法

1. 体针

主穴取肩髃、肩髎、肩贞、肩前、阳陵泉、条口透承山及阿是穴。若疼痛以肩前外部为主，配三间；以肩外侧部为主配中渚；以肩后部为主配后溪；以前部为主配列缺。

以上穴位以毫针刺，行泻法或平补平泻。可行透刺法：肩髃透极泉、肩髎透极泉、肩前透肩贞，局部穴位可加灸法。肩关节活动受限者，在局部穴针刺前或出针后刺远端穴，行针后让患者活动肩关节。

早期针灸治疗效果较好，治疗期间患者应配合肩关节功能锻炼，并注意肩部保暖。

2.拔罐

取肩部阿是穴，行刺络拔罐，2～3日治疗1次。

3.火针

取肩部阿是穴，2～3日治疗1次。

4.电针

在体针治疗之主穴中，局部、远端各取1穴，选用密波或疏密波进行治疗。

5.穴位注射

取肩部阿是穴，选用当归注射液，穴位常规注射。

6.针刀治疗

肩关节出现粘连时，局麻下将针刀刺入痛点，可触及硬结和条索，顺肌纤维走行方向分离松解粘连。

● 三、推拿疗法

先以一手托起患者手臂，另一手用滚法或按揉法在肩前部、肩后部操作，三角肌部用㨰法、揉拿法操作，同时配合患肩做外展、前屈、后伸和内旋、外旋运动。后在肩内陵、肩髃、肩贞、秉风、天突、臂臑、曲池等行一指禅推法、按法、揉法。后将患肩抬至最大上举幅度，分别在肩前部、胸大肌、

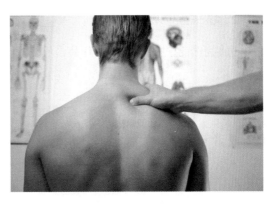

肱二头肌短头肌腱处和肩后部、大圆肌、小圆肌及冈下肌处行按揉法、弹拨法。后行托肘摇肩法或大幅度摇肩法，幅度由小到大，顺、逆时针方向各做 5 ～ 8 次。后行肩关节杠杆扳法，最后双手合抱患肩做抱肩搓揉法、肩关节擦法，以透热为宜。再用搓法从肩关节至前臂往返操作 3 ～ 5 遍，外展约 60° 行抖肩法结束治疗。

治疗初期以舒筋活血、通络止痛为主；中期以松解粘连、滑利关节为主；后期以促进功能恢复为主。炎症期疼痛明显，手法宜轻柔，以止痛、促进炎症吸收为主，应嘱患者制动、减少关节活动；粘连期疼痛减轻，应加用被动运动手法，以松解粘连为主，并使患者配合主动运动，防止粘连加重；肌肉萎缩期关节功能完全障碍，手法宜深沉有力，并嘱患者积极进行功能锻炼以恢复关节功能。

四、功能锻炼

1. 背墙外旋法

患者背靠墙站立，患肢屈肘 90°，握拳，掌心向上，上臂逐渐外旋，尽可能使拳眼接近墙壁，反复进行。适用于外旋功能障碍者。

2. 越头摸耳法

患侧手指越过头顶摸对侧耳朵，反复进行。适用于梳头功能障碍者。

3. 面壁摸高法

患者面朝墙壁站立，患侧手沿墙壁做摸高动作，尽量使胸部贴近墙壁，反复进行。适用于上举功能障碍者。

4. 背后拉手法

双手放于背后，用健侧手握住患肢手腕部，渐渐向健侧拉并向上抬举，反复进行。适用于内旋后弯摸背功能障碍者。

5. 扶墙压肩法

患侧手外展扶墙，用健侧手向下压肩至最大幅度，反复进行。适用于外展功能障碍者。

6. 单臂环转法

患者站立，患肩做顺时针和逆时针方向交替的环转运动，反复进行。适用于旋转功能障碍者。

腰椎间盘突出症

一、概念及病因病机

腰椎间盘突出症，是由于腰椎间盘发生退行性变后，加之外力作用，如腰部闪挫、强力举重、弯腰搬抬重物，或长期弯腰活动、久坐、久立，或遭风寒湿侵袭、腰部肌肉痉挛，致使纤维环部分或完全破裂，髓核向外膨出或突出，刺激或压迫脊神经根或马尾神经而引起的一组以腰腿痛为主的症候群，以 $L_4 \sim L_5$ 和 $L_5 \sim S_1$ 椎间盘病变发生率最高，属中医"腰痛"范畴，可参照其进行辨证论治。

二、方药及食疗

1.寒湿腰痛

症状：腰部冷痛重着，转侧不利，静卧病痛不减，寒冷或阴雨天加重，舌质淡，苔白腻，脉沉而迟缓。

治法：散寒行湿，温经通络。

方药：治以甘姜苓术汤（干姜、白术、茯苓、甘草）。若寒邪偏胜，加附子、川乌、细辛；若湿邪偏胜，加苍术、厚朴、薏苡仁。

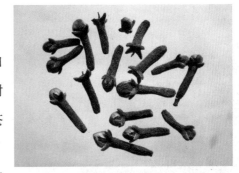

丁香

食疗：推荐食材为干姜、丁香、橘红、茯苓、肉桂、杜仲、大茴香、花椒、草果、羊肉、狗肉等。推荐食疗方为桂枸茶，肉桂 5 ～ 10g，枸杞子 15 ～ 30g，泡水代茶饮。

2.湿热腰痛

症状：腰部重着而热痛，暑湿阴雨天气加重，活动后或可减轻，身体困重，小便短赤，舌质红，苔黄腻，脉濡数或弦数。

治法：清热利湿，舒筋止痛。

方药：治以四妙丸（黄柏、苍术、牛膝、薏苡仁）。若小便短赤不利，加栀

子、萆薢、车前草；若湿热蕴久，耗
伤阴津，加生地黄、知母、女贞子、墨
旱莲。

　　食疗：推荐食材为茯苓、木瓜、栀
子、薏苡仁、赤小豆、金银花、蒲公英
等。推荐食疗方为英花茶，用金银花10g，
蒲公英10g，木瓜10g，泡水代茶饮。

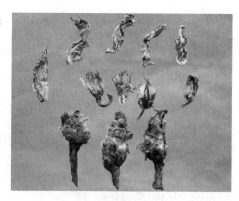

蒲公英

3. 瘀血腰痛

　　症状：腰痛如刺，痛有定处，痛处拒按，日轻夜重，轻者俯仰不便，重者
不能转侧，舌质暗紫，或有瘀斑，脉涩。部分患者有跌仆闪挫病史。

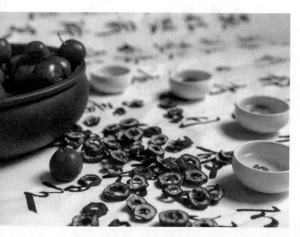

　　治法：活血化瘀，通络止痛。

　　方药：治以身痛逐瘀汤（桃仁、红花、
当归、川芎、香附、没药、五灵脂、地龙、
牛膝、秦艽、羌活、甘草）。若腰痛日久、
肾虚者，加杜仲、续断、狗脊、桑寄生；
若兼有风湿、身体困重、阴雨天加重，加
独活；若腰痛引胁，加柴胡、郁金；若有
跌仆、扭伤、闪挫病史，加乳香、青皮。

　　食疗：推荐食材为黑木耳、洋葱、山楂、大蒜、西红柿、酿造醋等。推荐
食疗方为姜楂茶，用生姜15g，山楂10g，泡水代茶饮。

4. 肾虚腰痛

（1）肾阴虚

　　症状：腰部隐隐作痛，酸软无力，缠绵不愈，心烦少寐，口燥咽干，面色

潮红，手足心热，舌红少苔，脉弦细数。

治法：滋阴补肾，濡养筋脉。

方药：治以左归丸（熟地黄、山茱萸、山药、枸杞子、龟甲胶、鹿角胶、菟丝子、牛膝）。若肾阴不足、相火偏亢，可选用知柏地黄丸（知母、黄柏、熟地黄、山茱萸、山药、泽泻、牡丹皮、茯苓）或大补阴丸（知母、黄柏、熟地黄、龟甲）；若虚劳腰痛，日久不愈，阴阳俱虚，阴虚内热者，可选用杜仲丸（杜仲、龟甲、黄柏、知母、枸杞子、五味子、当归、芍药、黄芪、补骨脂）。

（2）肾阳虚

症状：腰部隐隐作痛，酸软无力，缠绵不愈，局部发凉，喜温喜按，遇劳更甚，卧则减轻，常反复发作，面色㿠白，肢冷畏寒，舌质淡，苔薄白，脉沉细无力。

治法：补肾壮阳，温煦筋脉。

方药：治以右归丸（肉桂、附子、鹿角胶、熟地黄、山药、山茱萸、枸杞子、菟丝子、杜仲、当归）。若脾气亏虚，甚或脏器下垂者，加黄芪、党参、白术、升麻；若无明显阴阳偏胜者，可服用青娥丸（杜仲、补骨脂、核桃仁、大蒜）；若房劳过度而致肾虚腰痛者，可用河车大造丸（紫河车、熟地黄、天冬、麦冬、杜仲、牛膝、黄柏、龟甲）。

食疗：推荐食材为牛肉、羊肉、狗肉、郁金、杜仲、肉桂、山药等。推荐食疗方为姜杞茶，用干姜 10g，枸杞子 15 ~ 30g，泡水代茶饮。

◎ 三、其他疗法

1. 针灸疗法

（1）体针

主穴取肾俞、大肠俞、阿是穴、委中，寒湿腰痛配腰阳关；瘀血腰痛配膈俞；肾虚腰痛配大钟。疼痛或压痛在腰脊正中，配后溪；若在腰脊两侧，配申脉；腰椎病变配腰夹脊。

以毫针常规刺。急性腰痛，痛势剧烈者，可在阿是穴、委中用三棱针点刺出血。寒湿腰痛、肾虚腰痛者，可加用灸法。

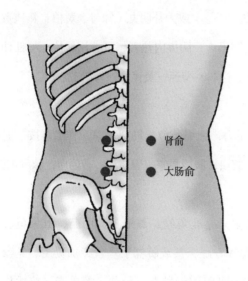
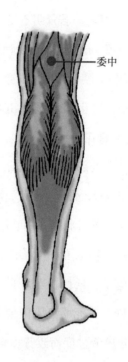

（2）耳针

取患侧腰骶椎、肾、膀胱、神门。毫针刺法，或埋针法、压丸法。

（3）拔罐

取肾俞、大肠俞、阿是穴拔罐，瘀血腰痛和寒湿腰痛可行刺络拔罐法。

（4）穴位注射

取肾俞、大肠俞、阿是穴，选用复方当归注射液或丹参注射液等，每次取2～3穴，常规穴位注射。

2.推拿疗法

治疗以舒筋通络、解痉止痛、松解粘连、理筋整复为原则，先在患者腰脊柱两侧膀胱经及臀部和下肢后外侧用滚法、按揉法操作，以患侧腰部为重点。然后沿脊柱由上至下按压至骶部约 5 分钟，手法宜深沉缓和。后用拇指或肘尖点、按、揉腰阳关、肾俞、大肠俞、环跳、居髎、承扶、殷门、委中、

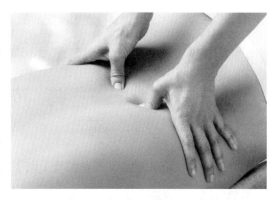

承山、阳陵泉、绝骨、丘墟及阿是穴 5 分钟，以酸胀为度。后在两助手配合做拔伸牵引状态下，医者用拇指重叠或肘尖用力，在椎间盘突出相应节段与脊柱成 45° 角向椎间孔方向顶推按揉，然后医者以一手按于病变节段，另一手握其上侧下肢踝部做侧卧后伸扳法约 3 分钟，手法宜稳实深透。之后医者用腰部斜扳法左、右各操作 1 次，然后做屈髋屈膝抱臀卷腰法，再强制行直腿抬高扳法，以患者能忍受为度。最后在腰骶部、小腿后外侧涂上介质，在腰部沿骶棘肌用直擦法，腰骶部用横擦法，小腿后外侧顺肌纤维方向用直擦法，以透热为度。

急性期手法刺激不宜过重，以消除炎症水肿、缓解疼痛为主；缓解期以松解神经根粘连、改变突出物与神经根受压关系、促进髓核回纳吸收为主，推拿治疗的重点在椎间盘突出的相应节段。

四、预防与调护

1. 采取预防性干预措施，如避免坐卧湿地；暑热之时应避免夜宿室外，贪冷喜凉；应注意保暖，免受风寒湿邪侵袭；涉水冒雨或运动汗出后即应换衣擦身；应保持正确的坐、卧、行体位，劳逸适度，不可强力负重；避免腰部跌仆闪挫。

2. 急性腰痛应及时治疗，愈后注意休息调养，以巩固疗效。慢性腰痛除药物治疗外，注意腰部保暖，或加用腰托固护，避免腰部损伤。平时进行腰部自

我按摩、打太极拳等活动，有助于腰痛的康复。

痔 疮

痔疮，是直肠末端黏膜下和肛管皮肤下的静脉丛发生扩大、曲张所形成的柔软静脉团，以便血、脱出、肿痛为临床特点。根据发病部位不同，可分内痔、外痔和混合痔。

一、分类及治疗

（一）内痔

1. 概念及病因病机

生于肛门齿线以上，直肠末端黏膜下的静脉丛扩大、曲张所形成的柔软静脉团称为内痔，主要临床表现是便血、痔核脱出及肛门不适感。多因脏腑本虚，兼因久坐久立，负重远行，或长期便秘，或泻痢日久，或临厕久蹲，或过食辛辣醇酒厚味，导致风湿燥热下迫大肠所致。若日久气虚，中气下陷不能摄纳则痔核脱出。

2. 临床分期

由于病程的长短及病情轻重不同，可分为四期：

Ⅰ期内痔：痔核较小，不脱出，以便血为主。

Ⅱ期内痔：痔核较大，大便时可脱出肛外，便后自行回纳，便血或多或少。

Ⅲ期内痔：痔核更大，大便时痔核脱出肛外，甚至行走、咳嗽、喷嚏、站立时也会脱出，不能自行回纳，须用手推回，或平卧、热敷后才能回纳；便血不多或不出血。

Ⅳ期内痔：痔核脱出，不能及时回纳，嵌顿于外，因充血、水肿和血栓形成，以致肿痛、糜烂和坏死，即嵌顿性内痔。

3. 方药及食疗

药物治疗多适用于Ⅰ、Ⅱ期内痔，或内痔嵌顿伴有继发感染，或年老体弱者发病，或内痔兼有其他严重慢性病不宜手术治疗者。

（1）风伤肠络

症状：大便带血、滴血或喷射状出血，血色鲜红，或有肛门瘙痒等，舌质红，苔薄白或薄黄，脉浮数。

治法：清热凉血祛风。

方药：治以凉血地黄汤加减，常用生地黄、当归尾、槐角、地榆、黄芩、黄连、升麻、荆芥、赤芍、枳壳、天花粉、生甘草。大便秘结者加槟榔、大黄等。

食疗：推荐食材为鸡冠花、香蕉、苍耳子、菊花、桑耳、苜蓿等。推荐食疗方为鸡冠花鸡蛋汤，用白鸡冠花 15～30g，鸡蛋 1 个。将鸡冠花放入砂锅中，加水两碗，文火煮成一碗，去渣，将鸡蛋去壳加入，煮熟即可服用，每日 1 次。

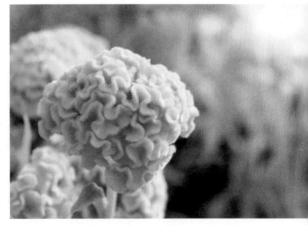

鸡冠花

（2）湿热下注

症状：便血色鲜，量较多，肛内肿物外脱，可自行回缩，肛门灼热，舌质红，苔黄腻，脉弦数。

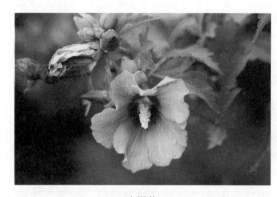

木槿花

治法：清热利湿止血。

方药：治以脏连丸加减，常用黄连、猪大肠。出血量多者，加地榆炭、仙鹤草等；灼热较甚者，加白头翁、秦艽等。

食疗：推荐食材为马齿苋、木槿花、荸荠、芹菜、槐花、阳桃等。推荐食疗方为蒸木槿花，即用木槿花500g，以少许豉汁，和椒盐、葱白，蒸令熟。空腹食之，每日1次。

（3）气滞血瘀

症状：肛内肿物脱出，甚或嵌顿，肛管紧缩，坠胀疼痛，甚则肛缘水肿、血栓形成，触痛明显，舌质红或暗红，苔白或黄，脉弦细涩。

治法：清热利湿，祛风活血。

方药：治以止痛如神汤加减，常用秦艽、桃仁、皂角子、苍术、防风、黄柏、当归尾、泽泻、槟榔、熟大黄。肿物紫暗明显者，加红花、牡丹皮；肿物淡红光亮者，加龙胆草、木通等。

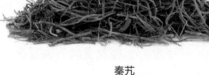

秦艽

（4）脾虚气陷

症状：肛门松弛，痔核脱出须手法复位，便血色鲜或淡；面白少华，神疲乏力，少气懒言，纳少便溏，舌质淡，边有齿痕，苔薄白，脉弱。

治法：补中益气。

方药：治以补中益气汤加减，常用黄芪、人参、白术、当归、炙甘草、升麻、柴胡、陈皮。大便稍干者加肉苁蓉、火麻仁；贫血较甚时合四物汤（当归、川芎、白芍、熟地黄）。

食疗：推荐食材为菠菜、无花果、野猪肉、黄鳝等。推荐食疗方为菠菜粥，

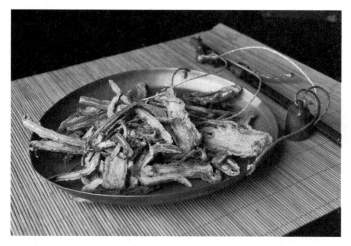

当归

即用菠菜 250g，粳米 50g。先煮粳米成粥，将熟入菠菜，几沸即熟，任意食。

4. 其他疗法

（1）局部疗法

①熏洗法：以药物加水煮沸，先熏后洗，或用毛巾蘸药液趁热湿敷患处，冷则更换，具有活血止痛、收敛消肿等作用。常用五倍子汤、苦参汤等，适用于各期内痔及术后。

②外敷法：将药物敷于患处，具有消肿止痛、收敛止血、祛腐生肌等作用。根据不同病情可选用油膏或散剂，如九华膏、黄连膏、消痔膏（散）、五倍子散等，适用于各期内痔及术后。

③塞药法：将药物制成栓剂，塞入肛内。具有消肿、止痛、止血作用，如痔疮栓等，适用于各期内痔及术后。

④结扎疗法：此为中医传统的外治法，除丝线结扎外，也可用药制丝线、纸裹药线缠扎痔核根部，以阻断痔核的气血流通，使痔核坏死脱落，遗留创面修复自愈。其中单纯结扎法适用于Ⅰ、Ⅱ期内痔；贯穿结扎法适用于Ⅱ、Ⅲ期内痔；胶圈套扎法适用于Ⅱ、Ⅲ期内痔及混合痔的内痔部分。

（2）针刺疗法

①体针：主穴取承山、次髎、长强、二白。湿热下注配大肠俞、阴陵泉；气虚下陷配脾俞、百会。便秘配天枢、上巨虚；便后出血配孔最、膈俞。

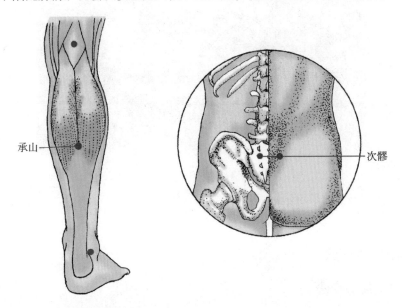

②耳针：取肛门、直肠、大肠、神门、脾、肾上腺。每次选用 2～4 穴，毫针刺法，或压丸法。

③挑治法：取第 7 胸椎至腰骶部范围内痔点（紫红色或粉红色丘疹，以腰骶部接近督脉的痔点疗效较好）。每次选一个痔点，常规消毒，用三棱针将挑治部位的表皮纵行挑破 0.2～0.3cm，然后再向深部挑，将皮下白色纤维样物挑断，挤出血液或黏液。每周 1 次，连续 3～4 次。

（二）外痔

1. 概念及分型

外痔是指发生于肛管齿线以下的痔，多由肛缘皮肤感染，或痔外静脉丛破裂出血，或反复感染、结缔组织增生，或痔外静脉丛扩大曲张而成。其特点是自觉肛门坠胀、疼痛，有异物感。由于临床症状、病理特点及其过程不同，可分为以下 4 型：

炎性外痔：由于肛缘皮肤破损或感染，使其局部产生红肿、疼痛的外痔。

血栓性外痔：指痔外静脉破裂出血，血液凝结于皮下，血栓形成而致的圆形肿物。其特点是肛门突然剧烈疼痛，并有暗紫色肿块。

结缔组织性外痔：是由急、慢性炎症反复刺激，使肛缘的皮肤增生、肥大而成，内痔无曲张静脉丛。肛门异物感为其主要症状。

静脉曲张性外痔：是痔外静脉丛发生扩大、曲张，在肛缘形成圆形或椭圆形的柔软团块。以坠胀不适感为主要表现。

2. 方药治疗

（1）湿热蕴结（多见于炎性外痔）

症状：肛缘肿物肿胀、疼痛，咳嗽、行走、坐位均可使疼痛加重，便干，尿赤，舌质红，苔薄黄或黄腻，脉滑数或浮数。

治法：清热、祛风、利湿。

方药：治以止痛如神汤加减，常用秦艽、桃仁、皂角子、苍术、防风、黄

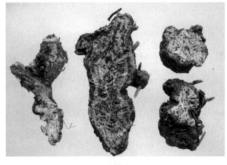

苍术

柏、当归尾、泽泻。便秘者加槟榔、熟大黄等；溲赤者加木通、滑石等。

（2）血热瘀阻（多见于血栓性外痔较小者）

症状：肛缘肿物突起，肿痛剧烈难忍，肛门坠胀疼痛，局部可触及硬结节，其色暗紫，伴便秘、口渴、烦热，舌紫，苔淡黄，脉弦涩。

治法：清热凉血，消肿止痛。

方药：治以凉血地黄汤加减，常用生地黄、当归尾、槐角、地榆、黄芩、

黄连、升麻、荆芥、赤芍、枳壳、天花粉、生甘草。肿块较硬时可加桃仁、红花；便秘时加大黄、槟榔。

（3）湿热下注（多见于静脉曲张性外痔破损染毒、继发感染者）

症状：便后肛门缘肿物隆起不缩小，坠胀感明显，甚则灼热疼痛或有渗出，便干，尿赤，舌红，苔黄腻，脉滑数。

治法：清热利湿，活血散瘀。

方药：治以萆薢化毒汤合活血散瘀汤加减，常用萆薢、当归尾、牡丹皮、牛膝、防己、木瓜、薏苡仁、秦艽、赤芍、桃仁、大黄、川芎、苏木、枳壳、瓜蒌仁、槟榔。

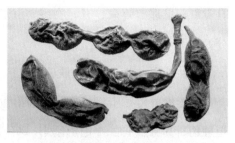

槐角

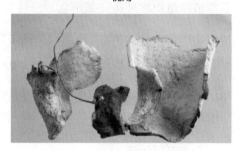

萆薢

3. 其他疗法

可用熏洗法、外敷法，具体见内痔治疗；严重者考虑手术切除。炎性外痔还可用远红外、微波或超短波治疗。

（三）混合痔

混合痔是指内、外痔静脉丛曲张，相互沟通吻合，使内痔部分和外痔部分形成一整体者，多因Ⅱ、Ⅲ期内痔反复脱出，或妊娠分娩、负重努挣等原因所导致。临床表现具有内痔、外痔的双重症状，表现为大便时滴血或射血，量或多或少，色鲜，便时常有肿物脱出，能自行回纳或须用手法复位，若合并染毒则可发生嵌顿肿痛。

混合痔的内、外治法参考内、外痔，必要时可选用外痔剥离、内痔结扎术。

❀ 二、预防与调护

1.养成每天定时排便的良好习惯，防止便秘或腹泻；蹲厕时间不宜过长，以免肛门部瘀血。每晚睡前最好用温水清洗肛门，或经常热水坐浴，保持肛门局部清洁和良好的血液循环。

2.注意饮食清淡、易消化，多喝开水，多食新鲜蔬菜、水果和有润肠通便作用的食物，忌食辛辣刺激、油腻及热性的食物。

3.避免久坐、久立及负重远行，应进行适当的活动。定时做肛门括约肌运动，进行肛门功能锻炼。有痔核脱出时应及时复位，可用热敷、卧床休息、外涂润滑剂、提肛等方法。便血量较多时应停止排便，可用棉球填塞压迫止血，出血不止或复位困难者应及时到医院诊治。

更年期综合征

❀ 一、概念及病因病机

更年期综合征，是指妇女在绝经期前后，出现烘热汗出、烦躁易怒、潮热面红、失眠健忘、精神倦怠、头晕目眩、耳鸣心悸、腰背酸痛、手足心热，或伴月经紊乱等与绝经有关的症状。妇女在49岁左右，肾气渐衰，天癸渐竭，冲任二脉逐渐亏虚，月经将断而至绝经，在此生理转折时期，受身体内外环境的影响，如素体阴阳有所偏衰，素性抑郁，宿有痼疾，或家庭、社会等环境变化，易致肾阴阳平衡失调而发病。本病之本在肾，常累及心、肝、脾等脏，临床常见肾阴虚、肾阳虚、肾阴阳两虚、心肾不交等证。从现代医学的角度看，若双侧卵巢切除，或放射治疗后卵巢功能衰竭出现更年期综合征表现者，也可参照本病辨证论治。

二、方药治疗

1. 肾阴虚

症状：绝经前后头晕耳鸣，腰酸腿软，烘热汗出，五心烦热，失眠多梦，口燥咽干，或皮肤瘙痒，月经周期紊乱，量少或多，经色鲜红，舌红，苔少，脉细数。

治法：滋肾益阴，育阴潜阳。

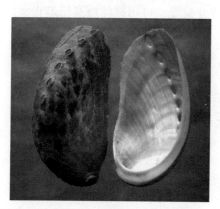

石决明

方药：六味地黄丸（熟地黄、山药、山茱萸、茯苓、牡丹皮、泽泻）加生龟甲、生牡蛎、石决明。若出现双目干涩等肝肾阴虚的表现时，用杞菊地黄丸（六味地黄丸加菊花、枸杞子）加减；若见头晕目眩、口苦咽干、心烦胸闷、便秘溲赤等肝郁化热的症状，用一贯煎（沙参、麦冬、当归、生地黄、川楝子、枸杞子）加减。

2. 肾阳虚

症状：绝经前后头晕耳鸣，腰痛如折，腹冷阴坠，形寒肢冷，小便频数或失禁，带下量多，月经不调，量多或少，色淡质稀，精神萎靡，面色晦暗，舌淡，苔白滑，脉沉细而迟。

治法：温肾壮阳，填精养血。

方药：右归丸（附子、肉桂、熟地黄、山药、山茱萸、枸杞子、菟丝子、鹿角胶、当归、杜仲）。若见腰膝酸软、食少腹胀，或四肢浮肿、大便溏薄等脾肾阳虚的症状，用健固汤（人参、白术、茯苓、薏苡仁、巴戟天）加补骨脂、淫羊藿、山药。

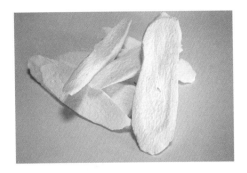

山药

3. 肾阴阳俱虚

症状：绝经前后乍寒乍热，烘热汗出，月经紊乱，量少或多，头晕耳鸣，健忘，腰背冷痛，舌淡，苔薄，脉沉弱。

治法：阴阳双补。

方药：二仙汤（仙茅、淫羊藿、当归、巴戟天、黄柏、知母）合二至丸（女贞子、墨旱莲）加何首乌、龙骨、牡蛎。若便溏，去当归，加茯苓、炒白术健脾止泻。

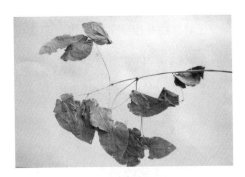

淫羊藿

4. 心肾不交

症状：绝经前后心烦失眠，心悸易惊，甚至情志失常，月经周期紊乱，量少或多，经色鲜红，头晕健忘，腰酸乏力，舌红，苔少，脉细数。

治法：滋阴补血，养心安神。

方药：天王补心丹（人参、玄参、当归、天冬、麦冬、丹参、茯苓、五味子、

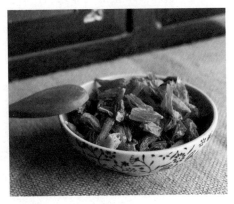

天冬

远志、桔梗、酸枣仁、生地黄、朱砂、柏子仁）。也可选用坤泰胶囊，每次 2g，每日 3 次，口服。

三、其他疗法

1. 针灸疗法

（1）体针

主穴取关元、三阴交、肾俞、太溪。肾阴虚配照海、太冲；肾阳虚配命门、脾俞、章门、足三里；肾阴阳俱虚配照海、命门；心肾不交配心俞。以毫针常规刺，用补法或平补平泻，阳虚可加灸。

（2）耳针

取皮质下、内分泌、内生殖器、肾、神门、交感。每次选用 2～3 穴，毫针刺、埋针或压丸。

2. 推拿疗法

顺时针摩腹至腹部透热；后在膻中、中脘、气海、关元穴行一指禅推法或点法，每穴 1 分钟；后在脊柱两侧膀胱经行按揉法 2～3 遍；后在厥阴俞、膈俞、肝俞、脾俞、肾俞行一指禅推法或拇指按揉法，每穴 1 分钟；后在背部督脉、膀胱经和腰骶部行擦法至透热；后在颈项部行拿法 2 分钟；最后从印堂至神庭穴、印堂至太阳穴各推 5～10 遍，并点按百会、印堂、太阳穴，每穴 1 分钟。

在上述基本治法上，肾阴虚者，加取心俞、太溪、三阴交、

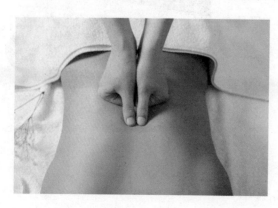

照海、神门、四神聪、大陵；肾阳虚者加取心俞、肩井、胃俞、神门、四神聪；阴阳两虚者，加涌泉。

◎ 四、预防与调护

更年期综合征的表现轻重因人而异，如果调摄适当，可延缓衰老，避免或减轻更年期综合征带来的不适，或缩短反应时间，对整个老年期的健康都有重要作用。

1. 情绪稳定乐观

首先应当正确认识这一阶段的生理变化，解除思想顾虑，尽量避免不良的精神刺激，消除紧张、焦虑、恐惧等消极心理。注意增加社会交往，使不良情绪得到及时宣泄。根据自己的性格爱好培养良好的兴趣以怡情养性，转移注意力。保持情绪乐观稳定，开阔胸怀，以舒缓心理压力，顺利度过更年期。

2. 注重饮食调养

天癸既绝，养在太阴，应顾护脾胃，以助气血生化之源，少食油腻之物，以防滞碍脾胃，导致运化乏力，痰湿内生，出现肥胖。禁烟并限制饮酒，少吃辛辣刺激性食品，多吃蔬菜水果及薯类食物，保持大便通畅，以免助长心肝火旺之病理，使更年期症状加重。

3. 适量体育活动

更年期妇女应保证睡眠和休息，但要注意过分贪睡反致懒散萎靡，不利于身心健康。只要身体状况许可，就应坚持正常工作。还应选择适合自己的运动，可以调节气血运行，改善睡眠，避免体重过度增加，愉悦身心，改善健康状况。

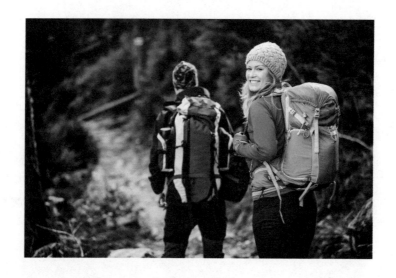

4. 定期检查身体

女性更年期常有月经紊乱，也是生殖器肿瘤的好发年龄，应每隔半年至一年做一次体检。若出现月经不调或白带增多、绝经后阴道出血、乳房或少腹部包块，须及时就医。除了饮食起居方面的调护外，症状严重者配合药物可以改善症状，以免延误和加重病情。

主要参考书目

1. 储全根，胡志希 . 中医学概论 . 北京：中国中医药出版社，2016

2. 谢宁，张国霞 . 中医学基础 . 北京：中国中医药出版社，2016

3. 钟赣生 . 中药学 . 北京：中国中医药出版社，2016

4. 马烈光，蒋力生 . 中医养生学 . 北京：中国中医药出版社，2016

5. 李冀，连建伟 . 方剂学 . 北京：中国中医药出版社，2016

6. 谢梦洲，朱天民 . 中医药膳学 . 北京：中国中医药出版社，2016

7. 郑洪新 . 中医基础理论 . 北京：中国中医药出版社，2016

8. 施洪飞，方泓 . 中医食疗学 . 北京：中国中医药出版社，2016

9. 高树中，杨骏 . 针灸治疗学 . 北京：中国中医药出版社，2016

10. 沈雪勇 . 经络腧穴学 . 北京：中国中医药出版社，2016

11. 张伯礼，吴勉华 . 中医内科学 . 北京：中国中医药出版社，2017

12. 范炳华 . 推拿治疗学 . 北京：中国中医药出版社，2016

13. 陈红风 . 中医外科学 . 北京：中国中医药出版社，2016

14. 谈勇 . 中医妇科学 . 北京：中国中医药出版社，2016

15. 田道法，李云英 . 中西医结合耳鼻咽喉科学 . 北京：中国中医药出版社，2016

16. 刘蓬 . 中医耳鼻咽喉科学 . 北京：中国中医药出版社，2016

17. 中华人民共和国国务院新闻办公室 . 中国的中医药 . 北京：人民出版社，2016